Pour une ville qui marche

Marie Demers

Pour une ville qui marche

Aménagement urbain et santé

Traduit de l'anglais par Françoise Forest

LES ÉDITIONS
écosociété
MONTRÉAL

Coordination de la production : Anne-Lise Gautier
Direction artistique : Julie Mongeau
Révision : Geneviève Boulanger
Typographie et mise en pages : Andréa Joseph [PageXpress]
Illustration de la couverture : ©Fanchon Esquieu
Correction d'épreuves : Françoise Forest, Anne-Lise Gautier, Frédérick Létia

Cet ouvrage a été publié en langue anglaise sous le titre original :
WALK FOR YOUR LIFE !, Vital Health Publishing, 2006.

LES ÉDITIONS ÉCOSOCIÉTÉ
C.P. 32052, comptoir Saint-André
Montréal (Québec) H2L 4Y5
Dépôt légal : 1er trimestre 2008

Depuis les débuts, les Éditions Écosociété ont tenu à imprimer sur du papier contenant des pourcentages de fibres recyclées et post-consommation, variables selon la disponibilité du marché. En 2004, nous avons pris le virage du papier certifié Éco-Logo – 100 % fibres post-consommation entièrement traité sans chlore. De plus, afin de maximiser l'utilisation du papier, nos mises en pages ne comportent plus de pages blanches entre les chapitres.

Catalogage avant publication de Bibliothèque et Archives nationales du Québec et Bibliothèque et Archives nationales du Canada

Demers, Marie

Pour une ville qui marche

Traduction de: Walk for your life.

Comprend des réf. bibliogr. et un index.

ISBN 978-2-923165-35-6

1. Marche (Exercice). 2. Zones piétonnières. 3. Vie urbaine. 4. Obésité – Traitement. I. Titre.

RA781.65.D4514 2008 613.7'176 C2007-942508-9

Nous remercions le Conseil des Arts du Canada de l'aide accordée à notre programme de publication. Nous reconnaissons l'aide financière du gouvernement du Canada par l'entremise du Programme d'aide au développement de l'industrie de l'édition (PADIE) pour nos activités d'édition.

Nous remercions le gouvernement du Québec de son soutien par l'entremise du Programme de crédits d'impôt pour l'édition de livres (gestion SODEC), et la SODEC pour son soutien financier.

Table des matières

Troisième partie
La rançon de la sédentarité

Quatrième partie
Les solutions

À mon frère Paul

Préface

Ce livre traite de la marche, mais sa portée est en fait beaucoup plus vaste. Quel avenir désirons-nous ? Léguerons-nous à nos enfants un monde où l'obésité et la maladie seront omniprésentes, ou prendrons-nous les mesures nécessaires pour nous créer un environnement favorisant la santé et le bien-être ? Croyez-le ou non, la question de la marche se trouve au cœur de ce débat.

Le bilan de santé général de la population se détériore chaque année : tandis que la forme physique des gens se dégrade, le taux d'obésité monte en flèche. Dans de nombreux pays, la majorité des adultes souffrent déjà d'embonpoint ou d'obésité, et même les enfants sont de plus en plus touchés. Si nous ne réagissons pas dès aujourd'hui, notre avenir risque d'être hypothéqué par l'obésité et des maladies telles que le diabète, les maladies cardiaques et le cancer.

Comment en sommes-nous arrivés là ? Notre piètre état de santé ne découle pas uniquement de nos choix individuels. Nous avons inconsciemment créé un environnement qui favorise l'obésité en décourageant l'exercice physique et en incitant à la surconsommation alimentaire. Il est de plus en plus évident que bon nombre de nos milieux de vie et des bâtiments qui y sont érigés ne sont guère favorables à l'exercice – notamment à la marche ou à l'usage des escaliers. Nous avons conçu un environnement qui n'accorde pratiquement aucune place à l'activité physique. Nous pouvons y accomplir nos tâches quotidiennes sans fournir de véritable effort physique, ce qui rend presque impossible le maintien d'un poids santé. Ce n'était pas le sport ni les loisirs qui rendaient nos ancêtres sveltes, mais l'exercice nécessaire à la satisfaction de leurs besoins de base : nourriture, logement, transport. Pour enrayer le fléau de l'obésité, deux ensembles de mesures complémentaires s'imposent : aider les gens à adopter de meilleures habitudes alimentaires et à être plus actif, et transformer notre milieu de vie de façon à ce qu'il favorise des comportements plus sains.

Bien qu'il soit facile de poser un regard sombre sur l'avenir, je reste optimiste, convaincu que nous pouvons prendre les mesures nécessaires pour contrer la montée de l'obésité. Pour y arriver, cependant, il m'apparaît essentiel d'accroître le degré d'activité physique au sein de la population. Malheureusement, les stratégies actuelles en matière de lutte à l'obésité se limitent trop souvent à la question de l'alimentation. Le corps humain fonctionne mieux quand il est actif, et trop de personnes sont si peu actives qu'il leur serait impossible de réduire leur apport alimentaire suffisamment pour prévenir un gain de poids.

Comment renverser la vapeur ? À mon avis, nous devons commencer par de petits changements. Sur le plan individuel, les gens peuvent s'efforcer de manger un peu mieux et de faire un peu plus d'exercice. Parallèlement, nous pouvons transformer graduellement notre milieu de vie de façon à ce qu'il favorise une alimentation plus saine et une meilleure condition physique. Pour ma part, j'ai contribué au lancement d'un programme de prévention nommé America on the Move (www.americaonthemove.org), qui vise à aider les gens à introduire ces petits changements dans leur vie.

Dans le contexte de la lutte contre l'obésité, *Pour une ville qui marche* s'avère une précieuse ressource pour amorcer le virage souhaité, tant sur le plan individuel que collectif. Et la bonne nouvelle, c'est que pour atteindre le point où il devient possible de maintenir un poids santé en surveillant son alimentation, une légère augmentation de l'activité physique peut suffire. Si un mode de vie sain vous semble un idéal inaccessible, pourquoi ne pas opter pour une transition en douceur ? Commencez par poser un pied devant l'autre, et recommencez !

James O. Hill

Avant-propos

Existe-t-il une activité plus simple ou naturelle que la marche ? Les premiers pas d'un enfant sont toujours mémorables. Nous acclamons son exploit et courons répandre cette bonne nouvelle, plus marquante encore que les premiers mots de l'enfant. Dans ses yeux, on peut lire toute la fierté d'un être qui pose les premiers pas vers l'autonomie et l'indépendance.

Au fil des années, cependant, nous avons tendance à nous sédentariser et à oublier le rôle de la marche dans notre vie. La plupart de nos activités – travail, loisirs et transport – nous incitent à rester assis pendant de longues périodes. Notre environnement, qui s'est également transformé, favorise de moins en moins la circulation à pied, et les commodités modernes restreignent notre dépense énergétique. Nous ne prenons pas toujours conscience des effets néfastes de cette inactivité, pourtant bel et bien reconnus aujourd'hui. L'activité physique, même si elle se résume à la marche, est essentielle à la santé.

Heureusement, des signes de résistance à cette passivité commencent à se manifester. Après plusieurs années d'observation, je peux affirmer que bien qu'ils soient encore subtils et peut-être parfois même inconscients, ces signes sont bien réels.

Le regain de popularité des pèlerinages, les vacances passées à déambuler dans les rues des petites villes au charme suranné de la Nouvelle-Angleterre, les périples à Disney World et même le nouvel engouement pour les villages de Noël miniatures : toutes ces initiatives s'inscrivent dans une volonté de retrouver un environnement convivial – même s'il s'agit parfois de mondes fictifs – dont la plupart d'entre nous avons été privés au cours des dernières décennies. L'objectif visé ne consiste pas à retourner en arrière, mais plutôt à recréer un milieu de vie à échelle humaine. Il ne s'agit pas de forcer les gens à marcher, ni d'éliminer les autres modes de transport, mais simplement de favoriser un habitat où il fait bon marcher. La marche est un moyen efficace et agréable de se déplacer, et devrait être reconnue comme telle.

Ce livre tente de répondre à trois questions :

- Pourquoi avons-nous cessé de marcher ?
- Quelles sont les conséquences de ce changement ?
- Comment pouvons-nous y réagir maintenant ?

Dans les pages qui suivent, nous verrons comment notre mode de vie sédentaire nous tue à petit feu, et ce que nous pouvons faire pour y remédier.

Première partie

Un environnement hostile à la marche

Chapitre 1
À vos risques et périls

Un piéton est un homme qui risque sa vie ;
un marcheur est un homme en possession de son âme.

David McCord

Je me souviens exactement du moment et du lieu où l'idée de ce livre a commencé à germer dans mon esprit. C'était il y a cinq ans, le matin, en route pour le travail. J'avais fait le choix de prendre l'autobus pour parcourir les cinq kilomètres qui séparent ma maison de mon bureau. Cela me semblait plus commode que de prendre mon auto, particulièrement l'hiver, où une chute de neige au cours de la nuit nous oblige souvent à déblayer l'entrée avant de partir le matin. À l'arrêt d'autobus, je rencontrais habituellement plusieurs personnes qui, comme moi, travaillaient dans différents ministères. Sans nous connaître beaucoup, nous prenions plaisir à converser en attendant le bus et au cours du trajet, et j'appréciais vraiment ces échanges.

Comme j'ai eu ma première auto relativement tard, j'avais pris l'habitude de marcher et de faire régulièrement du vélo, dans mon pays et en divers endroits du globe. C'était pour moi non seulement un loisir et un sport mais également un moyen de transport. Cela faisait partie de ma philosophie de vie et me permettait de me garder en forme, en dépit du fait que je vis au Canada, un pays froid et pluvieux.

Je suppose que j'ai hérité ce penchant de mon père, grand marcheur devant l'Éternel dont la vie s'est étendue sur presque tout le

XXe siècle et une partie du XIXe siècle. Jusqu'à sa mort, survenue alors qu'il était presque centenaire, mon père n'a jamais dérogé à son habitude de marcher quotidiennement. Il allait se promener plusieurs fois par jour, dans sa petite ville ou dans les forêts environnantes. Je l'accompagnais souvent et ces marches à ses côtés font partie de mes souvenirs les plus précieux. Il avait déjà vécu trois quarts de siècle lorsque je suis née; j'ai beaucoup appris de cette expérience inhabituelle mais enrichissante. Il a été l'un des premiers à posséder une automobile dans la région. Même si les inventions et les nouvelles technologies le passionnaient, il a toujours été un adepte de la marche. Sans cette activité, il ne serait pas demeuré aussi longtemps en bonne condition physique, et je ne serais probablement pas là pour vous parler de tout cela... En plus de le garder en forme, ses marches lui permettaient de s'intégrer à son milieu. Il adorait converser avec les gens qu'il croisait, et n'a jamais connu de perte d'autonomie.

J'ai déménagé dans le quartier que j'habite pour me rapprocher des services et pouvoir ainsi limiter mon usage de l'auto. Je ne m'en servais jamais sans y être obligée, jusqu'au jour où j'ai eu le sentiment de ne plus être en sécurité quand je traversais la rue à pied.

Ce jour-là, en marchant de l'arrêt d'autobus à mon bureau, je me suis soudainement sentie comme un animal traqué en pleine saison de chasse. En traversant une rue à deux voies, j'ai eu l'impression que les automobilistes roulant dans ma direction me visaient carrément et accéléraient même en me voyant. Je suis arrivée au bureau complètement essoufflée, avec le sentiment que je venais de survivre à une véritable bataille. Mais le combat était inégal, opposant une piétonne luttant pour sa vie à des automobilistes avides de gagner du temps.

Cette situation se répétait presque chaque fois que je tentais de traverser une rue, et ce pas seulement aux heures de pointe, où les automobilistes ont hâte de rentrer à la maison. Je risquais ainsi ma vie plusieurs fois par jour. Et pourtant, je marche d'un bon pas. « Courez pour sauver votre peau » pourrait bien être le leitmotiv des piétons. Un grand nombre d'entre eux perdent la vie ou se blessent; tous souffrent de cette lutte constante pour la vie.

Je me suis demandé à quel moment les choses avaient changé. Née dans les années cinquante, je me rappelle qu'il a déjà été normal et sûr de marcher ou jouer dans la rue. Pour mes amis et moi,

Ces panneaux, apparemment conçus pour protéger les piétons, indiquent en fait à quel point notre habitat se rétrécit.

les rues et les trottoirs faisaient partie de notre terrain de jeux. Nous y sautions à la corde et y jouions au base-ball l'été, et au hockey l'hiver. Le premier signe du printemps était le moment où mon père se mettait à fendre l'épaisse couche de glace qui recouvrait le trottoir pour que nous puissions sortir nos tricycles. Je me souviens même d'avoir dévalé la rue sur mon tricycle sans freins, sans craindre de me faire frapper par une auto. Plusieurs d'entre nous se rappellent aussi les tours que nous jouions aux adultes qui déambulaient sur les trottoirs. À cette époque, les automobiles n'étaient pas aussi nombreuses et menaçantes. Nous aimions tellement jouer dehors que nos parents devaient nous appeler à plusieurs reprises avant que nous acceptions à contrecœur de rentrer pour le dîner ou le souper. Nous avions toujours hâte de retourner à l'extérieur pour poursuivre notre exploration du monde environnant. L'été, aller toute seule m'acheter un *popsicle* au petit dépanneur du coin situé à deux maisons de chez nous faisait partie de ma routine ; j'en tirais aussi une grande fierté car cette petite escapade me donnait un sentiment d'indépendance. La plupart des enfants se rendaient à l'école à pied, quelle que fût la distance à parcourir ; il n'y avait pas grande circulation autour des écoles car les parents n'y reconduisaient pas leurs enfants en auto.

Quelques années plus tard, soit au cours des années 1960, on a commencé à faire disparaître les trottoirs et à élargir les rues. Il est devenu plus difficile de traverser la rue aux intersections où les coins ont été arrondis de façon à permettre aux automobiles d'aller plus vite, accroissant par la même occasion la distance à franchir pour les piétons. En fait, en maints endroits, les coins de rue ont carrément disparu. Tous ces changements ont fait qu'aujourd'hui, il est devenu risqué de marcher dans la rue ou de la traverser. Les rues sont donc devenues des lieux dangereux, particulièrement aux heures de pointe mais également pendant les périodes d'accalmie, où elles deviennent complètement désertes. Il est maintenant rare de voir des enfants jouer dans la rue ou des adultes y déambuler. La domination de l'automobile s'étend même à certaines plages, où les jeeps et autres véhicules motorisés rappellent aux piétons que la réduction de leur habitat ne se limite pas aux rues et aux routes.

Comment une activité aussi simple et saine que la marche a-t-elle pu devenir aussi dangereuse et gênante en quelques décennies ? Tandis que se précisaient en moi les grandes lignes de ce livre, je me suis rendu compte que notre environnement était conçu de façon à compliquer la vie des piétons. Il ne s'agit pas de prôner un retour au « bon vieux temps » ni l'élimination de l'usage de l'automobile au profit de la marche. Cependant, chaque moyen de transport devrait avoir sa place et coexister harmonieusement avec les autres. Plus il y aura de gens qui se rendront à pied à destination, par exemple, moins il aura de bouchons de circulation. Et plus nous marcherons, moins il sera risqué de le faire.

Jour après jour, je me retrouvais plongée dans la même situation. Même si je suis heureusement sortie indemne de mon combat contre les automobilistes, j'ai dû finalement m'avouer vaincue. Avec un sentiment d'impuissance, j'ai rejoint la majorité des gens qui prennent leur automobile pour se rendre au travail.

À partir de ce moment, ce fut une réaction en chaîne. Au lieu de me rendre à vélo au marché public situé à un kilomètre et demi de chez moi, je me suis mise à y aller en auto. Les distances que j'avais auparavant l'habitude de parcourir à pied ou à vélo m'apparaissaient de plus en plus longues.

Il me semblait aussi que je n'avais plus le temps de circuler à pied; j'étais pressée la plupart du temps. Le fait d'utiliser mon auto pour me rendre au travail et au moindre besoin avait modifié ma perception de la distance, du temps et de la sécurité. Cela changea également ma façon de faire mes courses: 3 km dans une direction pour me procurer ma lasagne préférée, 8 km dans l'autre direction pour trouver le petit fromage spécial dont j'avais entendu parler et 15 autres pour me rendre au supermarché où acheter les choses indispensables pour la salle de bain. Paradoxalement, toute cette fébrilité m'a rendue plus paresseuse. Et je ne comprenais toujours pas où j'avais pris ces deux kilos en trop ni pourquoi je n'arrivais pas à m'en débarrasser, même si j'avais adopté un régime alimentaire faible en calories.

La seule chose qui ait réussi à soulager l'humiliation et le conflit moral que m'ont fait vivre ces bouleversements fut l'écriture de ce livre, qui visait à approfondir ma compréhension de ce problème et à aider mes semblables à prendre conscience des répercussions de leurs choix.

Chapitre 2

Un havre pour les piétons

Toute pensée digne d'intérêt vient en marchant.

Friedrich Nietzsche

Au moins, me suis-je dit, j'avais eu la présence d'esprit et la chance d'acheter une maison située dans un quartier bâti à l'échelle humaine, sur une rue tranquille, à cinq minutes de marche d'à peu près tous les services: épicerie, buanderie, écoles primaire et secondaire, piscine et tennis publics, église, hôpital, garage, fleuriste, quincaillerie, boulangerie, poissonnerie, banque, coiffeur, dentiste, arrêt d'autobus, des dizaines de restaurants – et des bons! – ainsi que l'un des plus grands centres commerciaux au Canada.

Dans ce quartier, à peu près tout le monde peut, à quelques minutes de marche, se procurer tous les matins du pain et des croissants frais, de même que des revues et des journaux du monde entier. De plus, on peut se rendre à pied à l'Université en une vingtaine de minutes. Outre ces services, une plage est accessible en une quinzaine de minutes de vélo. J'ai délibérément opté pour un quartier où je peux marcher sans danger et me rendre à pied à la plupart de mes destinations. Étant donné la grande diversité des lieux de travail environnants, il me serait également facile de me trouver un emploi à proximité.

Aujourd'hui, cependant, la situation que vit la majorité des gens est fort différente.

Vous vous dites sans doute que je suis privilégiée. Et pourtant, la maison que j'ai achetée, ni neuve, ni très dispendieuse, était à la portée de bien des bourses. Il s'agit d'une solide maison en briques sise sur un terrain de 630m^2, entourée de grands arbres qui favorisent l'intimité et donnant en arrière sur un jardin anglais (où je joue au Créateur, plantant des centaines de fleurs vivaces et plusieurs arbustes). Ce quartier fait partie de la première génération de banlieues, aménagées au début des années 1950, à une époque où les services et les lieux de travail faisaient encore partie intégrante du milieu de vie. Les rues étaient alors reliées entre elles, ce qui permettait de choisir entre plusieurs parcours pour se rendre à destination. On y retrouve encore des trottoirs et en général, les voisins se connaissent. C'est un quartier polyvalent abritant une grande diversité de gens : familles avec de jeunes enfants ou des adolescents, couples à la retraite, étudiants et célibataires. S'y joignent, le jour, tous ceux et celles qui travaillent dans l'un des bureaux ou commerces du coin, ou encore à l'hôpital situé tout près, de sorte que les rues ne sont jamais désertes. C'est une banlieue, mais sans l'étalement caractéristique des banlieues récentes. Et je sais d'expérience qu'il fait bon appeler au garage pour un rendez-vous et y être reconnue à ma voix comme « la dame à l'auto noire ». La possibilité d'y laisser ma voiture et de rentrer à pied à la maison fait partie des avantages dont je me réjouis. Il est également fort agréable de rencontrer à l'épicerie des gens du quartier qui vous souhaitent bonne année. L'ambiance familière des environs me procure un sentiment de sécurité et d'appartenance à une communauté. Cela simplifie ma vie et me laisse plus de temps pour les loisirs.

Il n'y a pas de garage pour ma voiture, mais je n'en ai pas vraiment besoin, et trois autos peuvent trouver place dans mon étroite entrée. La maison que j'habitais auparavant en possédait un, mais j'y garais rarement ma voiture, même l'hiver, en dépit de la neige ou de la pluie verglaçante. Même quand le mercure descendait au-dessous de zéro, je laissais l'auto à l'extérieur. D'ailleurs, la plupart des gens qui possèdent un garage ne l'utilisent pas pour y ranger leur véhicule. À quoi bon laisser sa voiture dans le garage lors d'une tempête de neige, alors qu'il faut ensuite déblayer la dizaine de mètres qui le séparent de la rue ? Et quand il fait beau, pourquoi abriter son auto ? Le garage devient alors un immense espace de rangement où l'on entrepose à peu près tout ce qui ne sert pas. Au bout de quelques années, cette montagne d'objets nous oblige à faire une vente... de garage.

Il faut toutefois avouer qu'il y a une ombre à ce tableau idyllique. À quelques kilomètres de chez moi, au bout d'une petite autoroute, la triste réalité de l'étalement urbain m'atteint moi aussi. Il y a dix ans, on ne trouvait dans ce secteur que des champs et un parc où nous pouvions nous livrer à diverses activités de plein air, dont la pêche, la baignade et le vélo. Tout cela est maintenant chose du passé. Cette zone est aujourd'hui saturée de magasins à grande surface, de *fast-foods* et d'énormes cinémas, tous plus laids les uns que les autres. Ce sont tous des immeubles à un seul niveau entourés d'immenses stationnements, où il est impensable de se rendre autrement qu'en automobile. Même une fois sur place, il est dangereux de marcher d'un magasin à l'autre en raison du grand nombre de véhicules qui y circulent en tous sens. La construction de ce nouveau complexe commercial s'explique mal, étant donné le nombre déjà impressionnant d'importants centres commerciaux dans ce secteur. Et pourtant, les gens y affluent, apparemment convaincus de faire des économies en achetant 30 rouleaux de papier hygiénique à la fois. Peut-être épargnons-nous quelques dollars à acheter tous ces produits en grande partie importés de pays en voie de développement et vendus par des employés sous-payés, mais nous y gaspillons énormément de temps et d'énergie. Je me demande toujours qui s'enrichit vraiment, quand les pubs clament que j'économise quelques cents.

Se rendre dans ce secteur est une expérience si pénible et stressante que tout le monde se dépêche de rentrer ensuite à la maison pour se réfugier dans son salon, à l'écart de ses concitoyens. Un peu partout, ces gigantesques complexes sont en voie de remplacer les centres commerciaux où les gens pouvaient encore circuler à pied d'un magasin à l'autre. Voilà qui réduit encore davantage les occasions de marcher. En outre, exhibant tous les mêmes bannières et la même architecture hideuse, ils uniformisent le paysage urbain à tel point qu'à leur vue, il est impossible de savoir dans quelle ville l'on se trouve. Selon Marshall McLuhan, dont l'œuvre monumentale sur les effets de la technologie moderne est toujours pertinente : « L'automobile a permis au Nord-Américain, non pas de voyager et de partir à l'aventure, mais de se fondre dans la masse[1]. »

---

1. McLuhan, *Pour comprendre les médias.*

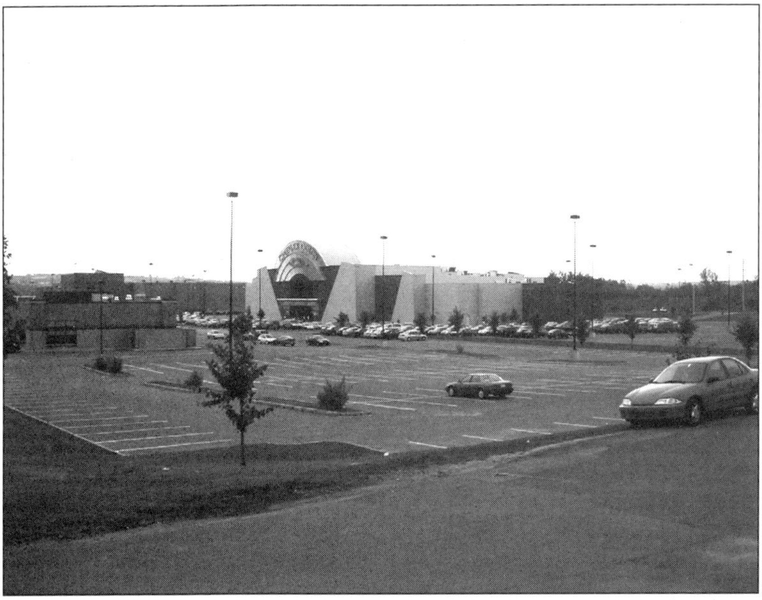

Ces immeubles hideux entourés d'une mer d'asphalte poussent comme des champignons dans les banlieues : des endroits où il est pratiquement impossible de se rendre à pied et où les immenses stationnements sont la plupart du temps déserts.

À la vue de ce secteur désolant s'étalant sur près de cinq kilomètres, il m'arrive de fermer les yeux et d'imaginer un beau boulevard bordé de larges trottoirs, où de nombreux piétons déambulent et conversent. La circulation y est lente ; le long de cette voie s'intègrent des zones résidentielles – avec des maisons de ville ou unifamiliales sur de petits terrains – ainsi qu'un centre d'activités entouré de jolies boutiques où l'on peut se procurer des produits introuvables ailleurs. Les gens y vont à pied plutôt qu'en voiture, ce qui leur permet de s'arrêter à leur gré et de s'asseoir sur un banc s'ils sont fatigués. Ils y croisent des connaissances et en profitent pour s'échanger les dernières nouvelles. Et comme ils n'ont pas eu à se battre pour trouver une place de stationnement et que la promenade les a ragaillardis, ils rentrent à la maison détendus et en bonne forme. Comme ce pourrait être agréable, si seulement nous avions le choix !

J'entends déjà répliquer les défenseurs du rêve américain : ce que souhaitent la plupart des gens, prétendent-ils, c'est une maison spacieuse entourée d'un vaste terrain et nichée dans un quartier tranquille, à l'écart du tourbillon de la ville, dans une banlieue étalée. Cependant, ils se trompent sur plusieurs points. Le prix élevé des résidences dans plusieurs centres-villes indique la demande croissante pour les habitations situées dans ces secteurs, qui permettent de vivre à proximité du travail, des services, des loisirs et des divertissements. Ce n'est pas pour fuir les quartiers densément peuplés que la plupart des gens s'installent en banlieue, mais pour éviter les problèmes qui hantent certains quartiers des centres-villes, comme la pauvreté, la criminalité et la consommation de drogues. Les préférences des gens en matière d'habitation ne sont pas aussi monolithiques que certains le croient: plusieurs opteraient pour une tour d'habitation, tandis que d'autres préfèrent la maison contiguë à plusieurs étages ou encore la maison unifamiliale. Or, le modèle d'habitation dominant qui nous est offert aujourd'hui, axé sur l'étalement urbain, nous fait oublier qu'il serait possible d'habiter une maison entourée d'un jardin où l'on peut trouver une grande intimité tout en demeurant à proximité du travail, des services et des loisirs. C'était pourtant monnaie courante il y a quelques décennies à peine. Souhaitons-nous vraiment passer des heures en voiture, bloqués par la circulation, pour nous rendre au travail, faire la moindre emplette ou conduire nos enfants à leurs activités, parce que tout se passe loin de chez nous ? Nous nous y sommes habitués, mais ne l'avons pas demandé. Nous nous disons à tort qu'il s'agissait d'un changement inévitable. Mais s'il en est ainsi aujourd'hui, c'est que les promoteurs immobiliers restreignent délibérément nos choix, tant en matière d'aménagement urbain que de transport.

L'habitation à faible densité n'est qu'un des aspects de l'étalement urbain; le milieu à vocation unique, l'absence de centres communautaires ou récréatifs et le faible degré de connexité du réseau routier en sont d'autres[2]. Nous avons tendance à croire que ce sont les résidences à faible densité qui exigent beaucoup d'espace, oubliant que la majeure partie de cet espace grugé par l'étalement urbain est consacré à l'asphalte – routes, voies de contournement, rues, stationnements et entrées – et non aux habitations et aux terrains. En réalité, les stationnements et les routes accaparent quatre fois plus d'espace que la circulation des autobus, et vingt fois plus

2. Ewing *et al.*, « Measuring Sprawl and Its Impact ».

que le réseau ferroviaire[3]. L'utilisation du territoire – et de nos jambes – serait fort différente si l'on accordait une plus grande importance au transport public. Le gaspillage d'espace est également en grande partie attribuable à la prolifération des édifices à un seul niveau, notamment aux magasins à grande surface et aux bâtiments industriels, et à leurs immenses stationnements. Comme le soulignait Lewis Mumford dans son ouvrage magistral sur l'histoire de la cité, publié il y a plus de 40 ans : « Le gaspillage de l'espace se substitue à l'urbanisme intelligent, à une organisation municipale clairvoyante ou une économie rationnelle[4]. »

L'aménagement du milieu de vie influe considérablement sur la routine quotidienne et par conséquent sur la santé. Les pages qui suivent décrivent la situation à laquelle font face la plupart d'entre nous. Mais d'abord, examinons comment tout cela a commencé.

3. Holtz Kay, *Asphalt Nation*.
4. *Ibid.*, p. 507.

Chapitre 3
Quelques pas en arrière

Faites de vos pieds vos amis.

James Matthew Barrie

Juillet 1969. Les premiers pas de l'homme sur la Lune : un spectacle inoubliable pour ceux et celles d'entre nous qui, rivés à notre écran de télévision, avons assisté à cet événement considéré comme l'une des plus importantes percées technologiques du XXe siècle. À la même époque, cependant, un autre changement moins remarqué se produisait depuis quelques décennies déjà : les gens marchaient de moins en moins sur la planète, tout particulièrement en Amérique du Nord.

En ce début du nouveau millénaire, la marche est en voie d'extinction : nous ne marchons plus pour nous rendre au travail, rares sont les enfants qui se rendent à l'école à pied et le nombre de piétons diminue. Sortir le chien est devenu notre seule occasion de marcher, grâce à notre meilleur ami qui a besoin de son excursion quotidienne. Autrement, l'automobile s'impose car il est devenu trop dangereux, long ou épuisant de nous rendre à pied à destination. Résultat : nous passons de plus en plus de temps en position assise, non seulement en voiture mais au travail et devant notre écran de télévision ou d'ordinateur. Une panoplie d'équipements modernes nous incitent à le faire. Et nous nous demandons pourquoi nous avons si souvent mal au dos ! Nous nous précipitons à l'extérieur pour nous acquitter de nos obligations, afin d'avoir plus de temps pour nous affaler devant la télévision, trop épuisés pour entreprendre quelque activité que ce soit. Nous tenons la marche pour acquise ; malheureusement, nous n'en réalisons souvent l'importance que lorsque nous ne sommes plus capables de nous y adonner.

Depuis que l'homme a adopté la posture bipède, la marche était jusqu'à récemment notre seul mode de locomotion ; cela comporte des répercussions sociales et biologiques et influe sur notre vision du monde. L'homme est constitué pour pouvoir marcher et courir de très longues distances sans encourir de risques autres qu'une fatigue normale. Dans maintes sociétés – et non seulement chez les peuples nomades –, la marche est encore aujourd'hui le principal moyen de transport. Les hommes ont longtemps été nomades. C'est ainsi qu'ils ont conquis la planète, se déplaçant à pied d'un continent à l'autre. Même les premières populations d'Amérique du Nord y sont arrivées à pied par le détroit de Béring. Certes, la sédentarité nous a apporté plus de sécurité, ou du moins une existence plus prévisible, ce qui est considéré comme un progrès pour l'humanité. Poussée à l'extrême, cependant, la vie sédentaire – tout particulièrement quand elle s'allie à l'abondance – a des répercussions désastreuses.

L'apparition de la posture bipède a joué un rôle prépondérant dans le processus d'hominisation. Précédant l'accroissement de la taille du cerveau, l'acquisition de la capacité de nous tenir sur nos deux pieds et de marcher a pris dix fois plus de temps et requis beaucoup plus de transformations morphologiques. Elle a également joué un rôle déterminant dans le développement du cerveau en instaurant les conditions nécessaires à un meilleur régime alimentaire. En bref, l'être humain se caractérise davantage par sa posture bipède que par la taille de son cerveau ou même par son langage, apparu ultérieurement au cours de son évolution[1].

En l'espace de quelques décennies à peine, cependant, nous avons assisté à un renversement : tournant le dos à la marche, nous privilégions aujourd'hui la position assise pour nos déplacements, nos loisirs et notre travail. Pour nous y encourager, on a inventé la télécommande, qui nous permet de faire fonctionner à peu près tout, de la porte du garage à la télévision en passant par l'automobile, la chaîne stéréo et même le foyer. Le doigt magique d'E. T.

---

1. Reichholf, *L'émergence de l'homme.*

a revêtu une signification que je n'aurais pas imaginée la première fois que j'ai vu le film, il y a plusieurs années: il apparaît comme le précurseur de la télécommande, du téléphone cellulaire et de la souris. Grâce à une simple pression du doigt, il est possible d'aller où l'on veut sans se déplacer: une touche magique qui conduit droit à l'obésité et à l'impotence. Je me représente déjà la silhouette de nos arrière-petits-enfants: en forme de poire, beaucoup plus gros, avec un large arrière-train et un bon bedon (résultats de la position assise), un index et un pouce hypertrophiés et une atrophie musculaire du reste du corps. Nous avons déjà oublié que le corps humain, avec sa musculature complexe, a été conçu pour le mouvement et non l'inaction. Comme le note John Stuart Clark, fervent cycliste britannique: « Pour favoriser l'autonomie, il importe de maintenir un degré adéquat de force musculaire, tout particulièrement dans les muscles associés au mouvement des membres[2]. » Un progrès qui favorise l'inactivité est plutôt une régression. L'homme assis du XXIe siècle ne ressemble plus au « Penseur » de Rodin, ni physiquement ni psychiquement.

La posture bipède a permis à nos ancêtres primitifs de faire preuve d'une plus grande vigilance dans les savanes qu'ils habitaient. C'était là la meilleure posture pour cueillir des fruits, surveiller proies et prédateurs et transporter de grandes quantités de nourriture dans les mains (plutôt que de petites quantités de viande entre les dents). Elle permettait aussi de libérer les mains pour fabriquer et utiliser des outils. Nos ancêtres devaient demeurer constamment aux aguets et pouvoir s'enfuir quand un danger les menaçait. Quelques secondes pouvaient faire la différence entre la vie et la mort, entre combler sa faim ou non; d'où l'avantage de rester debout la plupart du temps. Le fait d'être debout permet au corps de passer rapidement à l'action, alors que la position assise est incontestablement plus passive. La position debout est reliée à la vigilance; dans notre monde moderne, celle-ci nous protège non pas des prédateurs mais d'autres dangers.

Je ne saurais non plus passer sous silence la forte image imprimée en moi depuis l'adolescence par *Les assis*, poème de Rimbaud décrivant de façon lugubre ces vieillards désormais soudés à leur chaise et qu'on ne dérange pas sans le regretter. Ce destin tragique

2. Clark, « Cycle Fit ».

m'a toujours inspiré de la crainte, jusqu'à finir par me convaincre que la position assise, trop longtemps maintenue, pouvait avoir des effets pervers, aussi bien sur l'individu que sur la société.

La position assise nous porte à manger. Je me suis toujours demandé pourquoi, même si nous brûlons beaucoup moins de calories en demeurant assis toute la journée, à travailler à l'ordinateur ou à parcourir de longues distances en automobile, nous mangeons alors beaucoup plus que lorsque nous marchons ou roulons à vélo pendant des heures. Je me rappelle ces excursions au mont Washington, au New Hampshire, où il était possible de marcher pendant des heures sans ressentir la faim. La seule réponse que j'ai trouvée, c'est qu'une position assise prolongée nous contraint à une passivité que la consommation de nourriture nous aide à tolérer. Dans maintes situations, cette position ne procure pas suffisamment de stimulation à notre cerveau et à nos sens, ce qui nous inciterait à manger pour combler le vide.

J'ai observé le même phénomène chez mes chats. L'été, ils passent la plupart du temps à l'extérieur, occupés à chasser les mouches, à grimper dans les arbres, à épier les oiseaux et à courir dans les parages, ne mangeant que lorsqu'il le faut parce qu'ils ont mieux à faire ; l'hiver, cependant, ils flemmardent toute la journée à l'intérieur et s'ennuient ferme, passant leur temps à quémander de la nourriture. Comme ils sont privés de la stimulation et de l'interaction que leur offre leur milieu naturel, s'alimenter devient leur principale activité, leur seule façon de s'activer. Heureusement pour eux, la nourriture ne leur est pas aussi facilement accessible qu'à leurs maîtres…

Il semble que le fait de jouer un rôle actif dans notre milieu réduise non seulement le temps dont nous disposons pour manger mais également le besoin de manger constamment même si nous n'avons pas faim. J'en suis venue à la conclusion que la position assise nous incite à manger car c'est la seule façon de nous activer et de demeurer en contact actif avec le milieu ambiant. S'il en est ainsi, l'activité physique réduirait la quantité d'aliments ingérés ou du moins l'appétit, limitant ainsi le gain de poids. Quoi qu'il en soit, il est beaucoup plus difficile de manger tout en nous adonnant à une activité physique. Et même si nous mangeons davantage après avoir fait de l'exercice, les calories supplémentaires seront probablement consumées lors de la prochaine séance d'exercice.

D'autre part, manger beaucoup nous rend passifs, car la digestion requiert une bonne part de notre énergie.

Qu'adviendra-t-il donc si nous cessons de marcher et passons la majeure partie de notre temps assis ? Serions-nous à un tournant historique où l'adoption de la position assise deviendrait un phénomène incontournable ? Après avoir passé des millénaires à s'efforcer d'acquérir la posture debout, les humains ont aujourd'hui opté pour la position assise. Puisque chaque étape de l'évolution de l'espèce humaine se reflète dans le développement de l'homme ou d'autres vertébrés – comme le démontrent les formes des embryons humains et animaux lors des premiers stades de leur développement, ou encore les premiers pas d'un enfant évoquant le processus qui a mené à l'apparition de la position debout chez nos ancêtres –, il est à se demander s'il existe un lien entre le temps que nous passons en position assise à l'âge adulte et notre avenir en tant que bipèdes. Comme l'ontogenèse reproduit la phylogenèse, il se peut que nous vivions actuellement « la fin de l'âge ambulatoire », comme le laisse entendre Jane Holtz Kay[3]. À moins que nous ne réussissions, à l'aide d'une sorte de siège éjectable, à sortir de notre léthargie !

Le côté sombre du progrès, c'est que nous sommes de plus en plus reclus et inactifs, ce qui nuit à la santé et la vie sociale. Bon nombre d'entre nous ne pouvons atteindre la plupart de nos destinations à pied ; enfants et personnes âgées souffrent de plus en plus de problèmes respiratoires liés à la pollution atmosphérique provenant de la circulation automobile ; l'obésité et ses graves répercussions menacent les gens inactifs de même que les adeptes de la télévision et de l'ordinateur ; nous connaissons si peu nos voisins que nous ne nous sentons pas en sécurité en marchant dans notre propre quartier ; les villes sont devenues des lieux dangereux car elles ont été conçues en fonction de la circulation automobile plutôt que des gens ; les piétons doivent se hâter pour traverser les rues, souvent au péril de leur vie ; le nombre de victimes de la route ne cesse d'augmenter ; se rendre au travail est devenu une expérience épuisante qui accapare beaucoup de temps ; comme nous gaspillons de longues heures sur la route, nous avons de moins en moins de temps pour nos loisirs ; enfin, les gens qui habitent à proximité des voies rapides doivent endurer leur vacarme infernal. Et nous

3. Holtz Kay, *Asphalt Nation*.

continuons de payer sans broncher pour tous ces changements que nous n'avons pas réclamés ! Ce que nous considérions auparavant comme une question de santé individuelle reposant principalement sur des choix personnels est devenu une question politique – au point où le gouvernement américain a récemment interdit les poursuites en justice contre les industries alimentaires pour des problèmes d'obésité, car elles risqueraient de mettre en faillite des chaînes de restaurants.

De plus en plus d'experts en santé publique, dont ceux du Centers for Disease Control and Prevention (CDC), aux États-Unis, reconnaissent aujourd'hui que l'aménagement actuel des quartiers urbains est l'une des causes de l'inactivité physique et de l'épidémie d'obésité[4, 5, 6]. En septembre 2003, deux revues scientifiques – l'*American Journal of Public Health* et l'*American Journal of Health Promotion* – ont consacré des numéros entiers à cette question. On parle aujourd'hui d'environnements « obésogènes » pour désigner les milieux qui favorisent l'obésité, par l'accès illimité à des aliments hypercaloriques et un mode de vie encourageant ou même imposant l'inactivité physique[7].

En décembre 2003, le magazine *Newsweek* a passé en revue les dix principaux défis à relever dans les domaines de la santé et de la médecine. Comme on pouvait s'y attendre, l'obésité y est apparue comme le plus grave problème de santé auquel sont confrontés les États-Unis. L'auteur soulignait que pour le résoudre, un changement de mode de vie s'imposait[8]. Chaque semaine, les médias font état de nouvelles répercussions néfastes de ce problème contemporain.

Selon l'American Medical Association (AMA), la montée de l'obésité est attribuable non seulement à la suralimentation mais également à la diminution des occasions de brûler les calories ingérées ; l'organisme souligne que le premier objectif dans le combat contre ce fléau devrait être d'encourager les gens à marcher ou à faire du vélo[9]. « Il semble que les remèdes les plus efficaces pour

4. Killingsworth, « Health Promoting Community Design ».
5. Frank *et al.*, *Health and Community Design.*
6. Frumkin, « Urban Sprawl and Public Health ».
7. Swinburn *et al.*, « Obesogenic Environments ».
8. Tyre, « Extra Pounds ».
9. Koplan et Dietz, « Caloric Imbalance ».

enrayer le problème de l'obésité soient d'ordre environnemental », de noter l'AMA, ajoutant que « réintégrer l'activité physique dans la routine quotidienne constitue un objectif crucial[10] ».

L'effort physique, associé il n'y a pas si longtemps au travail ardu et aux emplois peu prisés, n'a plus la cote, à moins de s'inscrire dans un programme de conditionnement physique. Marcher pour se rendre au travail, monter les escaliers lorsqu'il y a un ascenseur, ouvrir une boîte de soupe ou une porte de garage sans dispositif électrique ou automatique, allumer la télévision ou la chaîne stéréo sans télécommande : tous ces gestes semblent aujourd'hui illogiques, voire étranges. Ceux et celles qui ne se conforment pas à ce mode de vie passif sont considérés comme suspects, marginaux ou même idiots. D'après Ian Roberts, coauteur de *Pedalling Health*, « Économiser de l'énergie en réduisant l'effort physique semble être devenu une norme culturelle[11]. »

Chez nos lointains ancêtres, la survie exigeait parfois une économie d'énergie, mais uniquement pendant de brèves périodes, quand la nourriture était rare ou en présence d'un danger imminent. Ils ne pouvaient se permettre d'être ralentis par un excès de poids ; la minceur était donc de rigueur. En fait, les animaux sauvages sont rarement gras, non parce qu'ils ne mangent pas à leur faim, mais parce qu'ils doivent courir pour fuir leurs prédateurs, chasser pour s'alimenter et parcourir de longues distances. Ils doivent constamment se déplacer. Dans la nature, un poids normal n'est pas une question d'esthétique mais de survie – et cela s'applique aussi bien à l'homme qu'aux autres espèces animales. S'il est plus difficile de gravir un escalier avec une surcharge pondérale de 5 kg, imaginez l'exploit que cela représente pour une personne qui a 50 kg en trop, ce qui est aujourd'hui le cas d'au moins quatre millions d'Américains adultes[12]. Une volée de parulines obèses s'efforçant de parcourir deux fois par année les milliers de kilomètres qui séparent leurs habitats estival et hivernal nous semblerait un spectacle ridicule, car elles auraient peu de chances d'atteindre leur destination. Comment se fait-il que nous acceptions cette situation chez l'espèce humaine ?

---

10. *Ibid.*, 1580.
11. Roberts *et al.*, « Pedalling Health ».
12. Sturm, « Clinically Severe Obesity in the United States ».

Aujourd'hui, il n'est plus nécessaire d'économiser notre énergie. Cela ne l'a jamais été à long terme ; en réalité, il s'agit d'un comportement plutôt dangereux. Dans les pays développés, la plupart des humains n'ont plus à faire d'efforts physiques pour assurer leur survie. La nourriture étant maintenant facilement accessible, nous n'avons plus besoin d'en faire des réserves. Nous avons atteint un tournant où, au contraire, il nous faudra plutôt dépenser *plus* d'énergie pour survivre.

Nous vivons actuellement une crise énergétique, due cette fois non pas à une pénurie mais à un surplus d'énergie : notre mode de vie fait que nous n'en dépensons pas suffisamment. Comme le souligne l'expert en nutrition James Hill, de l'Université du Colorado, il y a une disparité entre nos gènes et notre environnement : « Nos ancêtres devaient dépenser beaucoup d'énergie pour survivre. C'est pourquoi nos gènes nous disent "Mange quand tu trouves de la nourriture et repose-toi quand tu n'as pas à t'activer." Aujourd'hui, cependant, la nourriture est toujours accessible et la technologie favorise la sédentarité. C'est donc notre environnement qui est à la source du problème[13]. »

Pendant des millions d'années, où la pénurie de nourriture était habituelle, s'alimenter constituait un geste de survie. Bien que nous ayons maintenant accès à une abondance de denrées, notamment d'aliments saturés de matières grasses et de sucre, notre cerveau nous incite encore à accumuler des réserves en prévision de l'avenir. Et pourtant, grâce à des progrès phénoménaux dans les domaines de l'agriculture et de l'industrie alimentaire, l'environnement s'est métamorphosé : en quelques décennies s'est installée une surproduction de nourriture. Malheureusement, notre comportement ne s'est pas encore adapté à cette nouvelle réalité. Pire encore, nous avons entre-temps adopté un mode de vie très peu énergivore. Dans une société d'abondance extrêmement sédentaire, on pourrait même considérer la suralimentation comme un comportement autodestructeur.

Très souvent, nous rendons grâce à la technologie moderne qui nous facilite la vie, oubliant qu'elle nous a aussi rendus extrêmement paresseux et que notre inactivité a des effets néfastes. Rares sommes-nous à exercer un travail qui exige beaucoup d'effort

13. Schmidt, « Obesity: A Weighty Issue for Children ».

physique. Nos déplacements non plus ne nous sollicitent guère physiquement. Même la marche est maintenant facilitée par de nouvelles inventions : à Hong-Kong, par exemple, un tapis roulant d'environ un kilomètre, appelé *travelator*, rapproche les résidants de leur lieu de travail depuis 1994. En Amérique du Nord, certains terrains de golf en sont maintenant munis dans les secteurs en pente abrupte.

Le style de vie moderne a relégué à notre temps de loisir l'activité physique, qui est devenue par le fait même une question de volonté. Comme l'exercice ne fait plus partie de notre routine quotidienne, il faut maintenant prendre la décision de l'intégrer à notre vie. Cependant, l'environnement s'est à ce point transformé que l'approche axée sur la responsabilité individuelle n'a guère de chance d'être efficace. Selon Leonard Epstein, spécialiste en matière d'obésité chez les enfants à l'Université de Stanford, il serait même plus important de réduire le comportement sédentaire que de promouvoir l'activité physique[14].

Le meilleur moyen de favoriser l'exercice physique est de l'intégrer à la routine quotidienne. La clé du succès consiste à faire de l'exercice sans même s'en rendre compte, comme nos ancêtres. Ces derniers n'avaient pas à se convaincre qu'il leur fallait s'activer pour rester en forme ou perdre du poids. Ils le faisaient parce qu'ils n'avaient pas le choix, parce que cela s'imposait naturellement. Ils devaient compter sur leurs jambes pour se déplacer, parcourant parfois de longues distances, souvent plus rapidement que nous au volant de notre automobile.

LE TOUR DU MONDE À PIED

L'impressionnante aptitude du corps humain à la marche a été démontrée par Polly Letofsky, la première femme américaine à faire le tour du monde à pied. L'objectif de son périple était de sensibiliser les gens au problème du cancer du sein. Quittant sa ville natale de Vail, au Colorado, cette femme de 42 ans a parcouru à la marche vingt-deux pays en cinq ans (1825 jours consécutifs), ce qui représente quelque 22 400 km. Elle est rentrée chez elle à la fin du mois de juillet 2004. (Voir le site Internet walking.about.com)

14. Critser, *Fat Land*.

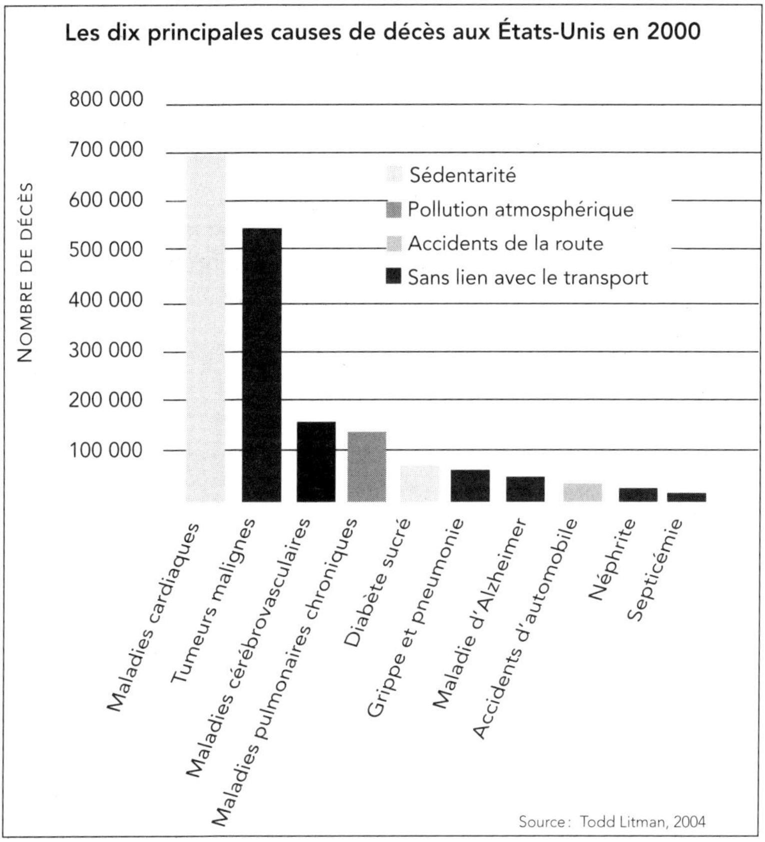

Chose étrange, nous ne contestons pas les choix que d'autres ont faits pour nous. Serions-nous déjà trop passifs pour réagir ? Même si nous aimons croire que nous planifions notre mode de vie, en réalité d'autres forces décident pour nous. Nous assistons à ces changements et tentons de nous y adapter, croyant que c'est la seule voie possible. Cet état d'inertie et de docilité, résultant d'un rétrécissement de notre monde extérieur et renforcé par l'usage généralisé de l'automobile et par ses conséquences, a été dénoncé dès le début des années 1960 par Lewis Mumford dans son livre *The City in History*, dans une section consacrée au développement axé sur l'étalement urbain, qui n'en était alors qu'à ses débuts[15].

15. Mumford, *City in History*.

Pour une ville qui marche examine les causes et les répercussions néfastes de l'abandon de la marche comme moyen de locomotion et de l'adoption de la position assise pour la plupart de nos activités quotidiennes, que ce soit au travail, dans nos loisirs ou lors de nos déplacements. Bien que ces changements se répercutent sur de nombreux aspects de la vie, il met l'accent sur les conséquences sociales du déclin de la marche et ses effets sur la santé. Enfin, il aborde les changements à notre portée – tant individuels que collectifs – susceptibles d'améliorer la qualité de vie et la santé.

Chapitre 4

Une tentative de marche aux États-Unis

Nous vivons dans une société pressée. La marche nous ralentit.

Robert Sweetgall

Il y a quelques années, après plusieurs voyages en Europe où j'ai parcouru de nombreux pays à pied, en train ou en autocar, j'ai décidé d'échapper quelque temps à l'hiver rigoureux de ma ville et de descendre en Floride pour y savourer le doux temps du mois d'avril. J'optai pour Fort Lauderdale ; un motel situé à quelques kilomètres de la mer m'apparut un choix judicieux car il me donnerait l'occasion de marcher. Comme il me semblait stupide de parcourir une si petite distance en voiture pour me rendre à la plage, je décidai de ne pas louer d'automobile. Après un rude hiver écoulé en majeure partie à l'intérieur, j'avais grand besoin d'exercice en plein air.

À ma grande déception, les seuls piétons que je croisais dans les rues de Fort Lauderdale étaient des clochards occupés à fouiller dans les poubelles. À ma vue, les automobilistes klaxonnaient et me criaient après, comme si j'avais été un personnage bizarre ou, qui sait, peut-être une prostituée. Chose certaine, la marche ne leur paraissait pas une activité normale. On semble l'associer aujourd'hui à un statut inférieur ; pourquoi quelqu'un qui a les moyens d'acheter une automobile marcherait-il ? C'est un fait établi que les gens à faible revenu marchent davantage que les mieux nantis. Cette perception négative éloignerait même de la marche certaines personnes qui tiennent à leur réputation !

En voyant cette multitude d'automobiles circulant dans toutes les directions, apparemment sans destination précise, je me suis demandé quel était le but de cette incessante agitation. Quand je me suis rendu compte que personne ne marchait dans cette ville, malgré le temps clément, la proximité des destinations et la présence de trottoirs, je me suis mise à craindre pour ma sécurité. Quand on m'eut avertie qu'il était risqué de me rendre à pied au restaurant – pourtant situé à faible distance du motel – après la tombée du jour, j'ai commencé à y aller plus tôt, remarquant que tous les autres clients s'y étaient rendus en automobile. Tout cela m'a fait prendre conscience que je ne pouvais pas me comporter à Fort Lauderdale comme en Europe ou même dans ma propre ville. Au bout de trois jours, j'ai fait modifier mon billet de retour et suis rentrée à la maison avec mes rêves de marcheuse.

Quelques années avant cette mésaventure, j'étais allée dans une ville côtière au sud de Los Angeles : un endroit idéal pour les piétons, étant donné son climat agréable, la proximité de la plage ainsi que de boutiques et d'autres services. À mon grand étonnement, j'avais observé qu'il n'y avait aucun piéton dans ces rues, à l'exception de quelques joggeurs. Me rendant compte que la marche n'y était pas du tout à la mode, je m'étais demandé si un piéton y était automatiquement perçu comme une personne qui n'avait pas les moyens de se payer un véhicule automobile. Certes, il y avait beaucoup de gens à l'extérieur, mais ceux qui s'adonnaient à la course, au vélo ou au patin à roulettes s'agglutinaient sur le sentier pavé en bordure de la mer. Ceux qui voulaient faire de l'exercice fuyaient donc les rues, même si elles étaient sûres et tranquilles dans ce secteur. Personne n'essayait de se rendre à pied à une destination précise. La marche utilitaire y était un phénomène révolu ; les résidants de cette ville avaient concédé les rues aux automobilistes. Personne ne flânait à l'extérieur pour regarder les gens passer. Malgré une température idyllique, il n'y avait pas de cafés avec terrasses où l'on aurait pu prendre un verre avec des amis ou des voisins. Les Américains sont allés sur la Lune, mais ils n'ont pas encore pris possession de leurs rues. La marche est devenue pour eux une activité récréative plutôt qu'un mode de locomotion.

Je venais de trouver la réponse à la question qui me hantait : pourquoi les rues de tant de villes d'Amérique du Nord sont-elles aussi désertes ? L'usage généralisé de l'automobile a favorisé un type de développement incompatible avec la présence de piétons ; cette invention moderne a transformé notre comportement, tant individuel que collectif. En tant que création de l'homme, l'automobile est pratiquement devenue une espèce en soi : elle circule en toute liberté et accapare plus que sa part d'espace disponible, comptant sur des ressources non renouvelables pour assurer sa survie. Et comme nous partageons la même niche écologique, nous sommes en train de perdre la bataille. Elle réduit de plus en plus l'espace du marcheur, relégué au statut d'espèce en voie d'extinction. Comme nous le verrons plus loin, la régression de la marche et de l'activité physique en général, de même que l'inquiétante augmentation de l'obésité, sont les symptômes les plus évidents de la défaite contre l'automobile et le type de développement qu'elle a engendré.

La marche est même devenue une activité suspecte. Comme le soulignait récemment le *New York Times* à propos de ces New-Yorkais qui, s'efforçant en vain de marcher dans les rues de Los Angeles comme dans leur propre ville, s'étonnent d'y voir les trottoirs déserts ; selon l'un de ces aspirants piétons, « les automobilistes vous regardent comme si vous aviez deux têtes, ou le fond de culotte déchiré [1] ». C'est un fait établi que les New-Yorkais marchent plus que les habitants de toutes les autres villes américaines, grâce à leur environnement compact et diversifié, ainsi qu'à l'accessibilité des moyens de transport en commun. L'auteur de l'article cité ci-dessus évoquait un récit de science-fiction écrit par Ray Bradbury au début des années 1950 et intitulé « Le piéton », où il est question d'un homme placé en institution psychiatrique parce qu'il prenait plaisir à marcher dans les rues désertes après la tombée du jour, plutôt que de s'asseoir comme tout le monde devant son écran de télévision. Bradbury avait situé son récit en 2052, mais il semble que la situation actuelle soit déjà presque aussi aberrante.

Les 21 étapes du marcheur avisé

1. **Choisir de bonnes chaussures.** Qu'elles soient en cuir ou en toile, de bonnes chaussures de marche doivent respirer, être souples et parfaitement ajustées. Point n'est besoin de les

---

1. Staples, « How the Most Dangerous Pedestrian in Los Angeles Got a Makeover ».

payer cher, mais elles doivent être tout de suite confortables. Marcher ne doit pas être une activité douloureuse. Il faut prêter autant d'attention à ses chaussures qu'aux pneus d'une automobile. Vos pieds sont de précieux alliés; prenez-en bien soin!

2. **Se convaincre qu'on a le temps de marcher.** C'est peut-être l'étape la plus difficile. Si vous croyez que vous n'avez pas le loisir de faire de l'exercice, évaluez le temps que vous passez à vous asseoir après les repas ou devant la télévision et transférez-en une demi-heure à la marche.
3. **Se fixer une routine.** Acquérir une nouvelle habitude exige de la discipline. Le meilleur moyen d'y parvenir est d'établir une routine. Choisissez un temps précis de la journée pour marcher: avant ou après les repas, par exemple, ou pour vous rendre au travail ou faire vos emplettes. Il vous sera plus facile de marcher régulièrement si vous intégrez cette activité à votre horaire quotidien.
4. **Établir un ensemble d'itinéraires.** Si vous souhaitez marcher plusieurs kilomètres d'affilée, servez-vous de votre automobile pour établir les meilleurs parcours et en mesurer la distance. Vous pourrez ensuite en choisir un selon la distance que vous souhaitez parcourir à pied ce jour-là.
5. **Marcher en toute sécurité.** Utilisez les trottoirs lorsqu'il y en a. Autrement, marchez face à la circulation. Évitez les voies où la circulation automobile est intense et les rues bordées d'un mur plein. La nuit, choisissez des rues bien éclairées et portez des couleurs voyantes. Évitez de marcher en état d'ébriété, ce qui accroît les risques d'accident.
6. **Se fixer un objectif et le respecter.** Soyez réaliste. Si vous vous fixez un objectif trop élevé, vous risquez de ne pas pouvoir le respecter. Essayez de vous fixer un objectif quotidien; si certains jours sont trop chargés, un objectif hebdomadaire peut toutefois s'avérer préférable.
7. **Repérer les destinations situées à moins de deux kilomètres.** Il peut s'agir de son lieu de travail, d'un magasin, d'un restaurant, d'un parc ou encore de la maison d'un ami. Il est souvent plus facile de marcher quand on a un but précis. S'il existe

dans votre quartier un magasin où vous pouvez vous rendre à pied, n'achetez que de petites quantités à la fois et allez-y plus souvent.

8. **Se trouver un(e) partenaire de marche.** Si vous ne vous sentez pas en sécurité ou manquez de motivation à marcher en solo, trouvez-vous une compagne ou un compagnon de route, humain ou canin. Vous prendrez ainsi plus de plaisir à marcher, et irez sans doute plus loin.
9. **Ne pas se laisser arrêter par la température.** À moins qu'il ne fasse vraiment trop chaud, ne prétextez pas le temps qu'il fait pour vous abstenir de marcher. Vous n'avez qu'à vous vêtir en conséquence. Il fait souvent plus beau qu'on ne l'imagine de l'intérieur de la maison.
10. **Se considérer comme faisant partie intégrante de son environnement.** Prenez plaisir à observer ce qui se passe autour de vous plutôt que de percevoir votre environnement comme menaçant. Vous pouvez rencontrer des gens intéressants, ou encore des arbres ou des oiseaux que vous ne connaissez pas. Par exemple, dans le quartier où vit ma sœur, en banlieue d'Ottawa, j'ai été émerveillée d'apercevoir des lapins circuler en toute liberté.
11. **Se débarrasser de ses télécommandes.** Ces engins engendrent la paresse et l'embonpoint, vous empêchant de brûler les calories absorbées. Rendez-vous plutôt à votre appareil de télévision pour changer de poste, ou à votre porte de garage pour l'ouvrir.
12. **Vérifier son poids quotidiennement.** Si vous avez pris un peu de poids depuis la veille, marchez davantage (et mangez moins). Il ne s'agit pas de développer une obsession mais de surveiller son poids régulièrement pour prévenir l'embonpoint.
13. **Porter un podomètre.** Si vous faites partie des personnes qui aiment tout mesurer, munissez-vous d'un podomètre qui comptera pour vous le nombre de pas effectués et vous permettra ainsi d'évaluer la distance parcourue ; certains modèles indiquent même le nombre de calories dépensées. Il vous sera ainsi plus facile de mesurer vos progrès.

14. **Se munir d'un bâton de marche.** Si vous vous empêchez de marcher parce que vous avez peur des chiens, munissez-vous d'un bâton de marche. Même si vous n'avez pas à vous en servir, il peut avoir un effet de dissuasion et vous donnera confiance. Une canne peut également prévenir des chutes chez les marcheurs vieillissants.

15. **Se garer loin.** Garez votre voiture le plus loin possible lorsque vous allez dans un centre commercial. Se garer trop proche de l'entrée augmente les risques d'une collision... et d'embonpoint.

16. **Descendre à l'avance de l'autobus (ou du train).** Si vous utilisez les transports en commun pour vous rendre au travail, ne descendez pas trop près de votre destination. De toute façon, vous passerez la journée en position assise, ce qui vous donnera le temps de vous reposer. Et en dépensant de l'énergie physique, vous accroîtrez votre énergie cérébrale.

17. **Porter un baladeur.** Si, en dépit de vos efforts, vous trouvez un parcours monotone ou trop bruyant, apportez un baladeur ou une radio portative pour écouter de la musique ou les nouvelles en marchant.

18. **Aller reconduire les enfants à pied à l'école.** Si vous pouvez reconduire vos enfants à l'école à pied, pourquoi ne pas le faire plutôt que d'y aller en voiture ? L'habitude de la marche doit être acquise en bas âge pour durer. Cela réduira le nombre de véhicules dans les environs de l'école et en fera une zone moins dangereuse pour vos enfants. Et marcher avec vos enfants sera une expérience salutaire, pour eux comme pour vous.

19. **S'inscrire à un club de marche.** Si cela vous stimule de marcher avec d'autres, ou que vous n'arrivez pas à vous trouver de partenaire de marche, adhérer à un club de marche peut s'avérer une bonne solution. Il en existe un grand nombre, offrant une grande diversité d'excursions. Le club de marche est également une belle occasion de rencontrer des gens qui partagent vos objectifs.

20. **Marcher pour le plaisir.** Vous ne devriez pas marcher uniquement pour vous mettre en forme ou perdre du poids. La

marche n'est pas une médication. Vous pouvez vous y adonner pour le plaisir également. Pour qu'elle s'intègre à votre vie quotidienne et devienne une habitude durable, vous devez savourer cette activité.

21. **Toujours garder à l'esprit que la marche est essentielle à la survie.** Le corps humain est conçu pour la marche. Celle-ci vous aidera à contrôler votre poids, à demeurer en forme et autonome, ainsi qu'à entretenir un contact avec votre environnement. Ni le terrorisme ni la criminalité ne sont aussi dangereux que l'obésité et les accidents de la route. Vos jambes peuvent vous sauver la vie, alors exercez-les avant qu'il ne soit trop tard !

Chapitre 5

La valeur de la marche et le prix de sa disparition

La marche est le mode de locomotion le plus lent, à l'exception de la reptation. Elle étire le temps et prolonge la vie. La vie est déjà assez brève pour qu'on la gaspille à se précipiter.

Edward Abbey

Nous aimons croire que nous vivons dans une société très efficace; en matière de transport, cependant, c'est loin d'être évident. Même pour de faibles distances, nous utilisons notre automobile alors que nous pourrions facilement marcher ou prendre notre vélo. Ce faisant, nous contribuons aux bouchons de circulation et mettons souvent plus de temps à parvenir à destination. Nous nous privons également ainsi de belles occasions de rencontrer des concitoyens. Notre dépendance à l'automobile pour la plupart de nos déplacements contribue non seulement à la congestion routière mais à l'augmentation du nombre d'accidents de la route, la pollution atmosphérique, l'érosion du sol, la perte des terres et la destruction d'habitats fauniques. Elle a de nombreux autres effets destructeurs, dont les changements climatiques et le réchauffement de la planète. Les coûts associés à ces répercussions sont extrêmement élevés. La dépendance envers l'automobile nécessite entre autres la construction d'immenses stationnements, où il est difficile de se trouver un espace à certaines heures ou certains jours, et qui sont déserts le reste du temps. Ces observations de Lewis Mumford s'appliquent encore aujourd'hui: « La vitesse de notre mode de locomotion devrait dépendre du but à atteindre. [...] Pour être efficace, un réseau doit comporter la plus grande diversité possible de modes de locomotion, permettant des vitesses et des volumes variables et répondant à différents objectifs et fonctions[1]. »

Voilà un énoncé fort simple qu'urbanistes et administrateurs municipaux devraient garder à l'esprit, car il est à la base de toute ville conviviale et en santé. La marche utilitaire devrait occuper la place qui lui revient parmi les autres modes de transport; en la favorisant, on peut faciliter les déplacements en auto. Il ne s'agit pas de laisser tomber l'automobile mais plutôt de privilégier la marche pour les faibles distances, réservant l'auto ou les transports en commun pour les parcours plus longs.

La longueur des trajets quotidiens aux États-Unis en 2001

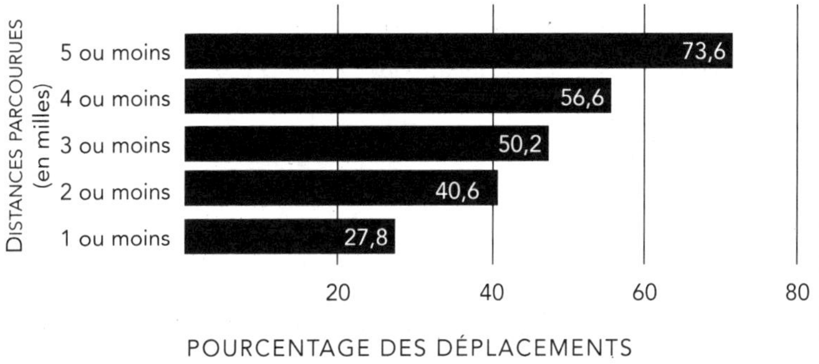

Source : John Pucher et John I. Renne, 2003

Pour un trajet court, le moyen le plus rapide de se déplacer est souvent la marche ou le vélo, particulièrement quand la circulation est intense. Une expérience menée à Montréal en 2004 a montré qu'aux heures de pointe, une distance de quelque 10 km se franchit plus rapidement à vélo qu'en auto, à un coût six fois moindre[2]. Il me faut de 15 à 30 minutes pour me rendre au travail en auto, même si ce n'est qu'à 5 km. Au mieux, je roule à une vitesse moyenne de 20 km à l'heure. Il y a exactement 16 feux de circulation sur mon parcours. Il m'arrive de passer plus de temps à attendre le feu vert qu'à rouler, brûlant plus d'essence que de calories. Si la

1. Mumford, *City in History*, p. 507.
2. Cardinal, « Vélo, boulot, dodo ».

circulation était moins dense aux heures d'affluence, il serait possible de me rendre plus rapidement au travail à vélo, en empruntant des rues plus tranquilles. Il est très facile de comprendre que pour un trajet aussi bref, l'auto ne constitue pas le mode de locomotion le plus efficace. La plupart des travailleurs doivent néanmoins y recourir parce qu'il n'existe pas assez de services leur permettant de faire autrement : pas de douches au travail, pas de supports à bicyclettes, pas de transport en commun.

Le paradoxe révélé par Ivan Illich dans *Énergie et équité*, publié en 1973, est illustré par le fait qu'au-delà d'un seuil critique, la vitesse ne fait pas gagner de temps mais provoque plutôt une pénurie, de sorte que l'automobile même crée des distances[3]. Comme l'a observé Marshall McLuhan il y a plus de 40 ans, la technologie élargit le champ du corps et de l'esprit mais entraîne également des pertes en contrepartie. Fascinés, voire obsédés par cet élargissement, nous ignorons ou minimisons ces effets pervers, à nos risques et périls. Bien que ceux-ci l'emportent souvent sur les gains, nous les acceptons parce que nous vénérons les privilèges conférés par les progrès technologiques : « L'extension liée à l'automobile annule le besoin d'une culture de la marche. » ; ce qui accentue la sédentarité et favorise l'obésité[4].

Plus récemment, Todd Litman, dans le cadre d'une étude des avantages économiques d'un environnement favorable à la marche menée par le Victoria Transport Policy Institute à Victoria, en Colombie-Britannique, a démontré que ce type d'environnement favorise l'accessibilité, permet des économies tant aux citoyens qu'à la société, rehausse la qualité de vie, améliore la santé publique et contribue à un développement économique viable et à la préservation des terres agricoles ainsi qu'à l'équité sociale[5].

Dans sa passionnante histoire de la marche, Rebecca Solnit fait une analogie entre la marche et un indicateur de la santé d'un écosystème : « Sa disparition imminente ou sa décroissance peuvent être des indicateurs d'un problème systémique[6] », observe-t-elle. La réduction des espaces accessibles aux piétons rétrécit notre habitat

3. Illich, *Énergie et équité*.
4. Kappelman, *Marshall McLuhan*.
5. Litman, « Economic Value of Walkability ».
6. Solnit, *Wanderlust*.

et nous confine à la sphère privée. Le gym pourrait être vu comme une sorte de réserve faunique consacrée à l'exercice: « Comme la réserve, qui permet de protéger une espèce dont l'habitat est menacé, le gym contribue à notre survie physique une fois désertés nos espaces d'exercice naturels. Le gym est le lieu intérieur qui compense la disparition du milieu extérieur et constitue un palliatif qui ralentit la dégénérescence physique[7]. »

Dans un habitat qui tient de moins en moins compte de l'humain, nous en sommes à nous rendre en automobile au gym, où nous nous garons le plus près possible de l'entrée pour aller dépenser notre énergie à marcher sur un tapis roulant. Ce dernier témoigne d'ailleurs de la disparition sans équivoque de notre espace extérieur. Solnit note au sujet de cet engin pervers: « Perdant toutes ses autres fonctions, la marche se réduit ainsi au mouvement alterné des membres inférieurs[8]. »

Il m'arrive, au volant d'une voiture, d'éprouver un sentiment de sécurité, comme si j'étais en safari dans ma bulle d'acier et de verre, bien à l'abri des animaux sauvages. À la réflexion, j'en suis toutefois venue à la conclusion que les animaux dangereux ne sont pas à l'extérieur; c'est plutôt nous qui sommes dans leur ventre, comme Jonas dans sa baleine. Nous leur consacrons une partie importante de notre revenu, les ravitaillons, les mettons à l'abri et les entretenons. Même leur brève durée de vie contribue à faire de nous leurs esclaves, nous obligeant à les remplacer au bout de quelques années. L'automobile isole les humains. Elle en blesse et en tue un certain nombre au hasard. Elle est devenue le maître du monde. Et malgré tout cela, nous continuons à croire fermement qu'elle nous a rendus plus libres.

---

7. *Ibid.*, p. 260-261.
8. *Ibid.*

Chapitre 6
Le complot

Si je ne pouvais pas marcher loin et vite,
je crois que j'exploserais tout simplement et en crèverais.

Charles Dickens

Dans mes cours de biologie à l'école secondaire et au collège, j'ai appris que dans le règne animal, les gros animaux mangent habituellement les petits, notamment chez les poissons. Chez l'espèce humaine, c'est l'inverse qui semble se produire. Il suffit de lire journaux et revues et de regarder les nouvelles à la télé pour constater que ceux qui tirent profit de notre mode de vie reclus et sédentaire – et de ses effets sur notre tour de taille et notre santé – sont généralement minces. Ceux qui élaborent les règlements, conçoivent les routes et le développement des banlieues, possèdent les réseaux de télévision, les grandes entreprises agroalimentaires, les usines d'automobiles et les restaurants qui servent de la camelote, et même ceux qui proposent aux obèses mille et un moyens de perdre du poids ou d'améliorer leur apparence ou leur santé sont plus sveltes que la plupart d'entre nous. C'est un fait reconnu que les riches sont en général plus minces que les pauvres. Il se trouve qu'ils font aussi habituellement partie de la minorité qui joue un rôle important dans le modelage et la conduite du monde.

La situation actuelle doit bien profiter à quelqu'un, sinon elle ne perdurerait pas. D'une part, il y a les industries qui incitent les gens à l'inactivité en les confinant à leur foyer, à l'auto ou encore à l'écran de leur télé ou de leur ordinateur. D'autre part, la lutte contre l'obésité et la sédentarité est devenue un commerce très lucratif : des aliments « légers » aux vêtements extra-larges en passant par les produits amaigrissants miracles, les thérapies de toutes sortes, la chirurgie et les cercueils géants, une foule de marchands s'enrichissent à s'occuper de ceux qui font de l'embonpoint. Aux États-Unis, ce commerce atteignait un chiffre d'affaires de 40 milliards de dollars en 2003[1].

Par-delà les profits qu'il génère, notre mode de vie sédentaire entraîne une fragmentation sociale qui nous rend plus enclins à accepter sans réagir les règles édictées par une poignée de gens puissants, même si elles nous font du tort. Le citoyen ordinaire se retrouve coincé entre deux marchés, ne réalisant pas à quel point il est la cible des grandes entreprises qui lui rabâchent qu'il a le droit de décider de ce qui est bon pour lui et que le fait d'avoir le choix lui permet d'exercer sa liberté. Les habitudes alimentaires malsaines et l'inactivité physique sont alors perçues comme le résultat de notre mauvaise conduite plutôt que de notre environnement social. Cependant, quand deux tiers de la population souffre d'embonpoint ou d'obésité, comme c'est le cas aux États-Unis, il est difficile d'en rejeter la responsabilité uniquement sur l'individu. Comme le soulignait en 1999 Walker Poston, expert en nutrition au Baylor College of Medicine à Houston, au Texas : « L'obésité est un problème environnemental. [...] Les comportements qui mènent à l'obésité étant contrôlés par des facteurs extérieurs, on ne peut s'attendre de l'individu obèse qu'il contrôle totalement son poids dans un environnement qui l'incite à se suralimenter et à demeurer inactif, pas plus qu'il ne peut contrôler ses gènes[2]. »

En fait, on ne nous donne pas vraiment le choix. Voici les scénarios qui s'offrent à nous :

■ *Une vie retirée dans un quartier où nous pouvons difficilement communiquer entre nous* car il n'y a pas de places publiques et guère d'occasions de rencontres informelles : écoles, lieux de travail, magasins et autres services y sont tellement éloignés que nous ne pouvons nous y rendre en marchant – et il y est même périlleux de traverser les rues à pied parce qu'elles sont trop dangereuses. Étant

1. « The Obesity Industry : Big Business », *Economist*, 27 septembre 2003.
2. Poston et Foreyt, « Obesity Is an Environmental Issue ».

donné la prédominance des lieux à vocation unique – travail, emplettes ou résidence –, l'auto est reine et les piétons craignent de s'aventurer dans ces espaces souvent déserts. Le soir, la plupart des gens s'installent passivement devant la télé à regarder la vie – fictive ou réelle – des autres, plutôt que de vivre la leur. Ce mode de vie individualiste mené par des citoyens de plus en plus isolés les uns des autres profite à la poignée d'individus qui façonnent notre monde et prennent les décisions pour nous.

■ *Une situation où une portion importante du revenu familial est consacrée au transport*, tout particulièrement en banlieue, où l'automobile est une nécessité. Plus le revenu est faible, plus grande est la part consacrée à l'auto, ce qui rend pratiquement impossible l'achat d'une maison ou les économies. La dépendance envers l'automobile est devenue la règle: tant pis si vous êtes trop jeune, trop vieux ou trop pauvre pour conduire. Tant pis pour tous ceux qui passent de nombreuses heures chaque semaine coincés dans le trafic pour se rendre au travail. Tant pis pour les nombreuses victimes d'accidents de la route. Selon l'environnementaliste Andrew Kimbrell, 90 millions d'Américains souffrent de handicaps permanents à la suite d'un accident de la route (voir www.newurbanism.org). Il s'agit là d'un autre marché lucratif dans le domaine des soins.

■ *Un monde où les écoles sont situées dans des terrains vagues, loin des habitations*, telles des usines – auxquelles elles ressemblent d'ailleurs – et où les enfants ne peuvent se rendre à pied parce qu'elles sont trop éloignées, ni à vélo, parce que c'est trop dangereux. Par manque d'aide financière publique, ces écoles réduisent le temps consacré à l'éducation physique, n'hésitant pas à signer des contrats d'exclusivité avec des entreprises qui y installent leurs machines bourrées d'aliments camelote et de boissons gazeuses. Toutes ces pratiques encouragent l'inactivité physique et des habitudes alimentaires malsaines qui préparent des générations d'enfants à de graves problèmes de santé.

■ *Un milieu urbain si hostile aux piétons que la marche y est pratiquement impossible* pour dépenser son surplus d'énergie après un repas hypercalorique composé d'une portion excessive d'aliments transformés (achetés tout préparés, faute de temps ou d'énergie pour cuisiner). Résultat d'un tel régime: un embonpoint dont on tente de se débarrasser grâce à une diète minceur, à la liposuccion ou à la gastroplastie.

■ *Un mode de vie où le va-et-vient à l'intérieur des centres commerciaux a remplacé le lèche-vitrines à l'extérieur*, ce qui contribue à la disparition de l'espace public et incite à se déplacer en auto entre des magasins à grande surface entourés d'une mer d'asphalte et à délaisser la marche. À la perte du sentiment d'appartenance à une communauté s'ajoute donc celle de l'exercice physique en tant que partie intégrante de notre vie quotidienne.

■ *Un environnement où il devient de plus en plus difficile d'intégrer l'exercice physique dans son quotidien*, avec tous ces outils technologiques qui encouragent l'inactivité et l'incitation constante à se gaver d'aliments camelote (à ce chapitre, les buffets où l'on peut manger « à volonté » ont des effets pervers). L'utilité réelle de la télécommande, par exemple, mérite d'être reconsidérée : certes, la capacité de contrôler les objets à distance nous permet d'économiser de l'énergie tout en nous donnant un sentiment de pouvoir ; toutefois, est-il vraiment nécessaire d'économiser de l'énergie alors qu'il semble plutôt que nous n'en dépensions pas suffisamment ? Les télécommandes constituent également – et avant tout – une nouvelle source de profits pour ceux qui les conçoivent, les fabriquent, les vendent et les réparent. Dans ce cas, peut-on vraiment parler de progrès ?

■ *Un lieu de vie où les enfants deviennent asthmatiques à respirer l'air pollué*, particulièrement les enfants pauvres, dont un grand nombre vivent à proximité des voies de grande circulation et des autoroutes.

Bon nombre de ces décisions sont prises par les dirigeants de quelques grandes entreprises riches et puissantes, en fonction de leurs intérêts mercantiles plutôt que du bien commun. Résultat : une majorité de citoyens contraints de vivre dans un environnement qui décourage l'activité physique, un système agroalimentaire qui gave les gens d'aliments trop riches et une industrie des produits minceur qui s'enrichit à entretenir de faux espoirs chez ceux qui ont des kilos en trop. Notre système socio-économique inculque dès l'enfance et renforce chez les gens des habitudes destructrices qui s'enracinent profondément et deviennent souvent irréversibles, permettant ainsi aux roues du pouvoir et de la fortune de continuer à tourner. Le moins qu'on puisse dire, c'est qu'un tel système ne favorise pas le « bien-être général » tel que l'entendaient les auteurs de la Constitution des États-Unis.

Deuxième partie

L'étalement urbain et la dépendance envers l'automobile

Chapitre 7

Les accidents de la route : un problème méconnu

La seule occasion de croiser quelqu'un à Los Angeles est d'avoir un accident d'automobile.

Susan Sarandon
(expliquant la raison de son déménagement à New York)

Les accidents de la route, une fatalité

Entre 1970 et 1995, les accidents de la route ont tué 1,2 million de personnes chez nos voisins du Sud, ce qui représente presque 50 000 victimes par année[1]. Comment se fait-il que nous entendions rarement parler de ce carnage ? Les autres causes de décès reçoivent beaucoup plus d'attention que les accidents de la route ; rappelons par exemple l'épidémie de SRAS (syndrome respiratoire aigu sévère) survenue en 2003, qui a fait 728 victimes dans le monde et dont les médias nous ont alors abreuvés quotidiennement. Au cours de la même période, le fait que la route ait emporté quelque 583 000 personnes est passé pratiquement inaperçu[2]. Qui d'entre nous sait que la route est la principale cause de mort violente ?

En dépit de nos perceptions, les accidents mortels de la route font beaucoup plus de victimes que les homicides aux États-Unis. Ils ont fauché 2,7 fois plus de personnes que les meurtres en 2001 ; au cours de cette seule année, il y a eu 41 821 victimes de la route comparativement à 15 517 décès par homicide. Le ratio a consi-

1. Pucher, « Transportation Paradise ».
2. Brown, « Year of Living Statistically ».

dérablement augmenté depuis 1991, faisant des accidents de la route le plus grand danger qu'affrontent les gens en quittant la maison[3]. Et pourtant, nous entendons beaucoup plus parler des meurtres que des accidents routiers; la criminalité inquiète beaucoup plus les gens que les dangers de la route, même si les victimes d'agressions sont rarement attaquées par des inconnus. Rouler en automobile procure un sentiment de sécurité et de pouvoir. Cette invincibilité n'est cependant qu'apparente, comme en témoignent les statistiques.

Nous sommes tellement habitués d'entendre parler des accidents mortels de la route que nous les considérons comme des événements tristes, certes, mais faisant partie de la vie. Nous plaignons les victimes et leurs proches, puis reléguons ce réel problème aux oubliettes. Bien que ces décès ne soient pas intentionnels, ils ne sont toutefois pas du tout accidentels. Ils se produisent parce que nous tolérons un modèle de technologie et de développement urbain qui les rend non seulement possibles, mais probables.

L'apparition de l'étalement urbain

Au cours de la deuxième moitié du XXe siècle, ingénieurs de la route, fabricants automobiles, urbanistes, administrations municipales, lois du zonage et propriétaires de magasins à grande surface ont favorisé un développement axé sur l'automobile, en grande partie incompatible avec la marche. Dans plusieurs villes, on a réduit les transports en commun, restreignant ainsi encore davantage la possibilité de marcher. Il n'est donc guère étonnant que 75 % des Américains affirment qu'ils auraient de la difficulté à vaquer à leurs occupations quotidiennes sans automobile, et 91 % que leur auto constitue un aspect important de leur liberté[4]. Une des raisons pour lesquelles l'automobile incarne la liberté, c'est que le type de développement urbain qui prévaut de nos jours nous rend captifs de notre milieu bâti: à la maison, au travail ou au centre commercial. La plupart du temps, l'automobile constitue le seul moyen de s'en échapper. L'automobile libère donc de la prison créée par un environnement axé sur l'automobile. Dans un milieu

3. Lucy, « Mortality Risk Associated with Leaving Home ».
4. Jedwab, « Getting to Work ».

favorable à la marche, elle ne serait pas considérée comme un tel symbole de liberté.

Le type de milieu à faible densité de population prôné au cours de la deuxième moitié du siècle dernier a fait des transports en commun une option beaucoup moins viable que l'automobile. La dépendance envers l'automobile a toutefois eu d'énormes répercussions sur plusieurs aspects de notre santé et de notre vie sociale, de même que sur notre environnement. Quand l'auto devient le seul moyen de locomotion disponible dans un milieu de vie, cela rend celui-ci aussi vulnérable qu'une ville dont l'économie repose sur une seule industrie. Si un événement imprévisible ou une catastrophe viennent perturber le cours normal des choses, il n'y a pas d'autre option pour éviter l'effondrement. Plusieurs villes minières autrefois prospères, par exemple, ont périclité après la fermeture de la mine.

Aujourd'hui, la prise de conscience des effets de l'étalement urbain, non seulement sur les modes de transport et l'environnement mais sur la santé également, fait son chemin. Le dispersement de la population et le cloisonnement des fonctions liés à ce type de développement rendent nécessaire l'utilisation de l'automobile. Pour se déplacer entre leurs diverses destinations éloignées les unes des autres, les gens ont souvent besoin non seulement d'une auto, mais de deux et même davantage quand les enfants grandissent. La pollution atmosphérique qui en résulte est déjà reconnue comme une des causes des problèmes respiratoires; parmi les autres effets pervers de l'étalement urbain, les experts en santé publique ajoutent maintenant l'inactivité physique et l'obésité. On a établi un lien entre l'étalement urbain et l'obésité ainsi que l'hypertension: une étude menée auprès de plus de 200 000 adultes provenant de 448 comtés et de 83 régions métropolitaines des États-Unis a montré que les gens qui vivent dans des villes très étalées sont plus enclins à faire de l'embonpoint et risquent davantage de souffrir d'hypertension que les résidants de comtés plus denses[5]. Il semble que pour expliquer le problème de l'embonpoint, le fait qu'ils s'adonnent ou non à la marche dans le cadre de leurs loisirs soit beaucoup moins déterminant que la présence d'un milieu étalé peu propice à l'intégration de la marche pour vaquer aux occupations quotidiennes[6].

5. Ewing *et al.*, « Urban Sprawl and Physical Activity ».
6. McCann et Ewing, « Health Effects of Sprawl ».

Une étude antérieure menée pour Smart Growth America a révélé que les gens qui vivent dans des secteurs étalés ont tendance à parcourir de plus grandes distances en automobile, possèdent plus de voitures et respirent un air plus pollué en raison d'une concentration d'ozone plus élevée; ils risquent davantage d'être victimes d'accidents de la route, marchent moins et recourent moins aux transports collectifs. Le nombre d'automobiles par ménage est plus élevé dans ces zones; or, selon les auteurs de cette étude, c'est là un indicateur de la dépendance envers l'automobile pour les déplacements essentiels[7]. Des statistiques du National Personal Transportation Survey indiquent que les résidants de quartiers plus densément peuplés font 25 % moins de déplacements en auto et 50 % plus à pied ou en transport en commun que la moyenne de la population[8]. Dans le secteur de la baie de San Francisco, le nombre de déplacements quotidiens effectués par les résidants des banlieues était plus élevé que celui des résidants de quartiers traditionnels; ces derniers recouraient plus de deux fois plus aux transports en commun et marchaient deux fois plus que leurs concitoyens des banlieues[9].

Il semble même que les résidants des vieux quartiers urbains densément peuplés – pas nécessairement situés au centre-ville – jouissent maintenant d'une meilleure qualité de vie: ils ne sont pas coincés dans les bouchons de circulation; ils ont un accès plus facile aux parcs et à un vaste choix de magasins; ils peuvent se rendre au travail à pied ou en utilisant les transports en commun; de plus, leurs enfants peuvent se rendre à l'école en marchant. Comme ils peuvent se déplacer à pied d'un endroit à l'autre, la marche ne se limite pas pour eux à une activité récréative. Les quartiers d'affaires situés dans le centre-ville sont particulièrement favorables à la marche, car les déplacements en automobile y sont souvent pénibles et peu efficaces en raison de la circulation intense et de la difficulté de se dénicher un stationnement. Ces deux facteurs dissuadent les gens d'utiliser leur automobile pour de courtes distances et les incitent à marcher. Cet avantage disparaît dans les secteurs peu peuplés comme la plupart des banlieues.

7. Ewing *et al.*, « Measuring Sprawl and Its Impact ».
8. Victoria Transport Policy Institute, *Transportation Demand Management Encyclopedia*.
9. Friedman *et al.*, « Effect of Neotraditional Neighborhood Design ».

Bien que beaucoup de citadins aient décidé d'aller vivre en banlieue pour y trouver une meilleure qualité de vie et fuir les inconvénients de la ville, les banlieues récentes n'offrent pas les avantages des anciennes. Selon une enquête menée auprès des nouveaux propriétaires de maison, dont l'American Medical Association fait état, presque tous les agréments qui font d'une communauté un lieu agréable étaient reliés à l'activité physique, tels que les sentiers pédestres, les piscines extérieures, les terrains de jeux et les parcs[10].

Comment peut-on demander aux gens de marcher quand il n'y a pas de trottoirs dans le quartier, aucun magasin ou service ni de lieu de travail, école ou espace loisirs où l'on peut se rendre à pied ? Même les stationnements sont devenus dangereux car ils sont tellement vastes qu'ils incitent les automobilistes à y circuler à toute vitesse. Nous avons créé un monde où non seulement il n'est plus nécessaire de marcher, mais où cela est devenu presque impossible, voire périlleux. Dans ce contexte, la marche devient facultative. Ceux qui décident de s'y adonner, principalement pour faire de l'exercice, comptent sans doute déjà parmi les personnes qui se préoccupent davantage de leur santé et sont plus enclines à prendre les mesures pour se garder en forme. Ce qui n'est pas le fait de la majorité.

Le massacre des piétons

Les piétons sont des usagers de la route extrêmement vulnérables, comme le souligne un état de la question du transport urbain en lien avec la santé réalisé au Québec. Ainsi, à l'échelle du Québec, un piéton blessé risque deux fois plus de mourir à la suite d'un accident de la route qu'un blessé occupant un véhicule motorisé[11]. Chaque année, aux États-Unis, quelque 5000 piétons sont tués par des automobiles, ce qui représente un plus grand nombre de victimes que celui de l'effondrement du World Trade Center[12]. Ces pertes de vie sont anonymes et passent tellement inaperçues que

10. Koplan et Dietz, « Caloric Imbalance and Public Health Policy ».
11. Direction de santé publique, Agence de la santé et des services sociaux de Montréal, *Le transport urbain, une question de santé : Rapport annuel 2006 sur la santé de la population montréalaise*, Montréal, 2006.
12. Ernst et McCann, *Mean Streets 2002*.

nous ne mesurons pas l'ampleur du problème. Ces personnes ne faisaient que traverser une rue, se rendre à l'école ou attendre à un arrêt d'autobus. Elles ne se livraient pas à un sport extrême; elles marchaient, tout bonnement. Selon le Surface Transportation Policy Project, il y aurait de plus 78 000 piétons blessés lors d'accidents de la route chaque année; plusieurs en sortent handicapés pour la vie. Et ce chiffre ne représente que les accidents signalés. Certaines victimes de la route ne font pas appel à la police ni ne vont à l'hôpital parce qu'elles jugent leurs blessures mineures, ou encore parce qu'elles n'ont pas d'assurance-santé ou pour toute autre raison.

Les endroits les plus dangereux pour les piétons sont les zones métropolitaines, qui se caractérisent par une faible densité de population, des voies de circulation rapide et un manque d'aménagements pour les piétons, comme des trottoirs ou des passages cloutés. Presque la moitié des décès de piétons se produisent dans un secteur dépourvu de passages à leur intention.

Les rues s'élargissant de plus en plus, les feux de circulation sont trop brefs pour permettre aux piétons de traverser en toute sécurité. Ces feux sont chronométrés pour de jeunes adultes en forme et non pour les gens âgés. Ces derniers risquent donc davantage de se faire frapper. Bien qu'ils ne représentent que 13 % de la population des États-Unis, les aînés représentent 22 % des victimes d'accidents mortels de la route[13].

Le taux de piétons tués varie beaucoup selon l'aire géographique. Aux États-Unis, les dix régions les plus touchées se situent dans le sud ou le sud-ouest, dont cinq en Floride (Orlando, Tampa/Saint Petersburg/Clearwater, West Palm Beach/Boca Raton, Miami/Fort Lauderdale et Jacksonville)[14]. Fait intéressant, la ville de New York, où se trouve le plus grand nombre de personnes qui se rendent à pied au travail, présente l'un des plus bas taux de piétons tués aux États-Unis; il est à noter qu'elle constitue également la région métropolitaine la plus dense. Les plus faibles taux d'accidents mortels impliquant des piétons se retrouvent habituellement dans les villes

13. McCann et DeLille, *Mean Streets 2000*.

14. On peut trouver dans *Mean Streets 2002*, de Ernst et McCann, un indice de danger pour les piétons dans les régions métropolitaines de plus d'un million d'habitants.

les plus densément peuplées, notamment Portland (Oregon), New York, Chicago et Philadelphie, alors que les plus élevés se trouvent principalement dans des villes à faible densité de population telles que Dallas, Atlanta, Phoenix et Tampa[15].

Les minorités ethniques sont surreprésentées au chapitre des décès de piétons : bien qu'ils ne constituent que 12 % de la population, les Afro-Américains représentent 20 % des décès de piétons ; les Latino-Américains sont aussi légèrement surreprésentés. Ayant moins de chances de posséder une automobile, ces gens se déplacent plus souvent à pied, ce qui les expose davantage aux dangers de la circulation. Un plus fort pourcentage de travailleurs issus des minorités ethniques, comparé à ceux de race blanche, marchent pour se rendre au travail[16].

Bien que les gens marchent moins aux États-Unis que dans les autres pays industrialisés, le taux de piétons tués y est beaucoup plus élevé, soit 14 fois plus qu'en Allemagne et qu'aux Pays-Bas[17]. En Europe et au Japon, entre 20 et 50 % des déplacements se font encore à pied, et le vélo y est également beaucoup plus utilisé qu'en Amérique du Nord. Dans une analyse documentaire sur la relation entre l'activité physique et le milieu bâti, le Centers for Disease Control and Prevention (CDC) rapportait qu'en Suède, en 1990, 39 % de tous les déplacements se faisaient à pied, comparativement à 36 % en automobile. Dans d'autres pays comme l'Autriche, le Danemark, l'Italie, les Pays-Bas et la Suisse, le pourcentage de déplacements à pied ou à vélo était en 2000 équivalent ou supérieur à celui des déplacements en automobile[18].

Bien que le taux d'accidents mortels chez les piétons ait diminué au cours des dernières décennies, le déclin de la marche survenu durant la même période laisse croire que cette diminution est en grande partie due à une exposition moindre à la circulation. Moins de piétons se font tuer parce qu'il y a moins de piétons tout court !

---

15. Frumkin, « Urban Sprawl and Public Health ».
16. Ernst et McCann, *Mean Streets 2002*.
17. McCann et DeLille, *Mean Streets 2000*.
18. Frank *et al.*, *Health and Community Design*.

Les enfants: une espèce menacée

Les enfants dépendent de la marche plus que les adultes pour se déplacer, ce qui les expose plus que tous les autres groupes d'âge aux accidents de la circulation. On a établi une relation étroite entre le risque de blessures chez les enfants et le volume de circulation[19, 20, 21, 22, 23] ainsi que la forte densité de stationnement en bordure des trottoirs[24, 25, 26]. Le pourcentage de véhicules excédant la limite de vitesse est également un facteur relié aux blessures[27, 28].

Le taux d'enfants victimes d'accidents mortels de la route a diminué dans plusieurs pays au cours des deux dernières décennies; selon plusieurs experts, cependant, ces statistiques reflètent plutôt la diminution de leur exposition à la circulation[29]: considérant que les rues sont des endroits dangereux, les parents ne laissent plus leurs enfants jouer à l'extérieur sans surveillance et les conduisent à presque toutes leurs activités. Les rares initiatives destinées à réduire la densité de circulation ont un effet positif sur les taux de mort accidentelle chez les jeunes piétons; en Nouvelle-Zélande, par exemple, les politiques gouvernementales visant à réduire l'utilisation de l'automobile après la crise de l'énergie des années 1970 ont eu pour effet de réduire considérablement le taux de mortalité chez les jeunes piétons[30].

Quand il n'y a pas d'aire de jeux près de la maison, le risque de blessures chez les jeunes piétons se multiplie par cinq[31], ce qui pourrait expliquer pourquoi les enfants habitant des logements multifamiliaux sont plus souvent victimes d'accidents de la route[32].

---

19. Roberts *et al.*, « Urban Traffic Environment ».
20. Roberts *et al.*, « Driveway-Related Child Pedestrian Injuries ».
21. Roberts *et al.*, « Effect of Environmental Factors ».
22. Stevenson *et al.*, « Case Control Study ».
23. Roberts et Crombie, « Child Pedestrian Deaths ».
24. Roberts *et al.*, « Urban Traffic Environment ».
25. *Ibid.*
26. Agran *et al.*, « Role of the Physical and Traffic Environment ».
27. Roberts *et al.*, « Effect of Environmental Factors ».
28. Stevenson *et al.*, « Case Control Study ».
29. Roberts et Crombie, « Child Pedestrian Death Rates ».
30. Roberts, « International Trends ».
31. Mueller *et al.*, « Environmental Factors ».
32. Agran *et al.*, « Role of the Physical and Traffic Environment ».

L'explication proposée par les auteurs de ces études est que dans les deux cas, les enfants ont davantage tendance à jouer dans la rue, les entrées ou les stationnements, ce qui augmente les risques de collision avec les véhicules automobiles[33]. À Montréal, une étude a montré que la plupart des accidents impliquant des jeunes piétons se produisaient entre les mois de mai et d'août, habituellement un jour de semaine et en fin d'après-midi. La majorité de ces accidents survenaient sur des sections de rue droites, loin des panneaux de signalisation et dans des conditions de bonne visibilité ; selon les auteurs de cette étude, les autos stationnées dans les zones scolaires représentaient également un danger[34].

L'an dernier, j'ai pris conscience que même si elle est située dans un quartier relativement paisible, ma propre rue est un environnement dangereux pour un jeune cycliste. Un jour, dans ma rue dépourvue de trottoirs, un jeune cycliste de sept ans, dissimulé par une mini-fourgonnette, a surgi devant mon auto. Comme je ne roulais pas vite, j'ai heureusement pu freiner à temps pour l'éviter. Il y avait tellement de véhicules stationnés sur ce côté de la rue qu'il m'avait été impossible de voir le jeune garçon. Dans un environnement axé sur l'automobile, il devient de plus en plus difficile pour les enfants de prendre leur place.

Les soirs d'Halloween sont particulièrement dévastateurs : selon le CDC, le taux d'enfants victimes d'accidents mortels de la route est alors quatre fois plus élevé que les autres soirs de l'année, en dépit du fait que l'Halloween est censée être une fête destinée aux enfants[35].

Les accidents de la route impliquant des enfants sont plus fréquents dans les quartiers défavorisés[36, 37, 38] et dans les rues à sens unique[39]. Les cas de blessures atteignent un point culminant chez les enfants entre six et dix ans[40]. Des études sur les jeunes piétons

33. Mueller *et al.*, « Environmental Factors ».
34. Joly *et al.*, « Geographical and Socio-Ecological Variations ».
35. Centers for Disease Control and Prevention, « Childhood Pedestrian Deaths ».
36. Laflamme et Diderichsen, « Social Differences ».
37. Dougherty *et al.*, « Social Class ».
38. Wazana *et al.*, « Child Pedestrians ».
39. Durkin *et al.*, « Traffic Injuries ».
40. *Ibid.*

blessés par des véhicules menées à New York et en Californie, ont montré que les jeunes enfants risquent davantage de se faire frapper près de leur domicile entre deux intersections, alors que les adolescents se font plus souvent frapper aux intersections et le soir; les accidents survenus à des intersections se produisaient plus souvent loin du domicile des enfants[41, 42].

Les tout-petits sont également à risques, mais le plus souvent dans la voie d'accès au domicile lorsqu'un véhicule recule[43, 44], surtout lorsqu'il n'y a aucune séparation entre l'entrée et l'aire de jeux des enfants[45]. Le conducteur est habituellement un parent ou un autre membre de la famille et le véhicule impliqué est le plus souvent un camion ou un véhicule utilitaire sport[46, 47].

Bien que moins fréquent, un autre danger lié à l'automobile qui guette les enfants est l'enfermement dans le coffre à bagages. Au cours des mois de juillet et d'août 1998, au moins onze enfants sont ainsi morts d'hyperthermie et d'asphyxie aux États-Unis[48].

Souvent, on jette le blâme sur les enfants, comme s'ils étaient responsables de la mauvaise conception des rues, de la circulation rapide et d'autres facteurs de risque. Cette approche conduit à des stratégies de prévention axées sur l'enfant, dont on a démontré qu'elles sont moins efficaces que les stratégies centrées sur l'environnement[49, 50]. Selon un expert australien qui s'est penché sur cette question, le fait de rejeter la responsabilité sur les victimes sert les intérêts économiques des groupes dominants de notre société, au détriment des enfants. Aujourd'hui, l'amélioration de la sécurité des piétons se fait principalement en limitant l'accès des piétons à la rue.

41. DiMaggio et Durkin, « Child Pedestrian Injury ».
42. Lightstone *et al.*, « Motor Vehicle Collisions ».
43. Agran *et al.*, « Child Pedestrian Injury Events ».
44. Winn *et al.*, « Pedestrian Injuries to Children ».
45. Roberts, « Driveway-Related Child Pedestrian Injuries ».
46. Holland *et al.*, « Driveway Motor Vehicle Injuries ».
47. Nadler *et al.*, « Driveway Injuries in Children ».
48. Centers for Disease Control and Prevention, « Fatal Car Trunk Entrapment ».
49. Roberts, « International Trends ».
50. Roberts et Coggan, « Blaming Children ».

Les piétons âgés

Les gens âgés sont surreprésentés parmi les piétons victimes d'accidents de la route. Marchant plus lentement que les plus jeunes, ils mettent plus de temps à traverser les rues de plus en plus larges. Une étude menée dans six villes des États de Washington et de la Californie a révélé que même en présence de passages piétonniers, le risque de se faire frapper par un véhicule automobile est beaucoup plus élevé chez les piétons âgés[51].

D'après le National Institute on Aging de Washington (D.C.), parmi un groupe de 1249 résidants âgés de 72 ans ou plus de New Haven, au Connecticut, moins d'un pour cent marchaient assez vite pour avoir le temps de traverser la rue aux intersections dotées de signalisation (soit 1,22 mètre à la seconde). Chez les sujets qui ont dit avoir de la difficulté à traverser les rues, 81 % ont invoqué le temps insuffisant, 63 % les virages à droite et presque le tiers d'entre eux des troubles de vision[52]. Les auteurs de cette étude notent que la capacité de traverser les rues en toute sécurité est essentielle à l'autonomie des gens âgés, particulièrement en milieu urbain. Très souvent, ceux-ci ne peuvent demeurer autonomes parce que leur environnement est conçu en fonction des personnes qui peuvent conduire une auto. Souvent, cela accélérera leur admission à une résidence pour aînés.

La sécurité des piétons âgés n'est toutefois pas uniquement déterminée par leur capacité ambulatoire; ils peuvent également avoir de la difficulté à évaluer la vitesse des véhicules et même à les voir. Certains ne saisissent pas le sens des symboles internationaux ou des feux de signalisation destinés aux piétons, alors que d'autres ont tout simplement du mal à les voir[53, 54].

Il a été démontré que le milieu de vie a un impact sur le comportement des piétons âgés ainsi que sur leur santé. Une étude menée dans un comté d'Alameda, en Californie, a révélé que des adultes âgés de 55 ans et plus faisant état de divers problèmes liés à leur environnement, notamment la circulation intense, le bruit

51. Koepsell *et al.*, « Crosswalk Markings ».
52. Langlois *et al.*, « Characteristics of Older Pedestrians ».
53. Baily *et al.*, « Issues of Elderly Pedestrians ».
54. Coffin et Morrall, « Walking Speeds of Elderly Pedestrians ».

excessif et un éclairage déficient, étaient deux fois plus à risque de présenter une détérioration fonctionnelle générale après un an, comparativement aux sujets ne rapportant pas de tels problèmes (même après les ajustements en fonction des caractéristiques démographiques et médicales). Entre 1994 et 1995, 6,1 % de la cohorte a connu une perte de fonction physique et 3,9 % a subi une perte de fonction des membres inférieurs liée à l'environnement[55].

On a également démontré que la présence d'espaces verts accessibles aux marcheurs dans l'environnement des citadins vieillissants est un facteur de longévité chez les résidants de Tokyo[56]. Une étude effectuée auprès de plus de 3000 gens âgés sur une période de cinq ans a montré que leur survie était directement proportionnelle à la qualité de l'environnement physique à proximité de leur résidence – espace pour la marche, rues bordées d'arbres, moins de pollution sonore en provenance des automobiles et des usines, et ainsi de suite –, indépendamment de leurs caractéristiques individuelles et de leur santé au début de l'étude. La présence de tels espaces près de la résidence des gens âgés augmenterait les occasions de marcher à l'extérieur et de se garder ainsi en forme à un âge plus avancé. Cette relation se vérifie indépendamment du statut socio-économique des gens, ce qui est un constat très intéressant dans le cadre du débat sur l'incidence du type d'habitat urbain sur la santé. Une étude menée en 1999 en Pennsylvanie a également montré que des femmes âgées qui pouvaient se rendre à pied à un parc, un sentier pédestre ou des magasins marchaient davantage, ce qui illustre encore une fois l'influence du milieu sur l'activité physique. On a associé la capacité de s'adonner à la marche utilitaire à un degré supérieur d'activité physique[57].

À l'inverse, un lien a été établi entre le manque d'activité physique et le déclin fonctionnel chez les gens âgés: ceux qui marchaient au moins 1,6 km de quatre à sept jours par semaine avaient moins tendance à souffrir d'une incapacité des membres inférieurs que ceux qui ne le faisaient pas[58].

55. Balfour et Kaplan, « Neighborhood Environment ».
56. Takano *et al.*, « Urban Residential Environments ».
57. King *et al.*, « Convenience of Destinations ».
58. Clark, « Effect of Walking on Lower Body Disability ».

Les mères taxis

En 2002, le Surface Transportation Policy Project a publié un rapport intitulé « High Mileage Moms », qui se penche sur la lourde tâche qui incombe à la mère moderne vivant en banlieue[59]. Selon ce rapport, les mères passent maintenant plus de temps que jamais dans leur auto, pour répondre aux besoins de leur famille et conduire leurs enfants à leurs activités : d'abord à la garderie, puis à l'école et aux diverses activités de loisirs – cours de musique ou de danse, sports, etc. Contrairement à ce qui se passait autrefois, l'horaire du parent d'aujourd'hui est tributaire des activités de ses enfants, et non le contraire. Les mères passent en moyenne plus d'une heure par jour au volant, effectuant plus de cinq déplacements et parcourant quotidiennement quelque 46 km. Les deux tiers de tous les déplacements destinés à combler les besoins de la famille sont effectués par les femmes, qui doivent pallier les lacunes du transport en commun. Au total, ces heures de route représentent 17 jours par année d'enfermement dans l'automobile.

Bon nombre de femmes passeraient plus de temps à conduire qu'à manger, payant ainsi de leur temps personnel et familial le prix de l'étalement urbain. Tous ces déplacements en auto accaparent une bonne partie du temps et de l'énergie qu'elles consacrent à leur famille et affectent leur qualité de vie. La façon dont les quartiers sont aménagés de nos jours, sans services à proximité, les oblige à parcourir de longues distances pour faire les emplettes ou combler les besoins personnels. De plus, l'absence de trottoirs les contraint souvent à conduire leurs enfants à leurs activités pour les protéger des dangers de la circulation.

Les mères se muent donc en conductrices d'autobus pour véhiculer les membres de leur famille, principalement leurs enfants et leurs parents âgés. Elles sautent dans l'auto pour aller à l'épicerie, chez le nettoyeur, à la garderie, au centre commercial, à l'école, au parc ou au terrain de jeux. La plupart du temps, il n'existe pas d'autres moyens de transport. La mère qui vit seule avec ses enfants doit consacrer encore plus de temps à faire du taxi que celle qui partage ces fonctions avec un conjoint.

---

59. Surface Transportation Policy Project, « High Mileage Moms ».

Les accidents de la route

Les piétons ne sont pas les seules victimes des accidents de la route. Aux États-Unis, plus de 40 000 personnes en meurent chaque année et 3,5 millions y subissent des blessures, et cela, malgré certaines améliorations telles que des véhicules plus sécuritaires, une utilisation accrue de la ceinture de sécurité, des lois plus sévères pour contrer la conduite en état d'ébriété et une meilleure signalisation[60]. Dans un ouvrage sur la dépendance envers l'automobile, Hart et Spivak y vont d'une comparaison percutante pour illustrer l'ampleur du problème: « Au cours de la guerre du Golfe, les États-Unis ont perdu 146 soldats sur les champs de bataille; durant la même période, la route faisait 4900 victimes en sol américain[61]. » On prévoit qu'un individu sur 88 mourra d'un accident de la route chez nos voisins du Sud[62]. Bien que cette effroyable statistique puisse sembler exagérée, un simple calcul en démontre la triste réalité: comme près de 42 000 Américains meurent d'un accident de la route chaque année, cela signifie que plus de trois millions d'entre eux y trouveront la mort d'ici 80 ans, qui constitue aujourd'hui la moyenne de longévité. Comme nous l'avons noté précédemment, 1,2 million de personnes sont mortes d'accidents routiers entre 1970 et 1995 aux États-Unis. Le nombre d'accidents mortels a diminué au cours des dernières décennies dans ce pays, mais moins qu'au Canada, au Royaume-Uni et en Australie[63].

Imaginons que chaque année, une petite ville disparaisse de la carte des États-Unis. Cela peut sembler de la science-fiction, mais n'en illustre pas moins la triste réalité, la face cachée du progrès dont la menace pèse sur tous. Nous préférons croire qu'un accident est la manifestation du destin ou la faute de quelqu'un, alors qu'en fait il est directement lié à l'omniprésence de l'automobile. Chez nos voisins du Sud, le nombre d'accidents mortels impliquant un

60. Commission économique des Nations Unies pour l'Europe, Statistiques de la circulation routière en Europe et en Amérique du Nord, Nations Unies, Genève, 1998.
61. Hart et Spivak, *Elephant in the Bedroom*.
62. Wilkinson et Jacobsen, « Why Transportation Is a Health Issue ».
63. Evans, « New Traffic Safety Vision ».

camion a atteint les 4500 par année au cours de la décennie 1990, fauchant la vie de 5200 personnes[64].

Là encore, le taux d'accidents mortels est plus élevé dans les villes à faible densité de population telles que Tampa, Atlanta, Houston, Dallas ou Phoenix, comparativement aux villes plus densément peuplées comme New York, San Francisco, Portland ou Philadelphie[65]. Un chercheur de l'École d'architecture de l'Université de Virginie, à Charlottesville, a observé que dans le centre-ville et les banlieues immédiates de cette ville, le nombre d'accidents mortels de la route est inférieur à celui des banlieues plus éloignées; ces dernières sont les zones les plus dangereuses, car les véhicules y circulent plus vite, sur des routes à deux voies où les défaillances, les erreurs ou l'inattention des conducteurs ajoutent aux dangers[66]. En comparant les taux d'accidents mortels et la densité de population dans 50 comtés et villes de la Virginie, l'auteur de cette étude a également noté que les endroits plus densément peuplés comme Alexandria, Arlington et Charlottesville avaient des taux moins élevés que les villes à plus faible densité de population.

Même à l'échelle du comté, il y a un lien entre le lieu de résidence et le taux d'accidents mortels de la route. Dans 448 comtés métropolitains des États-Unis, où vivent près des deux tiers de la population du pays, on a observé une corrélation négative entre le taux d'accidents mortels de la route et l'étalement urbain: les comtés plus densément peuplés présentaient un taux de beaucoup inférieur à ceux où la population est plus dispersée. Pour chaque augmentation de 1 % de la densité de population – exprimée par un « indice d'étalement » mis au point par les auteurs de l'étude –, le taux d'accidents mortels de la route diminue de 1,5 %, ce qui illustre que l'étalement urbain est un important facteur de risque pour ce qui est des accidents mortels de la route[67].

Les jeunes adultes de sexe masculin sont particulièrement à risque. Dans ce groupe d'âge, les accidents d'automobile sont la principale cause de décès. De nombreux jeunes hommes abandonnent l'école pour se trouver un emploi afin de s'acheter une

---

64. Holtz Kay, *Asphalt Nation*.
65. Frumkin, « Urban Sprawl and Public Health ».
66. Lucy, « Leaving Home ».
67. Ewing, « Urban Sprawl as a Risk Factor ».

auto dès que possible. Il n'est guère étonnant que l'achat d'une voiture soit devenu le rite d'initiation marquant le passage au monde des adultes : sans cet outil magique, l'adolescent dépend entièrement des autres pour se déplacer. L'autonomie vient avec la conduite automobile et disparaît quand on perd son permis de conduire.

En plus de faucher des vies, les accidents de la route entraînent annuellement des coûts de 230 milliards de dollars, dont 61 milliards en perte de productivité au travail[68]. Dans les pays fortement motorisés comme les États-Unis et le Canada, on estime à 2 % du PNB le coût des traumatismes dus aux accidents de la route[69]. C'est d'ailleurs aux États-Unis que l'on compte le plus de blessés sur les routes par million d'habitants, parmi les pays de l'OCDE ; le Canada occupe quant à lui une triste quatrième position[70].

Ils font d'autres victimes également : selon l'organisme Defenders of Wildlife, plus d'un million d'animaux périssent sur la route chaque année[71]. La route tue plus d'animaux sauvages que tout autre facteur, ce qui compromet la survie de plusieurs espèces dont le grizzli, la panthère de Floride, l'ocelot, l'ours noir de Floride, le lynx du Canada, le cerf des Keys, la tortue du désert, le renard de San Joaquin et le crapaud de Houston. Le réseau routier met également la faune en péril car il contribue à la fragmentation et à la dégradation des habitats ainsi qu'à la contamination des sources d'approvisionnement en eau de plusieurs espèces. Les oiseaux et autres animaux dont l'habitat est étendu sont particulièrement à risque.

La conduite agressive

Coincés dans un environnement congestionné, les automobilistes se disputent souvent la route pour pouvoir se rendre à destination dans un temps précis, le plus court possible. Ils doivent également composer avec d'autres conducteurs ayant des comportements fort

68. Surface Transportation Policy Project, « Transportation and Economic Prosperity ».
69. *Ibid.*
70. The Conference Board of Canada, « Understanding health care cost drivers and escalators », Ottawa, mars 2004.
71. Surface Transportation Policy Project, « Transportation and Biodiversity ».

différents des leurs. Dans ce contexte, il n'est guère surprenant qu'ils manifestent de l'agressivité, que ce soit dans leur conduite ou par des gestes d'intimidation, voire de menace. Dans la terminologie de la sociobiologie, « la compétition se produit lorsque deux individus ou plus tentent d'avoir accès à une ressource importante pour leur bien-être et dont la quantité est limitée, de sorte que son utilisation optimale par l'un des individus en restreint l'accès à l'autre. L'agressivité est un mécanisme directement associé à la compétition. Elle se manifeste lorsque l'un des individus en interaction est forcé de renoncer à une ressource importante pour son bien-être[72]. »

Robert Park, sociologue de l'École de Chicago au début du XXe siècle – soit longtemps avant la naissance de l'écologie et de la sociobiologie –, a étendu l'hypothèse de la compétition bien au-delà de la lutte pour l'accès à l'asphalte. Selon lui, « les gens se font concurrence pour le contrôle des parcs, des rues et de certains quartiers – et surtout pour le prestige que procure le fait d'habiter un quartier huppé ou d'exercer un métier prisé[73]. »

En raison de déplacements en automobile de plus en plus longs et nombreux, la conduite agressive est un problème social qui touche toutes les catégories d'individus ; on la retrouve aujourd'hui couramment chez les femmes également[74]. L'anonymat inhérent à la conduite automobile encourage ce type de comportement. Les routes sont plus congestionnées que jamais ; les gens sont pressés et s'impatientent quand quelqu'un leur obstrue le passage, conduit trop lentement ou change de voie sans signaler. L'augmentation de l'encombrement routier et le ralentissement de la circulation qui en résulte aggravent le problème, réduisant la tolérance des conducteurs. La rue est devenue une jungle où tout le monde se dispute l'espace. Cette compétition explique pourquoi certaines personnes autrement très affables, polies et respectueuses de l'ordre civique peuvent devenir très agressives derrière un volant.

On attribue à la conduite agressive les deux tiers des décès sur les autoroutes des États-Unis[75]. Même si la plupart des incidents n'aboutissent pas à des accusations au criminel, la situation est

72. Barash, *Sociobiology and Behavior*.
73. Macionis et Parillo, *Cities and Urban Life*.
74. Ferguson, « Road Rage ».
75. Duany *et al.*, *Suburban Nation*.

néanmoins inquiétante. Le comportement agressif issu de la compétition sur la route s'observe rarement entre deux piétons, qui ne risquent guère de se faire concurrence et ne peuvent s'enfuir aussi facilement. Même quand il y a foule et que les piétons doivent marcher coude à coude, la coopération est généralement de règle; ils se font confiance et s'entraident pour éviter une collision[76]. Selon Barbara Phillips, spécialiste en vie urbaine, des règles tacites régissent le comportement du piéton, et cette entente est le fondement de l'ordre public.

Il semble y avoir un lien direct entre la conduite agressive et l'étalement urbain: les zones métropolitaines où surviennent le plus grand nombre de décès attribuables à la conduite agressive sont toutes désignées comme des villes banlieues telles que Riverside-San Bernardino, Tampa-St.Petersburg, Phoenix, Orlando et Miami, qui n'offrent guère d'aménagements piétonniers et sont dépourvues d'un système de transport collectif adéquat[77]. Par contraste, la plupart des zones métropolitaines moins touchées par ce problème sont plus anciennes et leurs quartiers se caractérisent par le quadrillage des rues, la présence de trottoirs et un système de transport en commun plus élaboré. Leurs résidants peuvent donc compter sur d'autres modes de locomotion que l'automobile pour leurs déplacements.

Se rendre au travail: une expérience stressante

Selon le recensement de 2000, nos voisins du Sud passent en moyenne environ 26 minutes, deux fois par jour, à faire la navette entre le lieu de travail et la maison, ce qui représente une hausse depuis 1990 où les travailleurs prenaient 22 minutes pour se rendre et revenir du travail[78]; les trois quarts des navetteurs voyagent seuls, ce qui intensifie la circulation et contribue à la congestion routière. Le « High Mileage Moms Report », publié en 2002 par le Surface Transportation Policy Project, révèle qu'en 1995 l'automobiliste américain passait en moyenne 43 heures de plus au volant qu'en 1990. En 1995, l'Américain moyen passait 443 heures par

76. Phillips, *City Lights*.
77. Surface Transportation Policy Project, « Aggressive Driving ».
78. Pollard, « Going to Work ».

année au volant de son auto, ce qui représente 55 jours de travail de huit heures[79]. L'étalement urbain a accru à la fois la distance et le temps nécessaire pour se rendre au travail. Le rêve d'une maison unifamiliale en banlieue fait vivre le cauchemar de la congestion routière à ceux qui ont fait ce choix. Combien de gens ont décidé d'acheter une maison en banlieue après l'avoir visitée la fin de semaine, alors que la circulation était fluide, pour se rendre compte après leur déménagement que le trajet maison-travail était en fait beaucoup plus long que prévu ?

La circulation est devenue une source de stress, et la navette entre la maison et le travail ajoute à la fatigue de la journée de travail. Selon le magazine *Time*, l'automobiliste américain passe en moyenne six mois de sa vie à attendre le feu vert, et plus de cinq ans coincé dans la circulation.

Il a été démontré que le stress lié au trajet à parcourir pour se rendre au travail a des répercussions tant physiques que psychologiques[80]. En raison de l'imprévisibilité de la circulation, il devient difficile de prévoir l'heure d'arrivée au travail et à la maison ; la personne qui met une heure à faire le trajet qui lui a pris une demi-heure la veille a le sentiment de perdre le contrôle. Souvent, les parents rentrent à la maison trop épuisés pour préparer le repas ou passer du temps de qualité avec leurs enfants. En outre, les travailleurs qui se heurtent quotidiennement aux bouchons de circulation sont moins productifs et plus enclins à changer d'emploi[81].

Le rapport annuel sur le transport en milieu urbain publié par le Texas Transportation Institute fournit de l'information sur la congestion routière à l'échelle des États-Unis. Dans les 75 zones urbaines étudiées, le temps de retard annuel moyen par automobiliste est passé de sept heures en 1982 à 36 heures en 2001. Pour ces secteurs, les coûts reliés aux bouchons de circulation atteignaient 69,5 milliards de dollars, représentant 3,5 milliards d'heures de retard et une consommation de quelque 23 milliards de litres d'essence supplémentaires, ce qui constitue un coût moyen annuel

79. Surface Transportation Policy Project, « Transportation and Economic Prosperity ».
80. Koslowsky *et al.*, *Commuting Stress*.
81. Surface Transportation Policy Project, « Transportation and Economic Prosperity ».

de 520 dollars par personne[82]. Toujours selon ce rapport, les cinq villes présentant le plus haut degré de congestion routière étaient Los Angeles, Washington (D.C.), Miami, Chicago et San Francisco/Oakland. Dans plusieurs d'entre elles, les déplacements aux heures de pointe prenaient 50 % plus de temps que ceux effectués en périodes de circulation fluide.

Malheureusement, le temps consacré à l'automobile ne se limite pas aux heures passées au volant. Il y a trente ans, l'automobiliste américain y consacrait déjà en moyenne plus de 1500 heures par année – non seulement à s'y asseoir mais à travailler pour pouvoir la payer ainsi que l'essence, les pneus, les péages, les assurances, les contraventions et les taxes. Au total, cela représentait quatre heures par jour ; 80 % du temps passé sur la route était associé aux déplacements entre la maison, le travail et l'épicerie[83]. N'y a-t-il pas là de quoi remettre en question la théorie selon laquelle l'automobile nous rend libres ? La situation est semblable au Canada : bien que le transport en commun y soit plus développé que chez son voisin du Sud et le tissu urbain moins étalé, 4 personnes sur 5 utilisaient néanmoins l'automobile pour se rendre au travail en 2001[84].

La sous-utilisation des transports collectifs

Selon les données du recensement de 2000 aux États-Unis, un plus faible pourcentage de navetteurs ont utilisé les transports collectifs pour se rendre au travail cette année-là que dix ans auparavant : entre 1990 et 2000, ce pourcentage est passé de 5,3 à 4,7[85]. Dans plus de la moitié des États, moins de 2 % des gens recouraient encore au transport collectif en 2000[86]. Entre-temps, le développement domiciliaire s'est concentré dans les zones suburbaines où le système de transport collectif est souvent déficient. Par conséquent, plus de travailleurs se servent de leur automobile parce qu'ils n'ont pas d'autre choix. Non seulement n'existe-t-il pas de commerces à proximité mais il n'y a pas de transport collectif. Marcher pour se

82. Texas Transportation Institute, « 2003 Urban Mobility Study ».
83. Illich, *Énergie et équité*.
84. Jedwab, « Getting to Work in North America ».
85. Surface Transportation Policy Project, « Transportation Data ».
86. Pollard, « Going to Work ».

rendre à la gare ou à l'arrêt d'autobus contribuerait à accroître le degré d'activité physique. La majorité des gens interrogés ont dit ne pas utiliser le transport collectif parce qu'il n'existait pas pour leurs destinations et aux heures de leurs déplacements[87]. En fait, seulement 4 % des 6,4 millions de kilomètres de routes aux États-Unis sont desservies par les transports collectifs. À l'échelle du pays, moins de 2 % des déplacements se font par transport collectif; la ville de New York se distingue à ce chapitre, le transport collectif y étant utilisé pour le quart des déplacements quotidiens[88]. Les villes où un pourcentage plus élevé de gens recourent aux transports collectifs pour se rendre au travail se caractérisent par un développement plus compact et une mixité de fonctions; elles comptent également plus de résidants qui se rendent au travail à pied[89].

Les causes de cette sous-utilisation des transports collectifs sont multiples. Premièrement, bon nombre de ces services ont été acculés à la faillite par des fabricants automobiles visant à éliminer la compétition pour vendre plus de véhicules et augmenter leurs profits. Deuxièmement, la faible densité de population, qui est l'une des caractéristiques de l'étalement urbain, rend difficile le maintien d'un système de transport collectif efficace: il n'y a simplement pas assez d'usagers pour en faire une option viable, et les distances à parcourir sont trop longues. La viabilité du transport collectif est tributaire d'un modèle de développement axé sur une forte densité de population. En permettant l'étalement, les administrations municipales ont ainsi contribué à l'échec du transport collectif. Enfin, notre société où règne l'automobile a mis l'accent sur les subventions destinées aux infrastructures favorisant le transport individuel telles que des autoroutes, des rues larges et des stationnements, au détriment des investissements dans le système de transport collectif. Au cours des années 1990, aux États-Unis, le gouvernement fédéral a consacré presque quatre fois plus d'argent à la construction et l'entretien des autoroutes qu'au transport collectif[90]. Nous ne nous attardons pas souvent à réfléchir aux coûts

87. Surface Transportation Policy Project, « Transportation Data ».
88. Pucher, « Renaissance of Public Transport ».
89. Jedwab, « Getting to Work ».
90. Surface Transportation Policy Project, « Transportation Data ».

cachés de l'utilisation de l'automobile; mentionnons seulement que chez nos voisins du Sud, les subventions annuelles à l'aménagement de stationnements sont évaluées à 36 milliards de dollars[91].

Le problème ne se limite pas au transport entre la banlieue et le centre-ville. Le système de transport entre les villes nord-américaines est si inefficace et malcommode que seules les personnes qui n'ont pas d'auto y ont recours. Il m'est arrivé de prendre l'autobus de Fort Lauderdale aux Everglades, en Floride, ou plutôt d'essayer en vain de le faire. Comme je l'ai mentionné précédemment, je désirais explorer à pied des endroits intéressants de la Floride, en prenant l'autobus pour me rendre d'un lieu à l'autre. Or comme il n'y avait pas d'autobus pour me rendre directement aux Everglades, il m'a fallu attendre plusieurs heures pour en prendre un deuxième. Je me suis finalement retrouvée dans un terrain vague où les quelques résidants travaillant dans un restaurant m'ont convaincue de retourner d'où je venais car il était trop dangereux de circuler dans ces parages sans auto. Pire encore, le conducteur de l'autobus semblait considérer ses passagers comme des citoyens de deuxième ordre. Au bout du compte, ce fut là une expérience beaucoup plus difficile et épuisante que de voyager seule en Turquie de nuit, même pour une femme, ce que j'avais fait quelques années auparavant. Ce n'est pas tant que la Turquie soit un pays plus sûr (quoiqu'elle le soit probablement, à mon avis), mais son système élaboré de transport par autobus offre un environnement plus sécuritaire et de meilleure qualité à ses usagers.

Néanmoins, les transports collectifs ont connu une croissance rapide aux États-Unis entre 1995 et 2000, année où ils ont atteint leur plus haut niveau depuis 1959; la région de New York représentait la moitié de cette croissance[92]. Le réseau ferroviaire a connu une plus forte croissance que le transport par autobus, en partie grâce aux investissements massifs dans le développement de nouveaux systèmes ferroviaires au cours des deux dernières décennies. Le fait est, cependant, qu'une bonne partie de notre réseau ferroviaire est sous-utilisé, voire abandonné. Non loin de chez moi, par exemple, il y a une voie ferrée qui n'est utilisée que deux fois par jour par un train de marchandises; elle relie certaines banlieues au

91. Pollard, « Policy Prescriptions ».
92. Pucher, « Renaissance of Public Transport ».

centre-ville de Québec, ce qui représente une distance d'environ huit kilomètres. Comme elle n'est pas très achalandée, elle conviendrait parfaitement à un train de voyageurs transportant les banlieusards en ville, ce qui éviterait d'encombrer d'automobiles un centre-ville tricentenaire. Ainsi, les visiteurs ne vivraient plus le cauchemar de la recherche d'un stationnement dans les rues étroites du quartier, et les résidants pourraient plus facilement garer leur voiture, en plus de respirer un air plus sain. Malgré ses avantages évidents cependant, ce modèle de développement n'a toujours pas la faveur des décideurs.

Chapitre 8
Le déclin de la marche

La marche nous inculquerait une qualité que les jeunes trouvent très difficile à acquérir : la patience.

Edward Payson Weston

Les endroits favorables à la marche se font de plus en plus rares, et nous avons de moins en moins le temps de marcher. Résultat : notre perception de l'espace et du temps s'est modifiée, à tel point que la distance que nous sommes prêts à parcourir à pied rétrécit constamment. Le déclin de la marche est étroitement lié à la réduction de l'espace favorable à cette activité et du temps dont nous disposons, ou du moins croyons disposer. Vous rappelez-vous la dernière fois où vous avez marché huit kilomètres d'affilée, ailleurs que dans un parc ou une forêt au cours de vos vacances ? La majorité des gens ne le font jamais ; une marche aussi longue leur apparaît comme une pure perte de temps, et une expérience exténuante. Pourquoi marcher une telle distance, alors que nous pouvons nous rendre à destination beaucoup plus rapidement en automobile ?

Et pourtant, le but de la marche n'est pas uniquement de se rendre à destination. C'est également une bonne façon de faire de l'exercice et de prendre contact avec l'environnement physique et social. Si le principal objectif est de parvenir plus vite à destination, comment se fait-il que nous ayons moins de temps libre que jamais ? L'automobile accélère la cadence de la vie ; chose étrange, cependant, elle n'accroît pas notre temps de loisirs. Elle nous rend à la fois plus agités et plus fatigués. Le fait de moins marcher a même modifié notre apparence physique : le corps humain acquiert peu à peu la forme d'une poire, et ses muscles s'atrophient.

Bien qu'elle constitue l'exercice physique le plus courant chez les Nord-Américains adultes, la marche régresse constamment. Selon les données de 1998 du Behavioral Risk Factor Surveillance System, aux États-Unis, seulement 38,6 % des adultes marchaient pour faire de l'exercice et de ce nombre, moins de 40 % atteignaient le minimum de temps d'activité physique recommandé (soit un minimum de 150 minutes de marche par semaine)[1].

Le nombre de déplacements effectués à pied a diminué de 42 % au cours des vingt dernières années chez nos voisins du Sud, même si plus du quart de leurs trajets quotidiens pourraient facilement être parcourus à pied – se situant en deçà de 1,6 km. (Au total, 123 millions de déplacements pourraient donc se faire à pied plutôt qu'en automobile.) Aujourd'hui, 9 % des déplacements se font à pied et seulement 1 % à vélo. Ce déclin est en grande partie attribuable à la conception des quartiers, où il n'est ni sûr ni commode de marcher[2]. Construits pour la plupart après les années 1950, ils se caractérisent par leurs habitations espacées, la prépondérance des rues curvilignes et des culs-de-sac, des rues larges, l'absence de trottoirs et de destinations accessibles à pied. Même la marche autour du pâté de maisons n'a plus de sens dans un environnement où se multiplient les impasses. Marcher dans une rue sans issue donne l'impression de violer l'intimité de ses résidants.

La proportion de gens qui se rendent à pied au travail décroît rapidement. Selon le *Mean Streets Report* de 2002, les déplacements effectués à pied ont diminué de 26 % entre 1990 et 2000 chez nos voisins du Sud[3]. En 1990, près de 4,5 millions d'entre eux marchaient pour se rendre au travail, alors qu'en 2000, ce nombre n'atteignait que 3,8 millions. Une étude effectuée pour l'organisme Smart Growth America a révélé que le degré d'étalement était le premier facteur en cause : le pourcentage de gens se rendant à pied au travail était plus élevé du tiers dans les quartiers plus denses,

---

1. Rafferty *et al.*, « Physical Activity Patterns Among Walkers ».
2. McCann et DeLille, « Mean Streets 2000 ».
3. Ernst et McCann, « Mean Streets 2002 ».

comparativement à celui des quartiers plus étalés[4]. À Charlotte, en Caroline du Nord, les gens qui marchent pour aller travailler sont moins nombreux que dans toutes les autres zones métropolitaines de plus d'un million d'habitants ; c'est également dans cette ville qu'on retrouve le plus haut taux d'obésité en Amérique du Nord[5]. Les villes de Détroit, Dallas et Houston font également piètre figure à ce chapitre, avec moins de 2 % des résidants qui se rendent à pied au travail ; à l'autre extrémité du spectre, dans les zones métropolitaines plus compactes de New York, San Francisco et Boston, plus de 5 % des résidants le font[6]. Dans plusieurs villes canadiennes, dont Montréal, Ottawa et Vancouver, ce pourcentage est encore plus élevé. Malgré tout, la part modale de la marche comme moyen de transport a tendance à diminuer : dans la grande région de Montréal, elle est passée de 14,6 % en 1987 à 10,7 % en 2003, d'après les données des enquêtes Origine-Destination qui y sont menées tous les cinq ans.

L'influence de l'environnement sur la pratique de la marche

Dans les banlieues récentes, bon nombre de gens ne peuvent se rendre nulle part à pied, tellement les destinations à atteindre sont éloignées de leur domicile. Pour beaucoup d'autres, la marche apparaît comme une activité dangereuse en raison d'un environnement hostile marqué par la criminalité, la circulation intense, le bruit ou un paysage morne. Le seul moyen de marcher qui s'offre alors à eux est de s'y adonner comme activité récréative, loin de chez eux.

Sans doute parce que jusqu'à tout récemment, presque personne ne prêtait attention à la marche en tant qu'activité physique salutaire, la connaissance des facteurs environnementaux qui influent sur sa pratique est encore limitée. D'après des chercheurs australiens qui ont analysé la documentation sur la question en 2004, les facteurs associés à la marche en tant qu'exercice physique diffèrent de ceux qui influencent la marche utilitaire[7].

4. Ewing *et al.*, « Measuring Sprawl and Its Impact ».
5. Moore, « City, Suburban Designs ».
6. Jedwab, « Getting to Work ».
7. Owen *et al.*, « Understanding Environmental Influences on Walking ».

Non seulement les rues curvilignes augmentent-elles la distance entre deux points, mais elles n'offrent guère de choix de parcours aux automobilistes, pas plus qu'aux piétons ni aux cyclistes, contribuant ainsi à la congestion routière. D'après Andres Duany et ses collègues, « L'abus de courbes et de culs-de-sac est aussi insensé que de circuler en véhicule tout-terrain en ville. [...] Mais cela pose un problème plus grave : les courbes incessantes ont aussi pour effet de nous désorienter[8]. »

La sécurité est également un aspect important. En analysant des données du Behavioral Risk Factor Surveillance System de 1996 pour le Maryland, le Montana, l'Ohio, la Pennsylvanie et la Virginie, le CDC a constaté que les gens qui perçoivent leur quartier comme dangereux ont davantage tendance à être physiquement inactifs. Les taux d'activité physique étaient deux fois plus élevés chez les adultes qui considèrent leur quartier comme un endroit sûr[9].

Il existe en outre une relation entre l'âge d'une habitation et la pratique de la marche chez les Américains adultes. Ceux qui habitent des maisons construites avant 1946 et entre 1946 et 1973 sont plus enclins à marcher (1,6 km et plus, au moins 20 fois par mois) que les résidants d'habitations construites après 1973, ce qui laisse entendre que l'environnement influe sur la pratique de la marche. (On n'a par ailleurs relevé aucun lien entre l'âge de l'habitation et la pratique d'activités de loisir telles que le *jogging* ou la course.) Cette relation a été observée dans les comtés urbains et suburbains mais non dans les comtés ruraux. Dans les quartiers plus anciens, en raison d'une occupation plus dense du territoire, les destinations ne sont pas inaccessibles aux marcheurs comme dans les nouveaux complexes domiciliaires[10]. Selon les résultats d'enquêtes dont fait état la National Bicycling and Walking Study (1992), faire ses emplettes à pied représentait une activité importante pour les répondants qui avaient l'habitude de marcher, et la distance était la principale raison invoquée pour ne pas le faire plus souvent. Cependant, lorsqu'on a examiné le comportement – plutôt que les motifs – des gens dans 16 villes des États-Unis, la densité de population est apparue comme un facteur plus important que la

8. Duany *et al.*, *Suburban Nation*, p. 34.
9. Centers for Disease Control and Prevention, « Neighborhood Safety ».
10. Berrigan et Troiano, « Urban Form and Physical Activity ».

distance: le taux de marche augmentait proportionnellement à la densité de population[11]. Cela est sans doute dû au fait que plus un quartier est densément peuplé, plus les services et autres destinations accessibles à pied sont concentrés, ce qui multiplie les raisons d'explorer son milieu à pied.

Certaines caractéristiques du quartier comme les trottoirs, un paysage agréable, une circulation piétonne dense et un relief accidenté, incitent à l'activité physique: quand elles sont présentes, les rues environnantes sont le lieu de marche le plus courant[12]. À Perth, en Australie, les rues sont les lieux privilégiés des marcheurs. Là encore, l'accès à des espaces publics agréables ainsi que la présence de trottoirs et de commerces accessibles à pied incitent à recourir à la marche comme moyen de locomotion[13, 14]. En dépit de la popularité de la marche chez les Australiens adultes – dont 72 % ont dit avoir utilisé la marche comme moyen de transport et 68,5 % comme activité récréative au cours des deux semaines précédant l'enquête –, seul un faible pourcentage d'entre eux atteignait la fréquence recommandée dans ce pays, qui est de 180 minutes ou plus par semaine; ceux qui atteignaient ce seuil avaient un meilleur accès à des espaces de plein air dans leur quartier[15]. Les Australiens qui mentionnent que leur environnement laisse à désirer sur le plan esthétique ont moins tendance à s'adonner à la marche pour faire de l'exercice ou pour des fins récréatives. Les compagnons du marcheur – humains ou animaux – sont également d'importants facteurs associés à la marche comme activité physique[16].

Selon le Missouri Cardiovascular Disease Survey, mené en 1999 et 2000, il y aurait un lien entre un environnement dénué d'installations de plein air et perçu comme désagréable et dangereux – en raison de la circulation intense et de la criminalité – et l'embonpoint chez les adultes; les résidants adultes de tels quartiers étaient une fois et demie plus à risque de souffrir d'embonpoint que ceux des

11. U.S. Department of Transportation, « National Bicycling and Walking Study ».
12. Brownson *et al.*, « Determinants of Physical Activity ».
13. Giles-Corti et Donovan, « Determinants of Physical Activity ».
14. Giles-Corti et Donovan, « Socioeconomic Status Differences ».
15. Giles-Corti et Donovan, « Correlates of Walking ».
16. Ball, « Perceived Environmental Aesthetics ».

quartiers mieux pourvus, en tenant compte de divers autres facteurs. Selon les auteurs de cette étude, il est rare que des changements comportementaux susceptibles d'améliorer la santé d'une population se produisent sans changements d'ordre environnemental[17]. En Australie, on a observé un lien entre l'embonpoint et le fait de vivre en bordure d'une autoroute ou d'une rue dépourvue de trottoirs, ou munie d'un trottoir sur un seul côté, ainsi que l'absence de sentiers pédestres ou de voies cyclables à proximité[18].

L'influence de l'environnement sur la pratique de la marche a été observée au Canada également. On a établi un lien entre un ensemble de caractéristiques du quartier (tels les dangers associés à la circulation automobile et à la criminalité, le nombre de destinations et leur diversité, la dynamique sociale et la présence de parcours favorables à la marche) et le fait de se rendre à pied au travail, et ce, quel que soit le degré d'urbanisation. Ces résultats plaident en faveur d'un concept traditionnel de design en développement urbain[19]. Densité, diversité et design peuvent contribuer à réduire la circulation automobile et favoriser ainsi la pratique de la marche et du vélo.

La *Transportation Demand Management Encyclopedia*, que publie le Victoria Transport Policy Institute, en Colombie-Britannique (disponible sur le site Internet de l'organisme à www.vtpi.org/tdm/index.php), analyse l'influence du type d'aménagement du territoire sur les transports et relève des moyens d'améliorer cet aménagement et de favoriser les modes de locomotion non motorisés. Dans les quartiers dotés d'une mixité des usages, où les rues s'entrecroisent et sont munies de dispositifs d'atténuation de la vitesse tels que les dos d'âne, les passages piétons surélevés et les ronds-points, non seulement les résidants utilisent moins leur automobile mais ils sont plus enclins à recourir aux moyens de transports actifs comme les transports collectifs, la marche et le vélo. On a également observé un lien entre la proportion du territoire occupé par les stationnements et les habitudes de locomotion des gens : un grand nombre de stationnements peu dispendieux favorise l'automobile au détriment de la marche et des transports collectifs[20].

---

17. Catlin *et al.*, « Factors Associated with Overweight ».
18. Giles-Corti *et al.*, « Factors Associated with Overweight ».
19. Craig *et al.*, « Effect of the Environment on Physical Activity ».
20. Victoria Transport Policy Institute, *Transportation Demand Management Encyclopedia*.

La régression de la marche chez les enfants

En 1995, seulement 10 % des enfants américains se rendaient à l'école à pied, comparativement à 50 % en 1969[21]. Aujourd'hui, presque la moitié des enfants de cinq à neuf ans vont à l'école en auto. Dans les quartiers récents, les enfants ont moins tendance à marcher pour aller à l'école. Les écoles situées à la périphérie des quartiers résidentiels sont de plus en plus isolées de la communauté qu'elles desservent, ce qui contribue aux embouteillages lorsque les parents vont y reconduire ou chercher leurs enfants[22].

L'autobus scolaire jaune fait partie du paysage nord-américain depuis plusieurs décennies. De nos jours, les enfants sont transportés sur de longues distances vers des écoles plus grandes qui ressemblent souvent à des entrepôts. Au moins, ce mode de transport est considéré comme sûr : schoolbusinfo.org fait état des décès de seulement 25 piétons et huit passagers d'autobus scolaires en 2000 aux États-Unis. Au total, lors du transport par autobus scolaire, 5500 passagers et 500 piétons subissent des blessures chaque année[23]. Il n'en

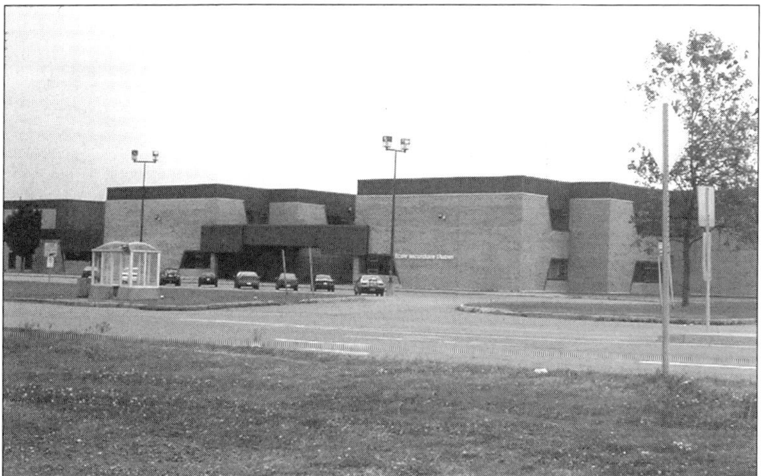

Une école secondaire moderne, isolée des zones résidentielles, pauvre en fenêtres et ressemblant à un entrepôt. Il n'est pas facile pour les élèves de s'y rendre à pied.

21. Ernst et McCann, « Mean Streets 2002 ».
22. McCann et DeLille, « Mean Streets 2000 ».
23. Transportation Research Board, « Risks of School Travel ».

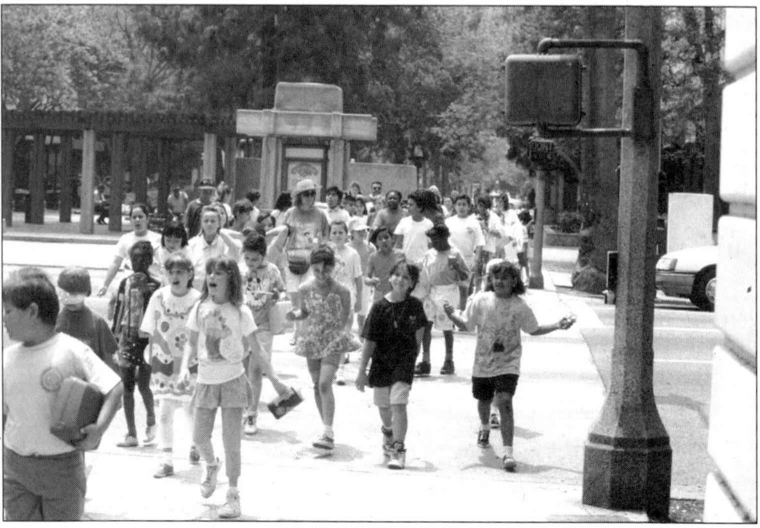

Source: Project for Public Spaces, 2005.

Les enfants prennent plaisir à marcher, mais la plupart d'entre eux sont maintenant privés de ce moyen simple et direct d'explorer leur monde extérieur.

demeure pas moins que les enfants qui voyagent en autobus n'ont pas l'occasion de dépenser leur surplus d'énergie avant d'entrer en classe. Un long trajet peut être fatigant psychologiquement, sinon physiquement. Le mode de vie sédentaire imposé à des enfants en bas âge peut conduire à l'hyperactivité. Il y a quelques décennies seulement, les enfants devaient souvent marcher presque un kilomètre pour se rendre à l'école, quatre fois par jour quand ils retournaient à la maison pour dîner. Il y avait alors moins d'enfants agités. En outre, le transport scolaire n'est pas gratuit : il coûte annuellement plus de 400 $ par écolier, une dépense dont on ne tient pas toujours compte lorsqu'on décide du lieu et de la taille des nouvelles écoles[24].

Lors d'une enquête de HealthStyles menée en 1999 auprès d'un échantillon représentatif de la population américaine, seulement 16 % des répondants ont mentionné qu'aucun obstacle n'empêchait leurs enfants de se rendre à l'école à pied ou en vélo. Au nombre des empêchements signalés se trouvaient, par ordre décroissant, la distance, les dangers de la circulation, des conditions climatiques

24. Duany *et al.*, *Suburban Nation.*

défavorables, la criminalité et une politique scolaire adverse. Parmi ces raisons invoquées, les dangers de la circulation empêchaient quelque 40 % des enfants de se rendre à l'école à pied ou en vélo. Seulement 19 % des enfants y marchaient et 6 % s'y rendaient en vélo; ces pourcentages étaient similaires chez les enfants des niveaux primaire et secondaire. Bon nombre d'enfants n'allaient pas à l'école à pied même si celle-ci n'était pas très éloignée : seulement 31 % des enfants qui habitaient à moins de 1,6 km de l'école s'y rendaient à pied. Cependant, quand aucun obstacle ne les en empêchait, les enfants étaient six fois plus portés à y aller à pied ou en vélo que ceux qui mentionnaient la présence d'un ou de plusieurs obstacles[25].

La crainte des dangers de la circulation amène les parents à conduire leurs enfants à l'école, ce qui accroît les risques pour les écoliers qui s'y rendent à pied en augmentant le nombre de véhicules sur la route. Selon les données transmises lors d'ateliers sur un environnement convivial (*Walkability Workshops*) tenus à Washington (D.C.) en juin 2003, de 20 à 25 % de la circulation matinale serait attribuable à l'habitude des parents de conduire leurs enfants à l'école.

Selon les résultats d'une enquête effectuée en 2000 par l'organisme Georgia Asthma, dans l'État de la Géorgie, moins de 19 % des enfants d'âge scolaire demeurant à moins de 1,6 km de l'école s'y rendaient à pied la plupart des jours de la semaine, même si cela représente une belle occasion de faire de l'exercice[26]. L'un des objectifs nationaux pour 2010 aux États-Unis consiste à accroître de 50 % la proportion d'enfants se rendant à l'école à pied, parmi ceux qui habitent à moins de 1,6 km. Il importe de noter qu'entre 1991 et 2000, le taux d'obésité a plus que doublé en Géorgie, qui se situe au trente-neuvième rang des États américains quant au volume d'activité physique des enfants d'âge scolaire.

Le déclin de la marche chez les enfants est devenu un problème mondial. Dans les villes australiennes de Melbourne, Perth et Auckland, par exemple, les déplacements des enfants se caractérisent

---

25. Centers for Disease Control and Prevention, « Children Walking and Biking ».
26. Centers for Disease Control and Prevention, « School Transportation Modes ».

par l'emploi intensif de l'automobile, une faible utilisation du vélo et une régression marquée de la marche[27]. Dans l'ensemble des villes australiennes, bien que les conditions climatiques soient généralement favorables, plus du tiers des enfants marchent moins de cinq minutes par jour. En Grande-Bretagne, la proportion d'enfants se rendant seuls à pied à l'école a diminué de façon spectaculaire, passant de 80 % en 1971 à 9 % en 1990 ; cette baisse est en partie attribuable à la crainte des dangers de la circulation, ce qui illustre là encore l'effet dissuasif de tels obstacles et la perte d'un environnement favorable au transport actif[28].

Quelle que soit leur destination, les enfants ont moins tendance à marcher qu'avant : 70 % de leurs déplacements se font aujourd'hui sur la banquette d'une automobile. La diminution des blessures subies par les jeunes piétons s'est produite au détriment de leur mobilité : moins d'enfants sont blessés lors d'accidents de la route parce qu'un moins grand nombre d'entre eux s'exposent à la circulation comme piétons. Nous empêchons nos enfants de marcher pour leur sécurité, ce qui les rend plus dépendants envers les adultes pour leurs déplacements et les condamne très jeunes à une vie sédentaire. Ils ne peuvent aller à l'école, au magasin, au terrain de jeux ou chez leurs amis par leurs propres moyens. Souvent, on leur défend même de faire du vélo parce que c'est trop dangereux.

Comme ils n'ont pas l'occasion de marcher seuls, bon nombre d'enfants ne peuvent pas explorer leur environnement et développer ainsi leur indépendance. N'étant pas exposés à la diversité humaine, ils n'ont guère la chance de comprendre ceux qui ne partagent pas leurs habitudes, leurs valeurs ou leur milieu social. Ils deviennent ainsi captifs de leur milieu, physiquement et psychiquement. La perte d'autonomie qui en résulte alourdit la tâche des parents. De plus, ce mode de vie sédentaire a des répercussions directes sur leur santé et leur socialisation.

Une étude menée en Suisse auprès d'un groupe d'enfants de cinq ans a permis d'analyser l'effet du milieu de vie sur le développement de l'enfant. Dans les quartiers où la circulation automobile est intense, les enfants avaient moins de liberté de mouvement et jouaient moins dehors sans surveillance. Les occasions de se livrer

27. Roberts *et al.*, « Exposure of Children to Traffic ».
28. Litman, « Economic Value of Walkability ».

à leurs propres activités et d'avoir des contacts avec les autres enfants s'en trouvaient ainsi réduites; même s'ils fréquentaient un terrain de jeux public, ils avaient moins de camarades de jeux. De plus, leurs habiletés motrices étaient inférieures à celles des enfants de quartiers plus sûrs, qui pouvaient jouer dehors sans surveillance et passaient beaucoup plus de temps à jouer à l'extérieur. Dans les quartiers à circulation dense, la nécessité d'accompagner les enfants quand ils s'amusaient dehors alourdissait la tâche des parents[29].

L'insuffisance des fonds publics pour promouvoir la marche

Le déclin de la marche n'est guère étonnant, compte tenu de la pénurie d'infrastructures pour les piétons dans plusieurs villes. Les sommes destinées à ces infrastructures et aux programmes de prévention sont infimes comparativement à celles qu'on alloue à la construction et à l'entretien des routes ainsi qu'au service routier. Aux États-Unis, moins de 1 % du budget fédéral destiné au transport sert à assurer un environnement favorable à la marche. Selon le Surface Transportation Policy Project, aucun État ne consacre plus de 2,7 % de l'aide fédérale à l'aménagement de trottoirs, passages piétons, dispositifs visant à ralentir la circulation ou sentiers à usage multiple, ou encore à des programmes de prévention à l'intention des cyclistes et des piétons. Le Texas, la Virginie-Occidentale, la Caroline du Sud et la Pennsylvanie n'y allouent pratiquement aucun argent[30]. À l'échelle des États-Unis, le budget consacré aux infrastructures piétonnières équivaut à 0,87 $ par habitant, alors que le montant annuel moyen destiné aux routes et aux ponts s'élève à plus de 50 $ par personne. À Dallas/Fort Worth, entre 1998 et 2001, le budget moyen alloué aux infrastructures piétonnières n'était que de 0,13 $ par habitant, en dépit du taux élevé d'accidents mortels de la route dans cette zone. À San Antonio, où le taux d'obésité est alarmant – un problème que pourrait contribuer à résoudre la promotion de moyens de transport non motorisés –, les sommes consacrées aux infrastructures piétonnières ne représentaient que 0,12 $ par habitant. Les États n'ont

29. Huttenmoser, « Children and Their Living Surroundings ».
30. Ernst et McCann, « Mean Streets 2002 ».

même pas utilisé tous les fonds accordés dans le cadre du Transportation Enhancement Program pour différents projets tels que des pistes cyclables, des sentiers pédestres et des trottoirs, ratant l'occasion de consacrer 700 millions de dollars à des projets de cette nature.

CHAPITRE 9

Le défi du vélo

Chaque fois que je vois un adulte à vélo,
je ne désespère plus de l'avenir de l'humanité.

H. G. WELLS

LA MARCHE N'EST PAS LE SEUL MODE DE LOCOMOTION à subir les conséquences de l'aménagement des villes et de l'omniprésence de l'automobile. La pratique du vélo est encore plus touchée,. car cyclistes et automobilistes doivent se partager le même espace, bien qu'ils ne roulent pas à la même vitesse et que les premiers ne bénéficient pas de la même protection lors d'un accident. Les rues sont moins sûres qu'auparavant pour les cyclistes, en raison de l'intensification de la circulation et de l'augmentation de la vitesse ainsi que d'un accès encore très limité à des voies réservées et à des pistes cyclables. En maints endroits, les parents trouvent dorénavant trop dangereux de laisser leurs enfants aller à l'école à vélo.

Le port du casque: une question épineuse

L'attention accordée au port du casque protecteur relègue à l'arrière-plan la question du manque d'infrastructures cyclables, laissant croire que la responsabilité en matière de sécurité incombe principalement aux cyclistes. En Amérique du Nord, les campagnes de sécurité mettent l'accent sur le port du casque, reflétant la confusion entre la réduction du nombre d'accidents mortels et la diminution du danger. Ce n'est pas la réticence à porter le casque qui a fait du vélo un mode de transport périlleux, et bien que le casque diminue bel et bien la gravité des blessures, il ne fait pas de la route un lieu plus sûr. Pour ma part, j'ai connu un cycliste adulte qui a perdu la vie lors d'un accident, même s'il portait un casque protecteur. Les accidents mortels sont plus souvent dus à des collisions avec des véhicules motorisés qu'à des chutes. Les routes seraient certes moins menaçantes pour les cyclistes s'il y avait moins d'automobiles en circulation, si les automobilistes roulaient moins vite et s'il existait plus de voies réservées aux vélos.

Le port du casque protecteur est une question fort controversée qui soulève beaucoup de passion. Les études tentant d'établir un lien entre le casque et la diminution des blessures sont encore peu concluantes. De plus, il a été démontré que d'autres modes de transport présentent des taux de traumatismes crâniens plus élevés lors de collisions. En Grande-Bretagne, par exemple, 40,5 % des personnes qui ont perdu la vie par suite de traumatismes crâniens entre 1987 et 1991 étaient des passagers d'automobiles, 39 % des piétons, 12 % des motocyclistes et 8,5 % des cyclistes[1].

Il semble même que le port obligatoire du casque – comme en Australie, par exemple – dissuade certains de faire du vélo, annulant ainsi les effets bénéfiques de ce moyen de protection en réduisant le nombre de cyclistes sur la route[2, 3]. Des études ont montré que le port obligatoire du casque a diminué de 15 à 20 % le nombre d'admissions dans les hôpitaux australiens ; cependant, la pratique du vélo a chuté de 35 % au cours de la même période. Dix ans plus tard, le taux de cyclisme en Australie occidentale était encore de 5 à 20 % inférieur au taux observé avant l'introduction de cette loi[4].

Le fait de mettre l'accent sur le port du casque protecteur donne l'impression que la pratique du vélo est plus dangereuse que la conduite d'une auto ou la marche, ce qui détourne les gens de ce mode de transport. Il relègue également à l'arrière-plan l'importance pour les cyclistes de se conformer au code de la route et la promotion d'un environnement routier plus sûr. Considérer le port du

1. Franklin, « Effectiveness of Cycle Helmets ».
2. Robinson, « Bicycle Helmet Laws ».
3. Franklin, « Effectiveness of Cycle Helmets ».
4. Wardlaw, « Lessons for a Better Cycling Future ».

casque comme une solution au problème de la sécurité des cyclistes équivaut à prôner l'utilisation d'un masque à oxygène pour se protéger de la pollution atmosphérique causée par la circulation automobile: loin de résoudre le problème à la source, cela n'est qu'un palliatif destiné à protéger les victimes – et peut-être aussi les compagnies d'assurances. Là encore, le problème est d'ordre environnemental.

Est-il vraiment dangereux de faire du vélo ?

Quoi qu'il en soit, la pratique du vélo n'est pas aussi dangereuse qu'on le croit. Beaucoup plus de piétons que de cyclistes sont victimes d'accidents mortels. En 1996, aux États-Unis, 761 cyclistes ont perdu la vie, mais sept fois plus de piétons ont été tués sur la route[5]. Selon des statistiques du CDC pour 1992, comparativement aux cyclistes, 50 fois plus de personnes perdent la vie en automobile ou en traversant la rue à pied, 40 fois plus se suicident, 30 fois plus sont assassinées, 15 fois plus meurent à la suite d'une chute, 9 fois plus succombent à un empoisonnement, 6 fois plus meurent de brûlures et 5 fois plus se noient. Alors que plus de 90 % de tous les décès de cyclistes sont attribuables à des collisions avec des véhicules automobiles, le même pourcentage de toutes les blessures subies sont dues à d'autres causes moins graves[6]. Dans son rapport de 1996 intitulé « Pedalling Health », Ian Roberts note que moins de 0,5 % des blessures subies par les cyclistes sont graves comparativement à presque 3 % pour ce qui est des piétons; lors d'accidents, les cyclistes sont en général moins grièvement blessés que les autres utilisateurs de la route[7].

Le vélo est un mode de transport écologique et sain: il ne cause pas de pollution, n'utilise pas de ressources non renouvelables, ne requiert pas l'asphaltage d'énormes portions du territoire, ne cause pas d'embouteillage et n'endommage pas les routes; quant à ses effets bénéfiques sur la santé, ils sont bien connus et l'emportent

5. Commission économique des Nations unies pour l'Europe, Statistiques de la circulation routière en Europe et en Amérique du Nord, Nations Unies, Genève, 1998.
6. Kifer, « Is Cycling Dangerous ? ».
7. Roberts *et al.*, « Pedalling Health ».

largement sur les risques de blessures. Faire du vélo une demi-heure par jour brûle de 120 à 150 calories, constituant ainsi un bon moyen de contrôler son poids. Bien qu'ils ne soient pas à l'abri d'accidents de la route, les cyclistes mettent rarement en péril la vie des piétons et des autres cyclistes. S'il n'y avait pas autant de véhicules automobiles sur la route, le vélo serait un mode de transport très sûr. Le risque de blessures requérant une hospitalisation auquel s'expose le cycliste est largement inférieur à celui que présente la pratique du football, du squash, du basket-ball et du soccer, par exemple[8]. En outre, l'adepte du vélo est moins sujet aux blessures articulaires que le joggeur. Et plus il y a de cyclistes sur la route, plus faire du vélo dans la circulation est sûr[9, 10]. Par ailleurs, la pratique du vélo comme mode de transport contribuerait à assainir l'atmosphère et à diminuer la prévalence de problèmes respiratoires liés à la pollution atmosphérique causée par la circulation automobile. Le cyclisme utilitaire aiderait aussi à réduire la congestion routière. Compte tenu du fait que près de la moitié des trajets quotidiens comptent moins de 5 km, le fait de les parcourir à vélo

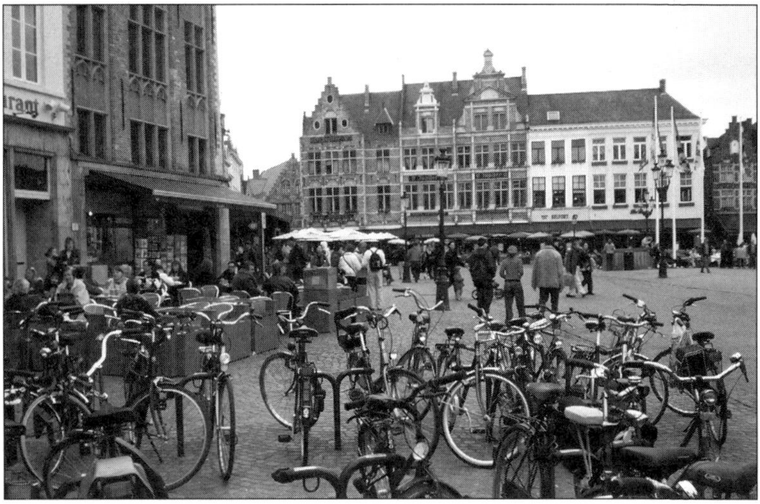

En plus d'être des lieux sûrs pour s'adonner à diverses activités, les pistes cyclables fournissent aux citadins un précieux contact avec la nature.

8. *Ibid.*
9. Clark, « Cycle Fit ».
10. Wardlaw, « Lessons for a Better Cycling Future ».

libérerait non seulement les routes mais également les sept huitièmes de l'espace réservé au stationnement[11].

L'exemple d'autres pays

Une étude menée par des chercheurs de l'Université Rutgers, au New Jersey, a permis de comparer la pratique de la marche et du cyclisme aux États-Unis et dans deux pays européens où ces activités sont beaucoup plus répandues[12]. En Allemagne et aux Pays-Bas où, respectivement, au moins le tiers et presque la moitié des déplacements en zone urbaine ont été effectués à pied ou à vélo en 1995, le nombre de piétons et de cyclistes tués ou blessés, tant par déplacement que par kilomètre, était inférieur à celui observé aux États-Unis. Au cours des 25 dernières années, on a réduit de manière spectaculaire dans ces deux pays le nombre de piétons et de cyclistes tués en mettant en œuvre un large éventail de politiques visant à améliorer la sécurité, et en encourageant un développement urbain à l'échelle humaine. C'est ainsi qu'entre 1975 et 2001, les décès de cyclistes ont diminué de 64 % en Allemagne – et ce malgré l'essor du cyclisme – et de 57 % aux Pays-Bas.

Par contraste, aux États-Unis, le déclin – moins marqué – du taux de mortalité chez les cyclistes était dû à une nette régression de la pratique de la marche et du vélo. Parmi les politiques adoptées par les deux pays européens étudiés, on retrouve l'amélioration des infrastructures tant pour les piétons que pour les cyclistes, l'atténuation de la circulation dans les quartiers résidentiels, un aménagement urbain sensible aux besoins des gens non motorisés, des restrictions à l'usage de véhicules motorisés en ville, des programmes d'information sur les règlements de la circulation à l'intention de tous les usagers de la route ainsi qu'une stricte application des règlements de la circulation destinés à protéger piétons et cyclistes. La ville de York, en Grande-Bretagne, compte l'un des plus importants réseaux pédestres et cyclables en Europe ; grâce à la promotion de modes de transport sains et des restrictions à la circulation automobile, on y

11. Holtz Kay, *Asphalt Nation*.
12. Pucher et Dijkstra, « Safe Walking and Cycling ».

a réduit les accidents mortels chez les piétons et les cyclistes à un nombre nettement inférieur à celui de la moyenne nationale[13].

La situation observée au Canada montre bien que l'essor du vélo ne se limite pas au vieux continent : les études comparatives de John Pucher indiquent qu'en dépit d'un climat plus froid, les Canadiens font trois fois plus de trajets à vélo par habitant que les Américains, en partie à cause d'une plus forte densité urbaine et d'une plus grande mixité des usages[14, 15]. Si les grandes villes comme Vancouver, Victoria, Ottawa et Montréal sont les principales concernées, de petites villes universitaires comme Saskatoon et Kingston se caractérisent également par un plus grand usage du vélo pour les déplacements utilitaires[16, 17].

Les Néerlandais et les Allemands âgés de 75 ans ou plus effectuent presque la moitié de leurs déplacements à pied ou à vélo, comparativement à seulement 6 % chez les Américains de 65 ans et plus. Cela leur permet de bénéficier d'un exercice salutaire, en plus de conserver un degré de mobilité et d'indépendance qui rehausse leur qualité de vie[18]. Aux États-Unis, ce sont encore surtout les enfants et les jeunes hommes qui font du vélo. Parcourir une centaine de kilomètres par semaine à vélo à partir de l'âge de 35 ans accroîtrait de deux ans l'espérance de vie[19].

Pour ma part, je loue un vélo chaque fois que je vais en Europe – en France, Allemagne, Belgique, Grèce ou aux Pays-Bas. Comme la marche et le vélo y sont beaucoup plus courants, on se sent beaucoup plus en sécurité quand on s'adonne à ces activités. Les villes européennes sont plus denses, ce qui réduit les distances à

13. Clark, « Cycle Fit ».
14. Pucher et Buehler, « Cycling in Canada and the United States : Why Canadians are so far ahead », *Plan Canada* 2007, vol. 47, p. 13-17.
15. Pucher et Buehler, « Why Canadians cycle more than Americans : A comparative analysis of bicycling trends and policies », *Transport Policy* 2006, vol. 13, p. 265-279.
16. Pucher et Buehler, « Cycling trends & policies in Canadian cities », *World Transport Policy & Practice* 2005, vol. 11, p. 3-61.
17. Winters *et al.*, « Utilitarian bicycling. A multilevel analysis of climate and personal influences ». *American Journal of Preventive Medicine* 2007 ; vol. 32, p. 52-58.
18. Pucher et Dijkstra, « Safe Walking and Cycling ».
19. Clark, « Cycle Fit ».

parcourir pour se rendre à destination et favorise les déplacements à bicyclette. J'ai également fait du vélo en toute sécurité à Cuba, où la circulation automobile n'est pas menaçante. C'est d'ailleurs l'une des meilleures façons de visiter un pays. Le vélo permet de parcourir une distance relativement grande tout en prenant contact avec son environnement, de humer les odeurs du pays, de s'arrêter pour rencontrer les gens, de se reposer au besoin, et d'éviter de rester coincé dans un bouchon de circulation. Je ne me suis jamais sentie en danger à faire du vélo dans tous ces pays car cela fait partie de leur culture; tellement de cyclistes roulent sur leurs routes que les automobilistes sont contraints de leur prêter attention. Dans mon pays, au contraire, je me sens souvent en péril quand je roule à vélo, tout particulièrement dans les villes.

La place du cyclisme utilitaire

Près de la moitié des déplacements des Américains ne dépassent pas cinq kilomètres; s'ils étaient effectués à vélo, cela réduirait tout à la fois la circulation, la pollution atmosphérique et le besoin de stationnements, tout en procurant une belle occasion de faire de

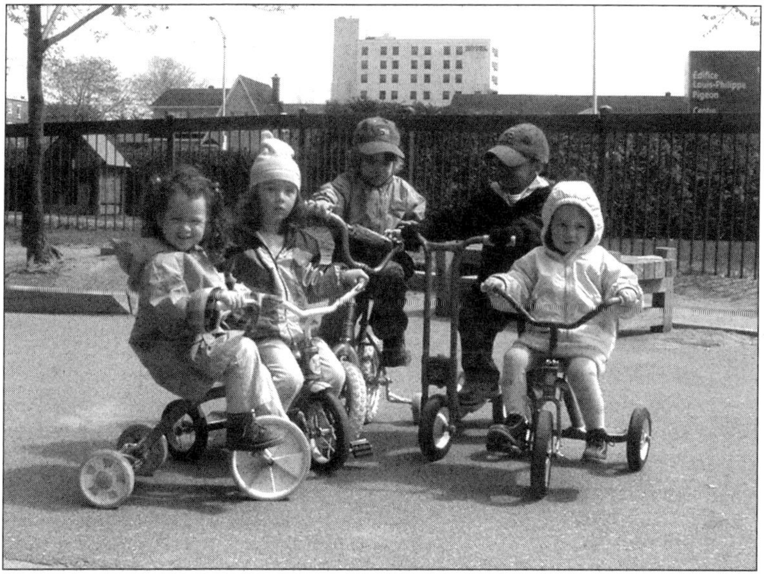

Les bonnes habitudes s'acquièrent en bas âge.

l'exercice et donc d'améliorer sa santé. Le prix d'un support à bicyclettes est d'environ 2,50 $, alors qu'un terrain de stationnement coûte 20 000 $ par emplacement à construire[20]. Peut-être nous rendons-nous plus vite à destination en auto qu'à vélo, mais que faisons-nous de ces minutes ainsi gagnées ? L'automobile nous fait-elle vraiment gagner du temps ? Ne nous amène-t-elle pas plutôt à nous agiter davantage ? En théorie, l'automobile est plus rapide, mais l'usage plus répandu du vélo pourrait faire gagner du temps en réduisant la congestion routière. Un autre avantage du vélo est qu'il est accessible pratiquement à tout le monde ; les enfants et les gens âgés peuvent s'y adonner, ce qui les rend plus autonomes.

Pourcentages des déplacements effectués à pied ou à vélo aux États-Unis, au Canada et en Europe, en milieu urbain (1995)

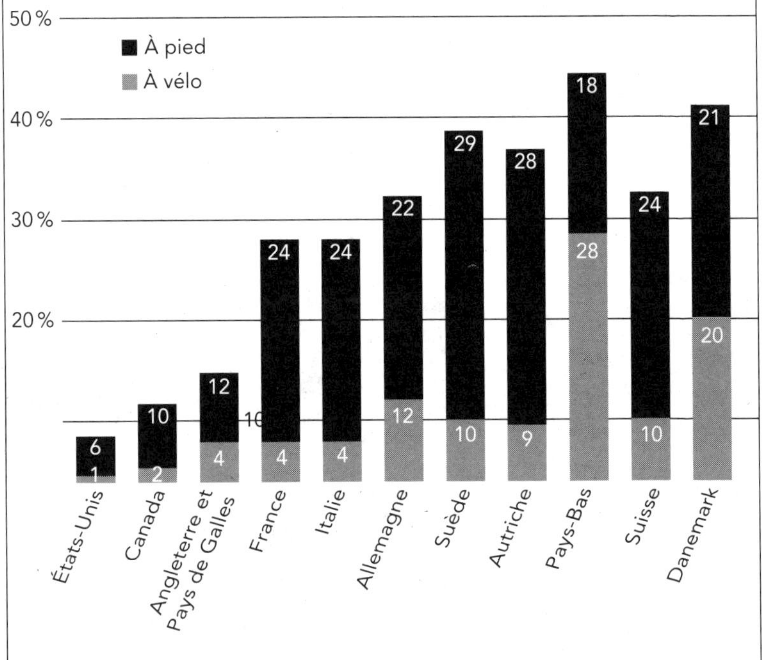

Source : John Pucher et Lewis Dijkstra, 2003

20. Holtz Kay, *Asphalt Nation*.

Bien qu'il se vende autant de bicyclettes que d'automobiles chez nos voisins du Sud, le vélo n'a pas encore pris la place qui lui revient. Néanmoins, ces ventes reflètent sa popularité croissante et la volonté des gens de s'y adonner. Beaucoup de gens n'osent pas s'en servir comme mode de locomotion, cependant, par crainte de se faire frapper ; le vélo ne constitue pour eux qu'une activité récréative pratiquée sur des pistes cyclables, au cours de leurs vacances. Les exigences vestimentaires empêchent également certaines personnes de se rendre au travail à vélo.

Selon l'étude comparative de John Pucher citée plus haut[21], aux États-Unis, seulement 6 % des déplacements en milieu urbain en 1995 ont été effectués à vélo, malgré une hausse de 55 % des déplacements à vélo entre 1990 et 1995 dans ce pays[22]. D'après Pucher, ceux-ci étaient principalement d'ordre social ou récréatif ; les déplacements utilitaires – pour les emplettes, se rendre à l'école ou s'occuper d'affaires personnelles – représentaient moins de la moitié des trajets à vélo. Comme le souligne ce chercheur, la situation est différente dans les pays européens les plus fervents du cyclisme, où les deux tiers des déplacements à vélo sont d'ordre utilitaire et seulement un tiers de nature récréative. En s'appuyant sur quelques études de cas, le chercheur et ses collègues illustrent l'amélioration de la situation au cours de la dernière décennie : New York, San Francisco, Seattle et Boston sont les principales villes des États-Unis qui ont connu une augmentation importante du cyclisme. Parmi les villes de plus petite taille, on a étudié la situation des villes de Madison, au Wisconsin, et de Davis, en Californie, ainsi que de Toronto, que le magazine *Bicycling* a désignée comme la ville la plus « cyclable » d'Amérique du Nord. Or ces villes sont très différentes quant à la taille, la densité, la topographie et les conditions climatiques, ce qui laisse entendre que le cyclisme utilitaire peut s'implanter dans divers environnements.

Le cyclisme utilitaire est plus courant dans les villes où la population étudiante est importante et les distances à parcourir pour se rendre au travail relativement courtes. Selon une étude publiée en 1992 par le U.S. Department of Transportation, les villes universitaires ont un taux de navettage à vélo dix fois plus élevé que les

21, Pucher et Dijkstra, « Safe Walking and Cycling ».
22. Pucher *et al.*, « Bicycling Renaissance ».

villes de taille moyenne, lesquelles comptent à leur tour une fois et demie plus de gens qui se rendent au travail à vélo que les grandes villes. Cette étude a fait ressortir la complexité de la situation. Aucun facteur n'explique à lui seul une hausse du taux de cyclisme. En général, les villes qui ont un taux élevé (plus de 5 %) de navetteurs à vélo comptent moins de 250 000 habitants; il n'y a pas nécessairement de lien entre une population moindre et un taux de cyclisme supérieur. On observe également que dans les villes où les voies réservées aux cyclistes sont rares ou inexistantes, l'intérêt pour le navettage à vélo est mitigé. Cependant, les pistes cyclables ne semblent pas inciter les gens à se rendre au travail à vélo; elles améliorent certes la sécurité des cyclistes, mais servent davantage à des fins récréatives qu'utilitaires. Selon les auteurs de l'étude, cette situation est due au fait que les pistes cyclables suivent habituellement des parcours pittoresques qui ne conduisent pas nécessairement à la plupart des destinations courantes. On y affirme aussi que la présence d'un grand nombre de pistes cyclables indique que le vélo n'a pas été intégré au réseau de transport et se limite encore à sa fonction récréative[23].

Bien que le cyclisme utilitaire soit plus courant en ville qu'en banlieue – parce que les destinations y sont plus rapprochées –, les très grandes villes où il y a beaucoup de circulation et d'embouteillages n'incitent pas les gens à prendre leur vélo pour se rendre au travail. Selon John Pucher, aucune ville de plus d'un million d'habitants, en Europe comme en Amérique du Nord, n'a une part modale de déplacements à vélo supérieure à 10 % [24]. Les zones étalées à faible densité de population n'encouragent pas non plus l'usage du vélo en raison des grandes distances à parcourir.

On observe dans le même temps une importante demande latente pour le cyclisme utilitaire. Plusieurs répondants à des sondages effectués au Canada et aux États-Unis mentionnent que le vélo serait leur mode de transport préféré si les conditions et les infrastructures – notamment les voies réservées aux cyclistes, un stationnement sûr et la possibilité de se changer au travail – leur étaient offertes[25].

---

23. U.S. Department of Transportation, « National Bicycling and Walking Study », p. 46.
24. Pucher *et al.*, « Bicycling Renaissance ».
25. Frank *et al.*, *Health and Community Design*.

CHAPITRE 10
La destruction du paysage

Vancouver a détruit l'autoroute, parce qu'elle ne voulait pas que l'autoroute détruise son environnement.

RICK COLE

Le pavage de l'Amérique du Nord

LA MOITIÉ DES AMÉRICAINS vivent maintenant dans les banlieues, qui ont grignoté l'espace occupé par la campagne il n'y a pas si longtemps. Comme le soulignait Marshall McLuhan il y a quatre décennies déjà : « L'automobile a sonné le glas de la campagne et lui a substitué un nouveau paysage où elle devient une sorte de coureur de steeple[1]. » L'automobile a homogénéisé et uniformisé le paysage urbain et rural, comme le reflète la succession de restaurants – partout les mêmes – en bordure des autoroutes ainsi que les frontières imperceptibles entre les villes adjacentes. De 30 à 50 % du territoire urbain de l'Amérique du Nord est recouvert d'asphalte. Cette proportion atteint les deux tiers à Los Angeles[2], qui compte huit places de stationnement par véhicule : une à la maison, une au travail et les autres aux supermarchés, magasins, restaurants ou autres commerces[3]. Au total, ces huit places de stationnement accaparent au moins 185 m² de terrain, ce qui donne une idée des sommes

1. McLuhan, *Pour comprendre les médias.*
2. Holtz Kay, *Asphalt Nation.*
3. Hart et Spivak, *Elephant in the Bedroom.*

consacrées au stationnement. La plupart des rues en milieu urbain comportent une ou deux voies de stationnement, ce qui représente de 20 à 30 % de leur largeur. De plus, selon Todd Litman, du Victoria Transport Policy Institute, les États-Unis comptaient en 1991 de 125 à 200 millions de places de stationnement non résidentiel. L'analyse de plusieurs études sur la question a conduit Litman à conclure que les infrastructures routières occupent plus d'espace que les immeubles et toute autre structure, et que l'espace qu'elles requièrent augmente non seulement en fonction de la taille des véhicules mais aussi de leur vitesse. Il a montré que les villes favorables à la marche consacrent moins de 10 % de leur territoire au transport, alors que les villes axées sur l'automobile y allouent jusqu'à 30 %, en plus des 20 % accaparés par les stationnements non résidentiels. Ces chiffres mettent en lumière l'énorme besoin d'espace de l'automobile[4].

Les écosystèmes en péril

Selon le Surface Transportation Policy Project, le réseau routier des États-Unis accapare déjà 44 480 km^2 de territoire, soit une superficie équivalente à celle du Maryland et du Delaware réunis; chaque année, la construction des routes et l'étalement urbain y engloutissent 600 000 ha de terre arable[5]. Le pavage des routes et des terrains de stationnement réduit la capacité de filtrage du sol, ce qui accroît le phénomène d'envasement, l'écoulement de polluants en provenance de surfaces imperméables et les risques d'inondation, et détériore la qualité de l'eau[6]. En outre, le Sierra Club note que la fréquence des inondations, la perte de vies et de biens, les atteintes aux écosystèmes augmentent dans les comtés où le développement a été particulièrement destructeur dans les zones humides, qui jouent le rôle d'éponges naturelles absorbant et entreposant la pluie et les eaux de ruissellement. Quand une route passe au bulldozer et à l'asphalteuse, l'eau qui aurait été stoppée ou ralentie peut s'épandre librement et inonder des territoires[7].

---

4. Litman, « Transportation Land Use Impacts ».
5. Surface Transportation Policy Project, « Transportation and Biodiversity ».
6. Dannerberg *et al.*, « Community Design and Land-Use Choices ».
7. Sierra Club, « Sprawl ».

Les grandes surfaces asphaltées réchauffent les zones urbaines, qui peuvent devenir très inconfortables en été. Un développement intensif met également en péril les habitats fauniques. Dans le seul État du Massachusetts, il se perd ainsi 16 hectares chaque jour. D'après la société Audubon du Massachusetts, presque les deux tiers de cette superficie sert à la construction de résidences à faible densité de population entourées de vastes terrains – soit de 0,2 ha ou plus[8]. Malgré la diminution de la taille des ménages, l'espace occupé par les maisons unifamiliales a considérablement augmenté au cours des trois dernières décennies, ainsi que les dimensions du terrain moyen, ce qui compromet la survie des écosystèmes. À l'échelle des États-Unis, la superficie moyenne des nouvelles résidences unifamiliales est passé de 145 à 210 m^2 entre 1970 et 2001, ce qui représente une hausse de 44 %, et ce, bien que le nombre moyen de personnes par ménage ait diminué au cours de la même période, passant de 3,12 à 2,51 membres.

Non seulement l'étalement urbain accapare-t-il plus d'espace, mais il exige plus de routes, d'éclairage des voies publiques ainsi que de systèmes d'aqueduc et d'égouts, ce qui en fait grimper les coûts et accroît la dépendance envers les combustibles fossiles. Sur ces vastes terrains, la pelouse et la piscine consomment beaucoup d'eau, ce qui exerce une grande pression sur les approvisionnements en eau. Qu'ils en bénéficient ou non, tous les contribuables paient pour la distribution de ces nouveaux services dans des zones urbaines de plus en plus étalées. La note peut être très salée, comme le reflètent les hausses de taxes foncières.

La perte des terres agricoles et le déclin des communautés rurales

Alors que la population de Los Angeles a augmenté de 45 % entre 1970 et 1990, le développement immobilier y a connu une hausse de 300 % au cours de la même période, détruisant des terres agricoles fertiles et aggravant la congestion routière[9]. C'est au Texas que le développement a grignoté le plus de bonnes terres agricoles

8. Breunig, « Losing Ground ».
9. Surface Transportation Policy Project California, « Traffic Congestion and Sprawl ».

irremplaçables, soit près de 200 000 ha entre 1982 et 1992[10]. À l'autre bout du pays, le même phénomène s'est produit dans le bassin de la baie de Chesapeake : entre 1950 et 1980, la portion de territoire utilisée à des fins commerciales et résidentielles a augmenté de 180 %, alors que la population a crû de 50 %[11]. Dans les États avoisinant la baie de Chesapeake, l'étalement urbain accapare chaque année plus de 36 000 ha ; selon le rapport de 1998 du Sierra Club intitulé *The Dark Side of the American Dream* (Le côté sombre du rêve américain), la portion de territoire par habitant est de quatre à cinq fois plus élevée qu'il y a 40 ans[12]. Le pavage intensif et les autres surfaces imperméables requises par le développement immobilier dans cette zone met également en danger la qualité de l'eau dans le plus important estuaire de la côte est[13]. La ville de Phoenix, en Arizona, occupe 1540 km², soit une superficie supérieure à celle de l'État du Delaware[14].

Le rêve américain d'une énorme maison unifamiliale sise dans un décor champêtre contribue lui aussi à détruire le milieu rural en encombrant les routes, car les nouveaux résidants continuent à travailler en ville. Le comté de Sacramento, en Californie, vit cette situation : des « fermettes » d'environ 2 ha sont vouées à un développement résidentiel à l'intention des gens qui désirent ralentir la cadence. Certaines inquiétudes ont déjà été émises concernant la menace que cela fait peser sur la pratique de l'agriculture dans ces communautés rurales, et la difficulté de fournir les services municipaux à ces petites fermes relativement isolées ; les responsables des services de protection contre les incendies attribuent l'augmentation du nombre de feux de forêt à la croissance démographique dans la campagne californienne[15].

L'esthétique des magasins à grande surface

Les magasins à grande surface poussent comme des champignons. Ils sont entourés d'une mer d'asphalte qui les rend peu invitants

---

10. Sierra Club, « Sprawl ».
11. Mid-Atlantic Integrated Assessment, « Urban Sprawl ».
12. Sierra Club, « Sprawl ».
13. Beck *et al.*, « Outsmarting Smart Growth ».
14. Macionis et Parillo, *Cities and Urban Life*.
15. Vellinga, « Dream Homes or Rural Nightmares ? ».

pour les piétons ; il y est même dangereux de circuler, tant à pied qu'en automobile. Ces géants s'installent habituellement près des autoroutes et loin des quartiers résidentiels, de sorte que l'on ne peut s'y rendre qu'en automobile. Leur environnement, qui n'a plus grand-chose de naturel, a perdu tout attrait pour les piétons. Ces immeubles de milliers de mètres carrés, à un seul niveau, accaparent un immense terrain, et le stationnement des automobiles occupe le vaste espace qui les sépare de la route. La plupart du temps, leurs propriétaires en bannissent les arbres, qui risqueraient de cacher leurs enseignes publicitaires. La palme de la laideur pourrait être décernée aux stationnements à plusieurs niveaux : qu'ils soient construits sous ou au-dessus de la terre, ils sont hideux, de l'intérieur comme de l'extérieur, en plus d'être souvent sales et dangereux.

Sans être spécialiste dans ce domaine, il me semble évident qu'un immeuble trop bas pour sa largeur est nécessairement laid parce qu'il est disproportionné. Esthétiquement, la hauteur attire davantage le regard que la largeur. Quand on vante la taille d'un édifice, on pense d'abord à son élévation : à l'époque de son édification, ce

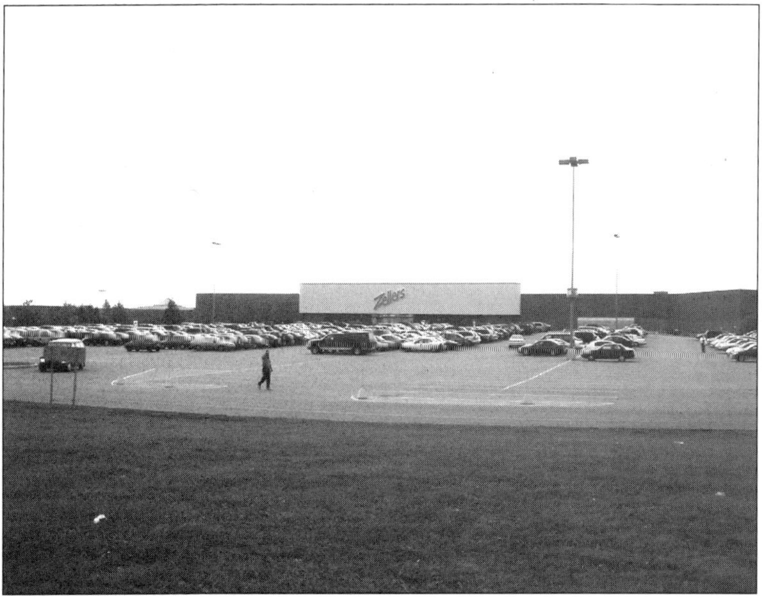

Les magasins où les piétons prenaient plaisir à faire du lèche-vitrines ont dû céder la place à des centres commerciaux peu accessibles à pied.

n'est pas pour sa largeur mais pour sa hauteur que l'Empire State Building est devenu célèbre. Or le type de complexe commercial qui prolifère de nos jours ne tient pas compte de l'harmonie des proportions dans le design des bâtiments. Ces considérations ne semblent avoir aucune importance pour les concepteurs de ces structures, qui sont à leurs yeux des constructions temporaires, comme les automobiles d'ailleurs[16]. Les normes architecturales peu élevées sont devenues la règle dans les banlieues, contrairement aux critères en vigueur dans le centre des villes plus anciennes, où la présence de bâtiments historiques inspire du respect à l'égard de l'architecture.

Le resto-volant, qui allie design hideux et nourriture malsaine, est une autre illustration de notre dégénérescence culturelle. En y allant, vous gagnez peut-être du temps, mais vous risquez de gagner du poids également. Manger en auto peut-il réellement être une expérience agréable ? Comment pouvons-nous être pressés au point de devoir manger à l'étroit dans notre véhicule ?

Un terrain peut avoir plus de valeur que la maison qui y est construite. On procède souvent à la démolition de maisons pour construire de nouvelles routes, des autoroutes et des stationnements. Les gens se voient ainsi acculés à l'arrière-pays. L'automobile le leur permet, certes, mais en fait ils n'ont pas d'autres choix : l'asphalte et le béton accaparent tellement d'espace – en général d'excellentes terres agricoles – pour répondre aux besoins de l'automobile qu'ils doivent aller s'installer de plus en plus loin de la ville. Et tout ce que l'autoroute offre à leurs yeux sur le chemin du retour à la maison, c'est un paysage monotone recouvert d'asphalte et infesté de panneaux d'affichage et de signalisation, d'ateliers de carrosserie, d'entrepôts, de *fast-foods* et de motels. Le paysage qui se déploie en bordure de l'autoroute est « une série d'horreurs », écrit James Kunstler dans *Home from Nowhere*. « Ce modèle de développement est catastrophique sur les plans économique, environnemental et social, et spirituellement dégradant[17]. »

Dans les villes, les berges se muent souvent en autoroutes plutôt qu'en parcs publics susceptibles de donner accès à de beaux sites naturels. Les routes sont truffées de panneaux de publicité et de

16. Kunstler, *Home from Nowhere*.
17. Kunstler, « Home from Nowhere », *Atlantic Monthly*.

signalisation qui distraient les conducteurs, augmentant les risques d'accidents, et les obligent à se concentrer pour pouvoir déchiffrer toute l'information, particulièrement s'ils roulent vite. Pour être lisibles à haute vitesse et saisis en une fraction de seconde, ces panneaux doivent être énormes et de couleurs vives et contrastées, ce qui dépare nécessairement le paysage. Cela déprécie également les propriétés en bordure des autoroutes, où l'on retrouve souvent des logements à prix modique. Sur le plan esthétique, un milieu convivial l'emporte indéniablement sur un environnement dégradé par la priorité donnée à l'automobile.

La maison et ses alentours

En rentrant chez lui en voiture, le travailleur est accueilli par un énorme garage privé. Car la culture de l'automobile influence même l'architecture des maisons. Très souvent, les premières composantes d'une résidence qui s'offrent à notre regard sont l'entrée asphaltée et les portes du double garage, plutôt que le porche de la maison dont la taille de plus en plus réduite semble signifier aux visiteurs qu'ils ne sont pas bienvenus. Cette tendance a donné naissance à l'expression anglaise *carchitecture*[18]. Les maisons semblent construites non pas pour leurs habitants mais pour leurs automobiles. Ce type d'architecture crée une aire inhospitalière qui ne favorise pas les contacts sociaux avec les voisins ni les étrangers, et contribue à la perte du sentiment d'appartenance à une communauté. En visitant un tel quartier, un touriste en provenance d'une autre planète pourrait facilement croire que les habitants de la Terre sont les automobiles : la plupart du temps, elles sont les seuls objets à se mouvoir à l'extérieur, avant de réintégrer leur garage où elles expulsent leurs passagers humains ; elles leur accordent le temps de s'alimenter et de dormir, puis les reconduisent au boulot le lendemain. Le visiteur extraterrestre pourrait ainsi avoir l'impression que les humains sont des esclaves qui s'échinent à travailler pour ravitailler et promener leur auto, et non le contraire.

Malgré leur apparence inoffensive, les portes de garage constituent un danger : chaque année, quelque 20 000 personnes sont admises en salle d'urgence d'un hôpital pour des blessures qu'elles

18. Holtz Kay, *Asphalt Nation*.

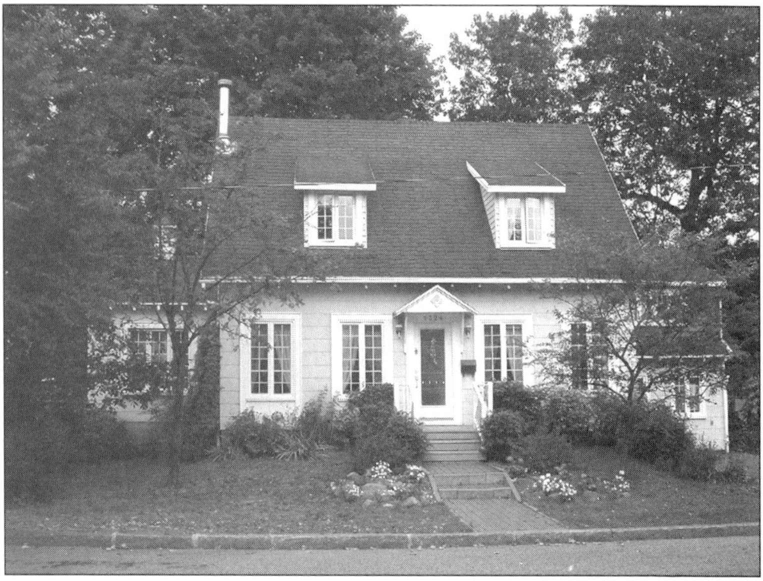

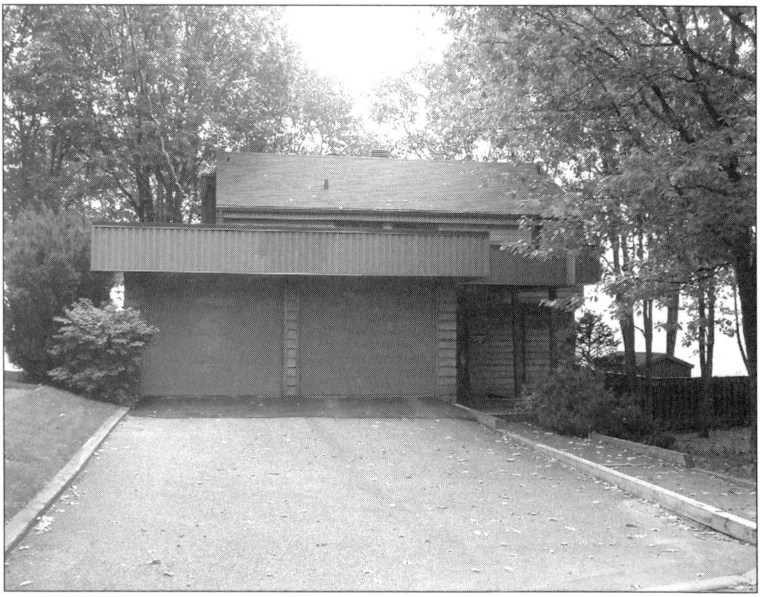

La maison d'aujourd'hui est construite en fonction de l'automobile : le porche a disparu et les habitants de la maison sont invisibles ; la cour avant est devenue strictement privée.

leur ont infligées. Entre 1982 et 1989, 43 enfants ont été tués par une porte de garage automatique et plusieurs autres ont subi des lésions cérébrales ou autres blessures graves[19, 20].

Là où il existe encore un trottoir, on y aménage une pente devant chaque voie d'accès pour autos, ce qui nuit à l'équilibre des piétons, particulièrement des enfants et des personnes âgées. En facilitant la conduite automobile, on complique la vie des marcheurs.

Avec la disparition des trottoirs et l'augmentation de la vitesse et du flux de circulation automobile, la cour avant, qui reliait la maison au quartier, est désertée au profit de la cour arrière, ce qui accentue la vie privée au détriment de la vie communautaire. La cour arrière est une aire privée où l'on peut se reposer de l'agitation extérieure. Bien qu'elle soit devenue pratiquement inutile, la cour avant est toujours très grande, donnant l'impression que la maison est inaccessible et établissant une barrière entre ses habitants et les voisins. L'époque où les voisins se rendaient visite sur leur porche avant est révolue. La pelouse qui entoure les habitations reflète l'homogénéité et la monotonie des quartiers, et l'appauvrissement de la végétation. Que de magnifiques fleurs sauvages – maintenant appelées « mauvaises herbes » – a-t-on éliminées pour déployer le grand tapis vert !

Dans son étude de l'espace public, Lyn Lofland note : « De vastes étendues de gazon sont ennuyantes pour les enfants. Les trottoirs, au contraire, sont intellectuellement stimulants : ils donnent aux enfants maintes occasions d'entrer en contact avec des hommes et des femmes qui ne font pas partie de leur famille, d'apprendre, entre autres, à demander de l'aide au besoin, à se faufiler à travers une foule, à rendre service à des inconnus, à vivre des aventures dans leur univers quotidien et à se sentir à l'aise avec différents types de personnes[21]. »

L'asphalte et la pelouse sont devenus les deux monocultures des villes d'Amérique du Nord. Il n'est guère étonnant que le *cocooning* ait acquis autant de popularité : l'extérieur est si stressant et inhospitalier qu'il nous semble préférable de rester à la maison et de regarder le monde sur notre écran de télévision.

19. Farrington, « Garage Door Dangers ».
20. Kriel *et al.*, « Hazard for Children ».
21. Lofland, *Public Realm*, p. 232.

La congestion routière

L'usage généralisé de l'automobile et la conception de notre réseau routier ont contribué à réduire la densité résidentielle de nos villes. Cet étalement se caractérise habituellement par le cloisonnement des quartiers, le domicile se trouvant éloigné des secteurs commerciaux et des écoles, ce qui rend l'automobile encore plus indispensable et contribue à la congestion routière. Cette extrême spécialisation de l'usage d'un territoire, encouragée par les règlements de zonage, contraint les gens à se déplacer davantage, et la faible densité de population dans les banlieues fait obstacle à l'établissement d'un bon système de transport public. L'absence d'alternatives à l'automobile exacerbe également l'encombrement routier. Dans une étude des coûts de la dépendance envers l'automobile, Todd Litman, du Victoria Transportation Policy Institute, fait observer que les villes qui dépendent de l'auto, comme Los Angeles et Houston, connaissent beaucoup plus de retards dus aux embouteillages que celles qui offrent une plus grande diversité de modes de transport, telles que New York et Chicago[22]. Le *Miami Herald* notait qu'en 2000, plus de 68 000 km d'autoroutes américaines subissaient des embouteillages[23].

Des données du Texas Transportation Institute sur l'encombrement des routes dans 68 zones métropolitaines des États-Unis révèlent que cette congestion n'est attribuable ni à la croissance démographique ni à la pénurie de routes. Quelque 69 % de l'augmentation du flux de circulation entre 1983 et 1990 étaient plutôt dus à des facteurs reliés à l'étalement urbain, qui oblige tout le monde à se déplacer plus loin et plus souvent en auto[24]. La construction de nouvelles routes ne résoudrait pas le problème de la congestion routière. En fait, c'est plutôt l'inverse qui se produit : en agrandissant le réseau routier, on incite plus de gens à se déplacer en automobile, jusqu'à ce que le problème de l'encombrement resurgisse, selon Andres Duany et ses collègues. Comme le notent ces experts du New Urbanism : « Tenter de résoudre la congestion

---

22. Litman, « Costs of Automobile Dependency ».
23. Macaluso, « Link Between Health and Sprawl ».
24. Surface Transportation Policy Project, « Why Are the Roads So Congested ? »

routière en augmentant la capacité de circulation équivaut à essayer de guérir l'obésité en desserrant sa ceinture. Comme un débit accru rend le navettage moins fastidieux, les gens sont prêts à essaimer de plus en plus loin de leur lieu de travail[25]. »

Une étude effectuée par le Berkeley Institute for Transportation Studies a révélé que 90 % de toute nouvelle capacité de trafic routier se sature en l'espace de quatre ans dans les zones métropolitaines de la Californie, et que de 60 à 70 % de toute cette capacité routière à l'échelle du comté se sature en l'espace de deux ans[26]. L'élargissement ou la construction d'autoroutes ne résolvent pas le problème de la congestion routière mais y contribuent, en incitant les gens à s'installer de plus en plus loin de leur lieu de travail.

Où aller à pied ?

Comme le notait Lewis Mumford dès 1961[27], la ségrégation des différentes fonctions de la communauté entraînée par l'étalement urbain a éliminé les destinations accessibles à pied et, par le fait même, la marche comme mode de locomotion normal. Il devient de plus en plus difficile de se rendre à pied où que ce soit. Une multitude de personnes habitant des banlieues-dortoirs ne peuvent même pas aller s'acheter du lait ou un journal sans sauter dans leur voiture. Même s'il se trouve un centre commercial à proximité, les routes sont conçues de telle façon qu'il est souvent impossible de s'y rendre en marchant. Selon Mumford, nous continuons néanmoins à entretenir l'illusion que l'auto nous conduit d'une porte à l'autre alors qu'en réalité, il arrive souvent que nous devions nous garer à l'autre extrémité de l'immense stationnement ceignant le centre commercial ou notre lieu de travail. Ce cloisonnement contribue également à l'uniformité et l'homogénéité du paysage urbain, devenu un environnement monotone et peu attrayant tant pour les résidants que pour les visiteurs. Il est parfois pratiquement

25. Duany *et al.*, *Suburban Nation*, p. 89.
26. Données tirées de Surface Transportation Policy Project California, « Traffic Congestion and Sprawl ».
27. Mumford, *City in History*.

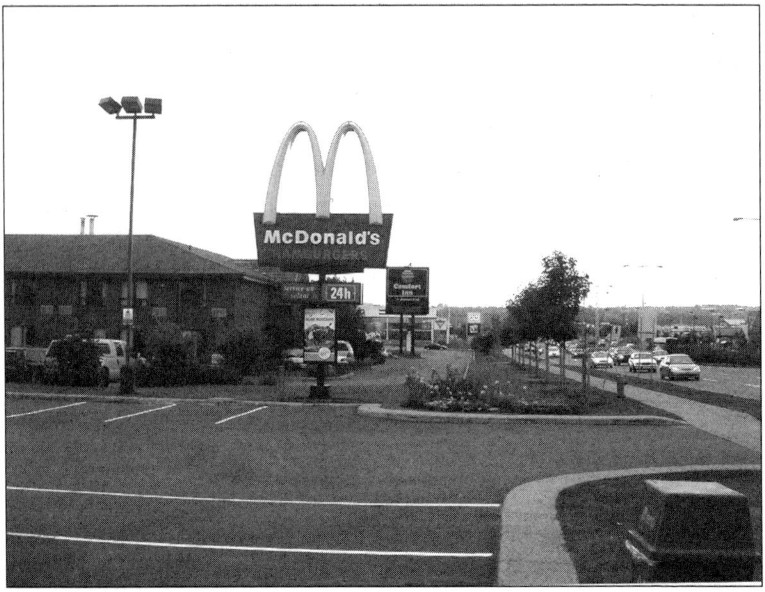

Avec tous les panneaux d'affichage criards et enseignes de fast-foods, de stations-service et de motels identiques qui bordent les routes, il est pratiquement impossible de savoir où l'on se trouve.

impossible de savoir où nous nous trouvons, car rien ne distingue une banlieue d'une autre[28].

Les effets des règlements de zonage

Le principal objectif du zonage au début du XXe siècle était de séparer des quartiers résidentiels les zones industrielles, qui représentaient alors une importante source de pollution. Depuis, cependant, le secteur industriel a sensiblement changé. On a installé des systèmes antipollution et les bureaux et les commerces sont devenus les principaux lieux de travail. La présence d'immeubles à bureaux près du domicile ne nuit aucunement à la qualité de vie. Alors que le milieu industriel s'est transformé, les règlements de zonage sont restés les mêmes et ne conviennent plus au contexte économique actuel. La plupart des lieux de travail, notamment les entreprises de haute technologie, les bureaux et les commerces, sont une source

28. *Ibid.*

négligeable de pollution atmosphérique; cependant, l'usage de l'automobile pour s'y rendre y contribue considérablement. Les règlements de zonage actuels imposent un modèle de développement incompatible avec un environnement beau, sain et sûr. Dans *Home from Nowhere*, James Kunstler observe: « Le modèle d'habitat humain dicté par le zonage est un gâchis informe, sans âme, dépourvu de centre et démoralisant, engendrant l'étalement des banlieues et ruinant familles et villes. » Kunstler suggère d'abolir ces lois et de les remplacer par des principes de convivialité susceptibles d'améliorer la qualité de la communauté[29].

Des villes conviviales

Si les gens avaient vraiment choisi ce type d'aménagement urbain, pourquoi ne visitent-ils pas les banlieues lors de leurs vacances? Parce qu'elles sont monotones, répétitives et inesthétiques, et qu'il n'y a là rien à voir ni à faire. Les gens optent plutôt pour des villes plus anciennes, plus attrayantes et compactes telles que Savannah, Charleston, Portsmouth, Boston et San Francisco. L'héritage historique de ces villes n'est pas leur seul attrait; elles sont aussi plus faciles à parcourir à pied et, comme elles ont été bâties avant l'invasion de l'automobile, elles ont encore des dimensions humaines. C'est ce qui fait le charme du Vermont, en plus de ses paysages pittoresques.

La destruction des distances de marche m'a frappée lors d'un séjour à Washington (D.C.) où j'ai tenté d'atteindre mon hôtel en marchant à partir de la station de métro. En faisant les réservations de chez moi, j'avais choisi cet hôtel pour sa proximité du métro. Je n'avais toutefois pas prévu que le réseau routier du quartier m'empêcherait de mettre mon projet à exécution, même si l'hôtel se profilait en arrière-plan: il était accessible à l'œil, mais inaccessible à pied! Il était tout simplement impossible d'aller où que ce soit à pied dans cet environnement sans risquer de se faire tuer ou blesser. Des autoroutes et des clôtures y restreignaient la circulation des gens, sans doute pour les protéger. Étrange, un monde où il faut mettre les piétons à l'abri des automobiles! Les restrictions ne sont pas la meilleure façon d'assurer une protection.

---

29. Kunstler, *Home from Nowhere*.

Non loin de Washington se trouvent deux villes beaucoup plus jolies : Annapolis, au Maryland, et Alexandria, en Virginie. Construites avant que l'usage de l'automobile ne se généralise, elles sont beaucoup plus favorables à la marche. Non seulement plus belles, elles sont également plus sûres, ce qui les rend attrayantes et agréables tant pour les résidants que pour les visiteurs. Beaucoup de touristes s'y rendent en raison de leur valeur esthétique et historique, ainsi que de leurs dimensions humaines, alors qu'ils ne sont guère attirés par les banlieues. De telles enclaves me donnent espoir et me laissent croire qu'il n'est peut-être pas trop tard pour changer de cap.

Chapitre 11
Les exclus de la rue

Une ville qui n'a pas de trottoirs est une ville qui n'aime pas ses enfants.

Margaret Mead

La dépendance des non-automobilistes

Un tiers de la population américaine ne détient pas de permis de conduire : jeunes, gens âgés, personnes handicapées et pauvres dépendent des autres pour la plupart de leurs déplacements. Pour eux, la culture de l'automobile n'est pas du tout synonyme de liberté : la ville est aménagée en fonction des automobilistes et ne déploie guère d'efforts pour offrir des moyens de transport public aux autres. Ces derniers perdent ainsi leur autonomie, particulièrement s'ils habitent en banlieue, où à peu près tout est inaccessible à pied. Dans son livre *Streets for People*, Bernard Rudovsky écrit : « L'enfant américain présente l'image d'un bambin démuni en comparaison de ses semblables en Europe ; il ne peut même pas circuler dans les rues sans être accompagné et dépend totalement des autres pour aller où il veut[1]. »

L'enfant n'apprend plus à connaître le monde directement mais par le truchement de la technologie, notamment de la télévision, d'Internet et des jeux vidéo. À l'autre extrémité du cycle de vie, les

1. Rudovsky, *Streets for People*.

gens âgés deviennent plus dépendants de leur entourage une fois qu'ils ont cessé de conduire. Ainsi, une société axée sur l'automobile restreint non seulement la mobilité mais également l'autonomie d'une énorme partie de sa population.

La dépendance envers l'automobile isole les non-automobilistes parce que l'aménagement urbain fait en sorte que le domicile, le lieu de travail, les commerces et les activités récréatives sont séparés. Nous avons tendance à oublier que « nous sommes tous des automobilistes temporaires », note Jane Holtz Kay dans *Asphalt Nation*[2]. Nous avons tous déjà été trop jeunes pour conduire et, un jour, la plupart d'entre nous seront trop vieux pour prendre le volant.

La dépendance des enfants de 5 à 15 ans pour leurs déplacements dans les zones urbaines des États-Unis (en 2001)

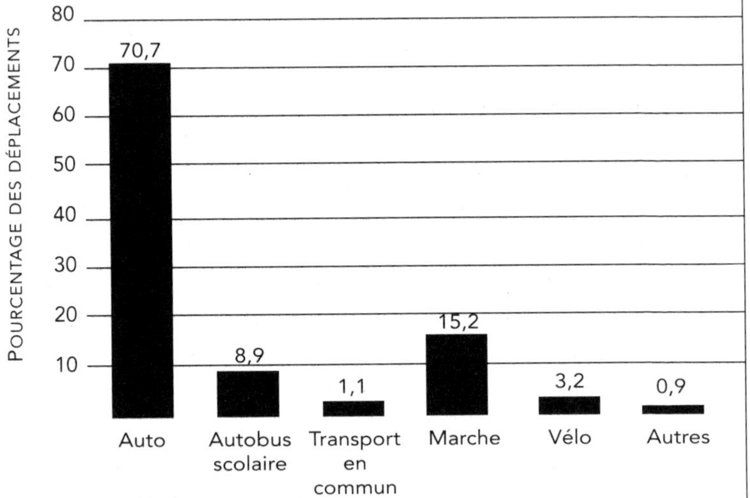

Source : John Pucher et John I. Renne, 2003

2. Holtz Kay, *Asphalt Nation*.

En 2003, près de 20 millions d'Américains ayant passé le cap des 70 ans conduisaient encore leur automobile. Avec l'âge, ils risquent de perdre leur capacité de le faire en raison d'une incapacité visuelle ou sensorimotrice. Ils peuvent alors devenir dangereux, comme ce conducteur âgé qui a tué dix piétons et en a blessé 57 autres en juillet 2003 dans un marché public de Santa Monica, en Californie, parce qu'il avait confondu l'accélérateur de sa voiture avec le frein. Quand elles n'ont plus de permis de conduire, les personnes âgées perdent de leur autonomie, surtout lorsqu'elles n'ont accès à aucun autre moyen de transport dans leur quartier. Or ce phénomène est appelé à s'accentuer avec le vieillissement des *baby-boomers*.

L'absence d'autres moyens de locomotion – transport en commun, marche ou vélo – incite certaines personnes vieillissantes à retarder leur décision de cesser de conduire. Elle explique aussi la réticence à retirer le permis de conduire d'automobilistes dont le dossier en matière de sécurité est peu reluisant, ce qui augmente les risques d'accidents[3]. Dans une société qui mise sur l'automobile, la perte du permis de conduire devient le premier pas vers la dépendance ; la perte d'autonomie qui s'ensuit, comparable à la perte de la capacité de marcher, peut même s'avérer encore plus difficile à vivre. Souvent, la prochaine étape est le fauteuil roulant pour ceux qui n'ont pas suffisamment marché pour garder la forme ou n'ont pas eu la chance de rester en santé. Marcher nous semble tellement normal que nous ne prenons conscience de son importance qu'au moment où nous en perdons la capacité. Les obstacles auxquels se heurtent les personnes en fauteuil roulant ne sont pas exactement les mêmes que ceux qui compliquent la vie des piétons, mais les deux groupes vivent quotidiennement des frustrations et des limitations semblables.

Le fardeau des coûts reliés à l'automobile

Un environnement axé sur l'automobile est injuste envers les moins nantis : il leur impose des barrières géographiques pour se rendre au travail et avoir accès aux services ; il met leur mobilité en péril en réduisant l'accessibilité aux autres moyens de locomotion ; enfin,

---

3. Litman, « Costs of Automobile Dependency ».

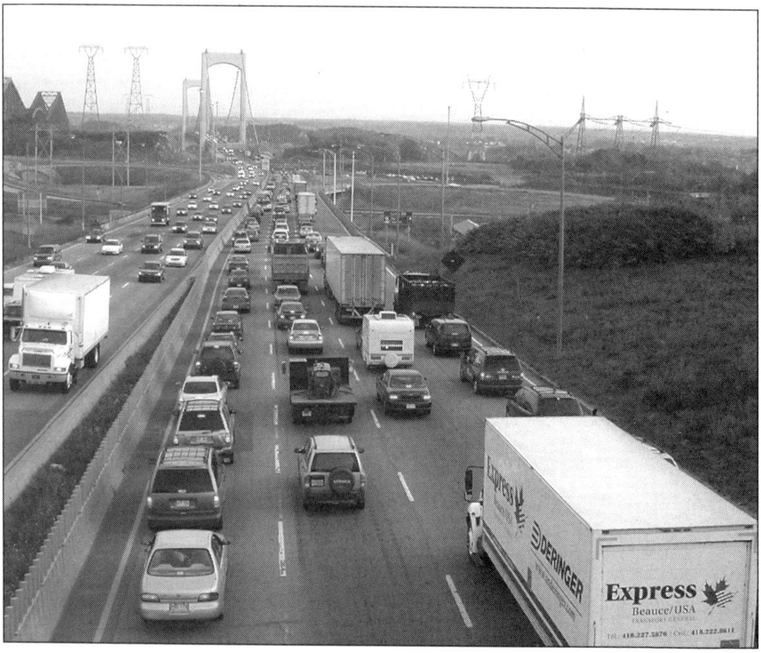

Trop souvent, l'automobile est le seul moyen de se rendre en ville ou d'en sortir.

il accentue la précarité de leur situation car l'achat et l'entretien d'un véhicule représentent pour eux un fardeau plus lourd. Comme ils se servent moins de l'automobile que ceux qui jouissent d'une meilleure situation financière, ils se trouvent à subventionner ces derniers en assumant une part disproportionnée des taxes consacrées aux routes et aux stationnements[4].

Qu'ils en profitent ou non, tous les contribuables se partagent les coûts cachés de l'omniprésence de l'automobile. Selon un rapport spécial du Surface Transportation Policy Project intitulé « Transportation Costs and the American Dream », la dépendance envers l'automobile affecte davantage les ménages à faible revenu : 20 % des ménages les plus pauvres consacrent 40 % de leur revenu au transport, ce qui grève leur budget et constitue un obstacle à l'achat d'une maison[5]. Chez nos voisins du Sud, la plupart des

4. *Ibid.*
5. Surface Transportation Policy Project, « Transportation Costs ».

ménages consacrent plus d'argent à l'automobile qu'aux soins de santé, à l'éducation ou à l'alimentation. Il devient alors impensable pour eux de mettre de l'argent de côté. Très souvent, comme ils n'ont pas accès à d'autres moyens de transport, ils sont contraints d'avoir une auto. Ce rapport indique également que dans les zones plus étalées, les ménages consacrent une plus grande portion de leur budget au transport que dans les zones plus compactes, qui misent sur les transports collectifs ou les infrastructures piétonnières ; à Tampa, par exemple, le ménage moyen allouait presque 25 % de son budget au transport en 2000-2001, alors qu'à New York, cette proportion chutait à 15 %[6].

L'enfer des embouteillages

À ces victimes de l'étalement urbain s'ajoutent les travailleurs de la classe moyenne qui se retrouvent quotidiennement coincés dans la circulation pour se rendre au travail ou rentrer à la maison. Il a été démontré que la distance à parcourir est inversement proportionnelle à la densité de population[7]. Un trajet d'une heure à effectuer deux fois par jour équivaut à douze semaines de travail au bout de l'année[8]. Quand on considère le lourd fardeau que l'automobile nous impose sur les plans de la santé et du budget, n'est-il pas étonnant qu'elle soit devenue un symbole de liberté ?

La ségrégation économique

L'étalement urbain – et les règlements de zonage – ont accentué la ségrégation économique dans les zones résidentielles. Un quartier où les maisons valent 500 000 $ ou plus voit d'un mauvais œil la construction de résidences deux fois moins chères. En général, ses résidants ont des revenus, un profil culturel et des valeurs semblables, ce qui ne favorise guère le contact avec une grande diversité de gens et la tolérance des différences sociales et culturelles. Ils auront aussi tendance à adopter la philosophie du « pas dans ma cour » en s'opposant à la construction d'établissements publics dans leur quartier.

6. McCann et Ewing, « Health Effects of Sprawl ».
7. Frumkin, « Urban Sprawl and Public Health ».
8. Duany *et al.*, *Suburban Nation*.

Chapitre 12
La disparition de la cohésion sociale

La rue, qui est la place publique de l'Amérique,
est devenue un obstacle à la vie communautaire.

Andres Duany

La disparition de la place publique

De nos jours, de plus en plus de gens perçoivent le monde à travers leur pare-brise ou par le truchement de leur écran de télévision ou d'ordinateur, ce qui contribue à l'isolement social. Les lieux publics où des personnes de tous âges et de toutes classes, origines ethniques et croyances peuvent se rassembler et échanger sont en voie de disparition. Ces endroits constituent le territoire social de la cité. Nous assistons aujourd'hui à la privatisation de la place publique, des espaces non contrôlés par des individus ou des entités privées. Historiquement, les places publiques, notamment les squares et les marchés publics, jouaient le rôle d'agoras, où des citoyens de divers horizons pouvaient se côtoyer. Ces lieux favorisent différents apprentissages et servent de centres de communication[1]. Dans son livre *Public Realm* où elle traite de cette question, Lyn Lofland insiste sur l'importance du milieu bâti comme moyen de communication : « Non seulement l'espace détermine-t-il la manière dont la communication s'établit et qui

1. Lofland, *Public Realm*.

entre en communication, écrit-elle, mais il influence le contenu de cette communication. »

En Europe, les terrasses des cafés remplissent également cette fonction; les gens se sentent à l'aise dans la rue parce qu'ils peuvent l'habiter et non seulement s'en servir pour se déplacer. Aux États-Unis, la quasi-absence de cafés et de restaurants avec terrasses témoigne du fait que les gens ne se sont pas approprié la rue pour leur vie publique. C'est sans doute une des raisons pour lesquelles les rues y sont plus dangereuses que sur le vieux continent, leur vacuité portant à l'inconduite. De ce côté-ci de l'océan, des lieux comme les centres commerciaux ne peuvent jouer de rôle social car ils appartiennent à des entreprises privées qui ne laissent la population se servir de leur espace que dans leur propre intérêt[2].

L'érosion du sentiment d'appartenance à une communauté

L'espace public se rétrécit alors que le privé s'agrandit, ce qui accentue la ségrégation et l'atomisation de la société, et affaiblit le sentiment d'appartenance à une communauté. Il est difficile de sentir qu'on fait partie d'une communauté quand le quartier où l'on travaille n'est pas le même que celui qu'on habite ni celui où l'on s'amuse ou fait ses emplettes, et quand tous ces milieux sont plus ou moins uniformes. Cet aspect de l'évolution de la société nord-américaine a été récemment décrit avec beaucoup d'acuité par Jane Holtz Kay dans *Asphalt Nation*[3] ainsi que par Duany, Plater-Ziberk et Speck dans *Suburban Nation*. Comme le notent ces derniers: « Une communauté ne peut se former en l'absence d'un espace commun, de lieux où les gens peuvent se rencontrer pour converser. Tout comme il est difficile de concevoir une famille indépendamment de la maison, il est quasiment impossible d'imaginer une communauté indépendamment du square ou du café du coin[4]. »

Cette opinion est partagée par plusieurs autres observateurs, dont Rebecca Solnit, qui écrit: « Le potentiel démocratique et libérateur des citoyens réunis dans un lieu public n'existe pas dans

2. Madanipour, *Design of Urban Space*.
3. Holtz Kay, *Asphalt Nation*.
4. Duany *et al.*, *Suburban Nation*, p. 60.

un environnement où ils ne disposent pas d'un tel espace de rassemblement[5]. »

Un espace public qui ne favorise pas l'exposition à la diversité du monde réduit grandement les occasions d'apprentissage, entre autres pour les jeunes. Les milieux de vie sont devenus trop homogènes pour fournir un éventail d'expériences, se limitant habituellement à des gens de la même classe socio-économique. Les banlieues, qui se ressemblent toutes, sont entourées des mêmes *fast-foods* et centres commerciaux. Lewis Mumford parle à ce propos d'« une vie encapsulée favorisant le conformisme et le mutisme parce qu'elle offre peu d'occasions de se rencontrer, d'échanger, de participer à un débat public ou d'entreprendre une action collective ». Il note également : « En isolant les gens, l'étalement urbain s'avère un moyen efficace de contrôler une population. Quand on empêche le plus possible le contact direct et le face à face, toute l'information et les orientations peuvent être monopolisées par des instances centrales et transmises par le truchement de canaux inaccessibles aux petits groupes ou aux individus. [...] Le banlieusard devient ainsi prisonnier de l'éloignement qu'il recherchait : ses moyens de communication se restreignent à une ligne téléphonique, une bande radio et un circuit télévisuel. Ce n'est pas là le résultat d'un complot conscient ourdi par une minorité astucieuse mais le sous-produit naturel d'une économie qui sacrifie le développement humain à un processus mécanique[6]. »

En raison du degré élevé de spécialisation des zones urbaines et de la disparition de la marche comme moyen de locomotion, le tissu urbain est en train de se désagréger et les rues ne peuvent plus exercer leurs fonctions sociales et politiques. Comme les mots *cité* et *citoyen* ont la même origine, il n'est pas surprenant de constater que la vie civile disparaît en même temps que la cité, que l'étalement urbain est en train de détruire. Qui peut dire où se situe le centre d'une ville comme Phoenix ? Comment distinguer une ville d'une autre alors que l'étalement brouille les frontières ?

Le sens de la communauté ne peut se maintenir que si ses membres peuvent marcher et trouvent ainsi l'occasion de faire toutes sortes de rencontres. Les millions de trajets quotidiens effec-

5. Solnit, *Wanderlust*, p. 255.
6. Mumford, *City in History*, p. 512.

tués à pied dans une ville constituent les fils invisibles qui sous-tendent la vie civique. Ce sont les piétons qui tissent la toile de la communauté et donnent au mot *citoyenneté* son sens véritable : la participation à la vie civique. La solidité du tissu social dépend également de l'existence de places publiques – squares, petits parcs et cafés – qui jouent le rôle d'amarres. La marche utilitaire régulière fournit de multiples occasions de contacts informels et contribue à développer la confiance et l'engagement envers la communauté. Compter presque exclusivement sur l'automobile pour se déplacer accentue la dimension privée de notre vie en réduisant les contacts entre les gens, ce qui compromet la dimension publique essentielle à l'engagement citoyen. D'autre part, le fait d'être entouré d'une foule de gens, comme dans un centre commercial, ne donne pas nécessairement le sens de la communauté. De tels endroits, où nous croisons surtout des inconnus que nous n'aurons guère l'occasion de revoir pour nouer des liens, demeurent des lieux privés, même si la marche y est une activité courante.

Contrairement à une croyance répandue, l'homogénéité du milieu suburbain n'encourage pas les contacts sociaux ; il conduit plutôt au désengagement du citoyen, comme le démontre Robert Putnam dans son livre *Bowling Alone*. Selon cet auteur, au moins 10 % du déclin de l'engagement citoyen et du capital social est attribuable à la banlieusardisation[7]. La fragmentation spatiale entre la maison et le lieu de travail, ainsi que la ségrégation sociale et économique croissante engendrée par l'étalement urbain, font obstacle à la cohésion de la communauté et favorisent l'isolement.

En Irlande, on a observé que les gens habitant des quartiers à usages multiples et favorables à la marche possédaient un plus haut degré de capital social que les résidants de banlieues axées sur l'automobile ; ils se sentaient plus proches de leur communauté et avaient plus de chances de connaître leurs voisins, de faire confiance aux autres et de faire part de leurs préoccupations aux autorités. Ils avaient également davantage tendance à se rendre à pied à leur travail. L'aménagement de leur quartier leur permettait et encourageait même les liens sociaux et les contacts avec des membres de

7. Putnam, *Bowling Alone*.

leur communauté. Les interactions au quotidien entre résidants y étaient plus fréquentes[8].

Putnam a montré qu'il existe un lien entre capital social et santé d'une communauté : dans les États à riche capital social, les crimes avec violence sont moins fréquents, les écoles ont une meilleure performance, les résidants sont en meilleure santé et luttent davantage en faveur de l'égalité et des libertés civiles, leurs enfants passent moins de temps devant la télévision, les inégalités économiques sont moins marquées, et ainsi de suite[9]. Il n'est par exemple pas étonnant de constater qu'un État bâti à échelle humaine, comme le Vermont, obtienne une bonne cote dans ces domaines.

Comme le souligne James Kunstler dans *Home from Nowhere*, nous nous définissons aujourd'hui comme des consommateurs plutôt que des citoyens : « Contrairement au citoyen, le consommateur n'a pas de responsabilités, d'obligations ou de devoirs implicites autres que la satisfaction de ses besoins et désirs, et ne se préoccupe pas du bien commun », écrit-il[10]. À mon avis, il existe sans doute un lien entre cette nouvelle perception de nous-mêmes et l'obésité galopante. Le consommateur se trouve dans un état de passivité où il accumule des biens et se comporte comme un spectateur plutôt qu'un acteur. Même quand il semble s'activer, il assimile des expériences comme il ingère de la nourriture, pour sa propre satisfaction, sans égard pour autrui. Le consommateur est individualiste par définition. Comme à l'époque de la décadence de l'empire romain, il se nourrit de pain et de jeux. Par contraste, le citoyen assume volontairement des responsabilités et devoirs civils qui dépassent ses besoins et désirs personnels. Il peut initier une révolution ou d'autres types d'actions politiques. Il n'est donc pas étonnant que ceux qui mènent le monde préfèrent le consommateur au citoyen.

Des quartiers barricadés

La manifestation extrême de ségrégation et d'homogénéité économique et sociale est le quartier dont l'accès est contrôlé ; ces zones résidentielles clôturées, protégées par des gardiens et où se

---

8. Leyden, « Social Capital and the Built Environment ».
9. Putnam, *Bowling Alone*.
10. Kunstler, *Home from Nowhere*.

rassemblent des gens de la classe moyenne supérieure, constituent un phénomène de plus en plus courant aux États-Unis : plus de trois millions de ménages vivent dans ces enclaves, habituellement sises en banlieue, comme le montrent Blakely et Snyder dans *Fortress America*. Ayant d'abord fait leur apparition dans les États du sud, ces quartiers se retrouvent maintenant dans presque toutes les zones métropolitaines. Leur existence a une signification politique. Selon Blakely et Snyder, ce phénomène « est une manifestation flagrante d'une nouvelle mentalité de forteresse de plus en plus répandue aux États-Unis. Les barrières, clôtures et agents de sécurité, comme les politiques d'aménagement du territoire favorisant l'exclusion, les règlements relatifs au développement domiciliaire et un arsenal d'autres outils de planification, sont tous des moyens de contrôle destinés à empêcher ou restreindre l'accès aux espaces résidentiels, commerciaux ou publics[11] ».

D'après Putnam, ces enclaves sont naturellement introverties et représentent une privatisation formalisée et impersonnelle de la vie de banlieue. Pour vivre dans un environnement sûr et contrôlé, ces communautés adoptent le principe d'exclusion et l'empathie n'y est pas une disposition naturelle[12].

La criminalité

Il se commet plus de crimes dans des rues désertes où il n'y a pas d'« yeux » pour surveiller ce qui se passe et créer un sentiment de confiance et de solidarité entre les membres d'une communauté. Élaboré par Jane Jacobs en 1961, le concept d'« yeux de la rue » explique pourquoi on se sent plus en sécurité à marcher dans une rue où l'on croise toutes sortes de personnes. Cette auteure torontoise a élucidé le rôle des rues et trottoirs pour assurer la sécurité d'une ville. Selon elle, une rue animée a non seulement des usagers mais aussi des surveillants. La spécialisation des milieux qui caractérise l'étalement urbain fait en sorte que plusieurs secteurs d'une ville se vident pendant une grande partie de la journée : les zones résidentielles pendant le jour, où tout le monde est au boulot, et les lieux de travail ainsi que les zones commerciales au cours de la

11. Blakely et Snyder, *Fortress America.*
12. Putnam, *Bowling Alone.*

nuit. Un environnement à usage unique serait plus exposé à des actes de délinquance car il ne s'y exerce aucune surveillance ni pression sociale. La notion d'« yeux de la rue » implique non seulement la présence d'un plus grand nombre de piétons mais aussi d'habitations dotées de fenêtres donnant sur la rue. Par leur simple présence, des résidants qui regardent par leurs fenêtres peuvent décourager les comportements déviants ou criminels. Le concept de Jacobs fait également ressortir que la mixité des usages crée une vie animée qui assure une présence à toute heure du jour et de la nuit. Il a été démontré que la cohésion sociale engendrée par la mixité des fonctions va de pair avec une diminution de la fréquence des crimes avec violence[13]. En favorisant la convivialité, un aménagement urbain peut réduire la criminalité et d'autres problèmes sociaux.

La fonction sociale des trottoirs

Jane Jacobs a consacré plusieurs chapitres au rôle social des trottoirs dans son livre sur l'aménagement des villes américaines. En plus de favoriser les contacts entre les gens, ceux-ci offrent de nombreuses occasions d'apprentissage aux enfants. Jacobs souligne que des enfants qui s'amusent sur le trottoir bénéficient d'une surveillance plus étroite, et donc d'une plus grande sécurité, que lorsqu'ils vont jouer dans un parc. Cette surveillance n'est pas assurée uniquement par les parents mais aussi par les voisins, ce qui allège la tâche des premiers.

Le trottoir est un espace public où évoluent toutes sortes de gens ; il offre des occasions d'entrer en contact en toute sécurité. Ce sentiment de sécurité repose principalement sur la confiance : « La confiance qui se bâtit dans une rue est formée de milliers de petits contacts dont le trottoir est la scène : lorsque les gens vont prendre une bière au café du coin, demandent conseil à l'épicier et en donnent à l'homme du kiosque à journaux, comparent leurs opinions à celles des autres clients de la boulangerie et saluent les deux garçons qui sirotent leur boisson gazeuse sur le porche en reluquant les filles avant d'être appelés pour le repas, réprimandent leurs enfants, entendent parler d'une offre d'emploi chez

13. Sampson *et al.*, « Neighborhoods and Violent Crime ».

le quincaillier et empruntent un dollar à la pharmacienne, admirent les nouveaux bébés et sympathisent avec la femme dont le manteau a déteint au soleil[14]. »

La présence d'étrangers familiers

Les déplacements en automobile ne favorisent pas les contacts au sein d'un quartier. L'absence de piétons compromet le sentiment de solidarité qui s'établit entre « étrangers familiers » : selon ce concept élaboré en 1972 par le psychologue social Stanley Milgram, même si nous ne connaissons pas personnellement les gens que nous croisons régulièrement dans la rue, ils font partie de notre vie et un lien spécial se crée entre nous. Ils constituent une zone intermédiaire entre nos connaissances et les parfaits inconnus que nous croisons une fois pour ne plus jamais les revoir[15]. Ce lien repose sur une confiance mutuelle et se révèle surtout quand survient une catastrophe ou un événement inhabituel. C'est ce type de relation qui s'est manifesté entre les New-Yorkais lors de la tragédie du 11 septembre 2001. Soudain, l'individualisme habituel a cédé la place à la solidarité entre des personnes qui ne se connaissaient pas mais se côtoyaient quotidiennement. Des étrangers familiers sont plus enclins à s'entraider dans de telles situations que dans la vie courante.

Je me rappelle le jour où ma famille a déménagé après avoir habité 25 ans la même maison dans une petite ville. Des voisins sont venus saluer ma mère, même si c'était la première fois qu'ils mettaient les pieds chez nous. Ils avaient élevé leurs enfants côte à côte mais n'avaient pas vraiment eu de rapports avec nous. Ils étaient comme des étrangers, mais pas tout à fait : ils étaient des *étrangers familiers*, et je suis persuadée que s'il était arrivé un pépin à l'un d'entre eux, les autres lui auraient porté secours. Bien qu'ils n'eussent pas noué de liens officiels, ils partageaient le même contexte de vie. Or ce type de relation est en voie de disparaître en raison de l'étalement urbain. Comme les gens se déplacent presque toujours en automobile, ils ont rarement l'occasion de se croiser entre voisins. Ils n'évoluent pas dans le même espace social et ne

14. Jacobs, *Death and Life of Great American Cities*, p. 56.
15. Paulos et Goodman, « Familiar Stranger Project ».

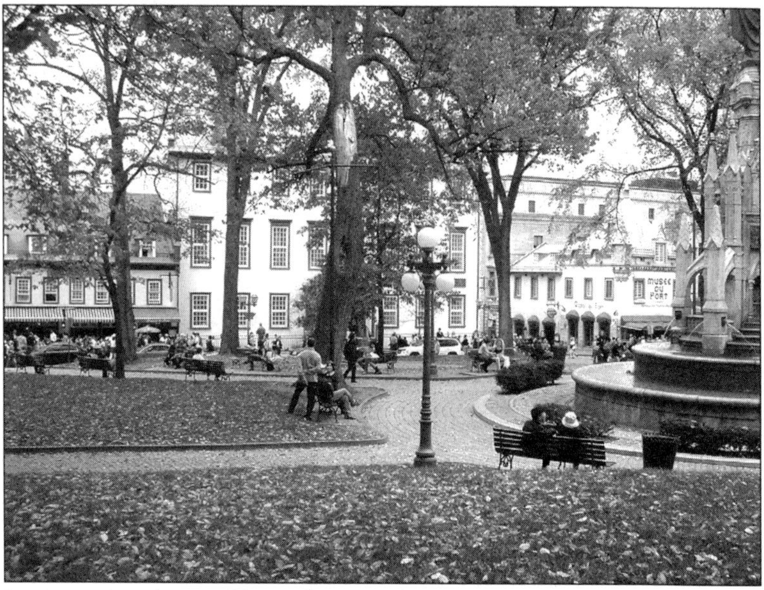

Les rues et les places publiques favorisent les contacts et créent des occasions de se rassembler.

ressentent pas le besoin d'apprendre à se faire mutuellement confiance.

Le rôle politique de la rue

Une puissante cohésion sociale entre citoyens se forge également lors de manifestations populaires. Il est facile de comprendre pourquoi de tels événements font appel à des piétons; il ne viendrait à l'esprit de personne de manifester en automobile! Les marches destinées à recueillir des fonds pour une cause humanitaire procèdent du même principe.

Les marches jouent un rôle majeur dans le processus démocratique. Elles éveillent l'opinion publique à des enjeux importants et les mettent au premier plan du débat politique. Cette forme de rassemblement en mouvement symbolise l'action collective dans la poursuite d'un but commun. Elle peut s'avérer un moyen très efficace d'influencer les décisions politiques et de provoquer des changements sociaux. Depuis plus d'un siècle, le mot *march* est souvent utilisé par les anglophones pour désigner des manifestations populaires relatives aux droits civiques, à la discrimination raciale, à la paix, au désarmement ou à l'environnement. Ce terme a été emprunté aux Français, réputés pour leur propension à descendre dans la rue pour faire valoir leurs opinions politiques.

Les places publiques mettent tous les citoyens sur un pied d'égalité et les unissent dans la poursuite d'un but commun, que ce soit pour un rassemblement religieux, un festival, une manifestation politique ou toute autre forme d'expression culturelle. Ces rassemblements sont l'une des meilleures façons de s'exprimer en tant que citoyen. À cet égard, le regain d'intérêt pour les pèlerinages fait ressortir l'importance accordée à ces liens. Avec une grande perspicacité, Rebecca Solnit écrivait : « Quand l'espace public est éliminé, le public finit par l'être également ; l'individu cesse d'être un citoyen capable de partager des actions et des expériences avec ses concitoyens. Tout comme la démocratie repose sur la confiance envers des étrangers, la citoyenneté est fondée sur le sentiment d'avoir quelque chose en commun avec des inconnus. Et l'espace public est un lieu que nous partageons avec des étrangers, une zone où il n'existe pas de ségrégation[16]. »

Historiquement, marche et révolution ont toujours été étroitement liées. La Révolution française survenue il y a plus de deux siècles et, plus récemment, les révolutions portugaise et tchèque ont donné lieu à des manifestations populaires réunissant des citoyens à pied. C'est peut-être la raison pour laquelle les planificateurs et les autorités politiques favorisent la création d'un environnement incompatible avec la marche. Quand les gens sont confinés à la sphère privée, il leur est plus difficile de se rassembler, de partager leurs valeurs avec des étrangers et de protester contre les règles qu'on leur impose. Ils deviennent ainsi plus faciles à contrôler.

L'automobile, elle, favorise plutôt la compétition ; elle isole son propriétaire tout en indiquant son statut social. Tout le monde porte des *jeans*, mais se payer une Audi ou une Lexus n'est pas à la portée de tous. L'automobile est un moyen si puissant de se valoriser qu'il serait irréaliste d'essayer de convaincre les gens d'y renoncer.

Les piétons qui se partagent un espace public sont plus égaux, et ce sentiment d'égalité entre inconnus est nécessaire à une action collective. D'autre part, la restriction de la possibilité de participer

16. Solnit, *Wanderlust*, p. 218.

à des événements faisant appel à des piétons va de pair avec l'érosion du rôle du citoyen. Et à partir du moment où nous ne pouvons plus assumer collectivement notre rôle social, nous risquons de perdre notre pouvoir personnel également.

Chapitre 13

La pollution atmosphérique liée à l'automobile

Il y a tellement de pollution dans l'air que si nos poumons n'étaient pas là pour l'absorber, nous ne saurions trop où la mettre.

Robert Orben

Une étrange sensation aux poumons

Par un magnifique matin ensoleillé du mois d'août, lors de vacances à Manhattan Beach, au sud de Los Angeles, j'ai décidé de faire une randonnée à vélo jusqu'à Marina del Rey, située à une vingtaine de kilomètres de là, en empruntant le sentier asphalté qui longe la mer. À mon retour, j'ai éprouvé une douleur inhabituelle à la poitrine. Ce n'était pas le genre de malaise causé par un excès d'exercice – j'étais habituée à parcourir de plus longues distances à vélo, et sur des routes plus difficiles. Cette sensation était plutôt due à la pollution atmosphérique dans cette région. Comme j'avais respiré profondément le long du parcours, le taux d'ozone dans mes poumons était sans doute plus élevé qu'en temps normal. C'est un fait connu que certains jours, le taux de smog est si élevé dans la région de Los Angeles qu'on recommande aux gens de s'abstenir de faire de l'exercice en plein air. Même si l'on n'avait pas émis d'alerte au smog ce dimanche matin-là, j'ai bel et bien ressenti l'effet de la pollution atmosphérique, en dépit de la proximité de la mer.

Ce problème a récemment inspiré à des chercheurs le titre d'un article scientifique : « Breathless in Los Angeles : The Exhausting Search for Clean Air » (« À bout de souffle à Los Angeles : à la recherche d'air pur »). Menée dans le sud de la Californie, la Children's Health Study est l'une des plus vastes études consacrées aux effets à long terme de la pollution atmosphérique sur la santé respiratoire des enfants. Ayant suivi pendant plusieurs années six mille écoliers issus de douze milieux différents, les auteurs de cette recherche observent un retard d'environ 10 % dans le développement des poumons d'enfants habitant des quartiers présentant des taux élevés de dioxyde d'azote (NO_2) émis par les tuyaux d'échappement des automobiles ainsi que d'autres polluants liés à la circulation automobile, notamment l'acide nitrique. Une amélioration a toutefois été relevée chez les enfants ayant déménagé dans des quartiers moins pollués au cours de l'étude. L'absentéisme scolaire augmentait parallèlement au taux d'ozone. Chez les enfants habitant des quartiers plus pollués, on a également observé des cas plus fréquents de bronchites chez les asthmatiques ainsi que de nouveaux cas d'asthme diagnostiqués chez ceux qui s'adonnaient à des sports d'équipe et passaient donc plus de temps en plein air[1].

La conduite automobile comme source de pollution atmosphérique

La conduite automobile est l'une des principales sources de pollution atmosphérique. Les émissions de monoxyde de carbone, de dioxyde de carbone, d'oxydes d'azote, d'hydrocarbures et de particules polluantes ont un effet délétère sur le système respiratoire; chaque année, plus de 64 000 Américains meurent d'une maladie reliée à la pollution atmosphérique[2]. De plus, la combinaison d'oxydes d'azote et d'hydrocarbures en présence du rayonnement solaire forme l'ozone, un irritant des voies respiratoires augmentant la fréquence et la gravité des symptômes respiratoires[3]. Selon le Surface Transportation Policy Project, plus de 125 millions d'Américains vivent dans un environnement où le taux de pollution atmosphérique est inacceptable; près de 15 millions d'entre eux souffrent d'asthme, entraînant chaque année plus d'un million et demi de

1. Kunzli *et al.*, « Breathless in Los Angeles ».
2. Surface Transportation Policy Project, « Transportation and the Environment ».
3. Frumkin, « Urban Sprawl and Public Health ».

visites au service d'urgence d'un hôpital, environ un demi-million d'hospitalisations et plus de 5500 décès[4]. On a relevé un lien entre un taux d'ozone élevé et une plus grande fréquence et gravité des symptômes respiratoires, un moins bon fonctionnement du système respiratoire, plus de visites aux urgences et d'hospitalisations, une plus grande consommation de médicaments et un taux plus élevé d'absentéisme à l'école et au travail[5]. L'automobile est aussi l'une des principales sources des gaz à effet de serre, contribuant au réchauffement de la planète et à la disparition d'espèces. Ces polluants ne se retrouvent pas seulement dans l'atmosphère mais aussi à l'intérieur de la voiture coincée dans la circulation, quels que soient le type de véhicule et son système de ventilation[6]; quand la circulation est dense, les concentrations de polluants à l'intérieur du véhicule peuvent décupler, et ce, même quand les fenêtres et les conduits de ventilation sont fermés.

Les variations du taux de pollution selon les quartiers

Associé à un trafic routier intense, l'étalement urbain contribue à la pollution atmosphérique et, par le fait même, à l'augmentation des problèmes respiratoires. On a relevé une forte corrélation entre le degré d'étalement urbain et la concentration d'ozone atmosphérique[7]. Ce n'est pas un hasard si les zones métropolitaines les plus étalées des États-Unis – Riverside et San Bernardino, en Californie – sont celles où l'on observe le plus grand nombre de jours où la qualité de l'air est mauvaise (445 jours entre 2000 et 2002)[8]. Selon l'organisme Smart Growth America, 90 % de tous les risques de cancer dans le bassin de Los Angeles sont attribuables aux polluants atmosphériques émis par les véhicules automobiles. Le smog qui sévit à Los Angeles détériore la qualité de l'air jusqu'au Grand Canyon, en Arizona, situé à plusieurs centaines de kilomètres de là[9].

4. Surface Transportation Policy Project, « Transportation and the Environment » et « Transportation and Health ».
5. Frumkin, « Urban Sprawl and Public Health ».
6. Weinhold, « Don't Breathe and Drive ? ».
7. Ewing *et al.*, « Measuring Sprawl and Its Impact ».
8. Ernst *et al.*, « Clearing the Air ».
9. Beck *et al.*, « Outsmarting Smart Growth ».

Intitulé *Clearing the Air*, un rapport publié en 2003 par le Surface Transportation Policy Project indique le taux de pollution atmosphérique dans plus de 50 zones métropolitaines à l'échelle des États-Unis ainsi que ses variations au cours de la dernière décennie. Pour chacune de ces zones, on y estime également le taux de pollution attribuable aux automobiles, aux autobus et aux camions, ainsi que les coûts des soins de santé que cette pollution entraîne. Pour la seule région de Los Angeles, ces derniers se sont élevés à 1,8 milliard de dollars US en 2001. Entre 2000 et 2002, les cinq zones métropolitaines comptant le plus grand nombre de jours où la qualité de l'air était inacceptable se situaient toutes dans le sud de la Californie, malgré une diminution de leurs taux d'ozone. Il s'agit de Riverside/San Bernardino, Fresno, Bakersfield, Los Angeles/Long Beach et Sacramento, qui avaient connu plus de 150 jours de piètre qualité de l'air entre 2000 et 2002[10]. Le transport motorisé y était responsable d'environ les deux tiers des émissions de monoxyde de carbone dans l'atmosphère, d'un tiers de l'oxyde d'azote, de 29 % des hydrocarbures et de 10 % des particules polluantes ; or toutes ces substances augmentent les risques de cancer et la prévalence des maladies cardiaques. Les gains obtenus grâce aux améliorations technologiques apportées aux véhicules à la suite du Clean Air Act de 1970 et du Congestion Mitigation and Air Quality Improvement Program de 1991 sont annulés par l'énorme augmentation du trafic automobile – plus de trajets effectués et plus de kilomètres par déplacement –, d'où le lourd fardeau des dépenses de santé, se situant entre 40 et 64 milliards de dollars US par année et dont la majeure partie est associée à des décès précoces.

L'augmentation de la densité de population et d'emploi ainsi qu'une meilleure connexité du réseau routier contribuent à diminuer les distances à parcourir, la durée des trajets, le nombre de déplacements et les démarrages à froid, ce qui réduit les émissions polluantes en substituant à l'automobile d'autres moyens de locomotion tels que la marche et le transport en commun[11]. Les zones étalées sont privées de tous ces avantages.

10. Ernst *et al.*, « Clearing the Air ».
11. Frank *et al.*, « Linking Land Use with Household Vehicle Emissions ».

Une source importante de problèmes respiratoires

On a établi une corrélation entre la pollution atmosphérique et l'augmentation des visites aux services des urgences à Cincinnati, Cleveland et Columbus, dans l'État de l'Ohio[12], ainsi qu'à Atlanta[13] et Seattle[14]. Une relation entre la pollution de l'air et l'augmentation du risque de mortalité a également été relevée dans plusieurs autres villes[15, 16, 17]. Le déboisement qui se pratique dans plusieurs villes, en raison surtout du développement résidentiel et de la construction de routes, aggrave le problème. Selon le groupe environnementaliste American Forests, qui y voit la cause de l'augmentation des maladies respiratoires, 20 % des arbres des zones urbaines des États-Unis ont disparu au cours des dix dernières années : à l'aide de l'imagerie par satellite, une étude a pu comparer le couvert végétal de 448 zones urbaines avec celui qu'on y avait observé dix ans plus tôt[18]. Or c'est un fait établi que les arbres diminuent la pollution atmosphérique ; de plus, ils rafraîchissent l'air ambiant et rendent ainsi le recours aux climatiseurs moins nécessaire, comme le rapporte l'agence Reuters dans l'Environmental News Network[19].

Durant les dix-sept jours des Jeux olympiques d'été d'Atlanta, en 1996, une diminution sensible du nombre de visites aux urgences et d'hospitalisations de courte durée pour des problèmes d'asthme chez les enfants a fait suite aux efforts déployés pour réduire la congestion routière – mise sur pied d'un service de transport collectif opérant 24 heures sur 24 et fermeture d'un secteur du centre-ville à la circulation automobile – qui ont permis de réduire les taux d'ozone, de particules et de monoxyde de carbone dans l'air. Ces effets bénéfiques presque immédiats plaident en faveur de

12. Jaffe *et al.*, « Emergency Department Visists for Asthma ».
13. Tolbert *et al.*, « Air Quality and Paediatric Emergency Room Visits ».
14. Norris *et al.*, « Fine Particles and Asthma Emergency Department Visits ».
15. Committee of the Environmental and Occupational Health Assembly of the American Thoracic Society, « Health Effects of Outdoor Air Pollution ».
16. Dockery *et al.*, « Air Pollution and Mortality ».
17. Burnett *et al.*, « Urban Ambient Air Pollution Mix ».
18. « Study Shows Massive Tree Loss ».
19. *Ibid.*

changements majeurs dans les habitudes de transport en vue d'améliorer la santé respiratoire des citadins[20].

En Europe, les effets de la pollution atmosphérique sur la santé ont fait l'objet de nombreuses études. En Allemagne notamment, des chercheurs ont trouvé une relation entre la densité de circulation automobile dénoncée par les résidants d'une rue et des cas de respiration sifflante et de rhinite allergique chez les enfants et les adolescents[21, 22], ainsi qu'entre des mesures objectives de densité de la circulation et une fonction pulmonaire réduite de même qu'une augmentation des symptômes respiratoires[23]. Dans le nord de l'Italie, on a relevé un lien entre une circulation intense de camions et les cas de bronchite, de bronchiolite et de pneumonie récurrentes chez des enfants et des adolescents[24]. Aux Pays-Bas, on a observé une plus grande fréquence de symptômes respiratoires – toux, respiration sifflante, écoulement nasal – et de cas d'asthme diagnostiqués chez des enfants habitant à moins de cent mètres d'une autoroute et plus exposés à la circulation des camions, comparativement à des enfants vivant à une plus grande distance de ces artères[25]; on a également observé un moins bon fonctionnement pulmonaire chez ces enfants[26]. À Birmingham, en Angleterre, il y avait plus d'enfants hospitalisés pour l'asthme parmi les résidants d'un quartier à flux de circulation élevé[27].

La pollution atmosphérique et les accouchements prématurés

Malheureusement, la pollution atmosphérique ne cause pas uniquement des problèmes respiratoires. Comme des chercheurs l'ont récemment observé, elle peut aussi accroître les risques d'accouchement prématuré et d'insuffisance de poids à la naissance. Une étude menée dans le comté de Los Angeles auprès de quelque 51 000

20. Friedman *et al.*, « Transportation and Commuting Behaviors ».
21. Duhme *et al.*, « « Asthma and Allergic Rhinitis ».
22. Weiland *et al.*, « Wheezing and Allergic Rhinitis in Children ».
23. Wjst *et al.*, « Road Traffic ».
24. Ciccone *et al.*, « « Road Traffic ».
25. Van Vliet *et al.*, « Chronic Respiratory Symptoms in Children ».
26. Brunekreef *et al.*, « Truck Traffic and Lung Function ».
27. Edwards *et al.*, « Hospital Admissions for Asthma ».

enfants nés entre 1994 et 1996 indique une hausse de 10 à 20 % des risques d'avoir un accouchement prématuré ou un bébé de poids insuffisant chez les femmes habitant à proximité des voies de circulation rapide, et ce, même en tenant compte du statut socio-économique et des autres variables. Cette étude a pris en considération la distance entre le domicile et les grandes artères ainsi que leur débit de circulation. Ces effets négatifs se rencontraient plus fréquemment lorsque le troisième trimestre de la grossesse se déroulait durant les mois d'automne ou d'hiver, périodes où l'air est plus stagnant[28].

Un lourd bilan

Quand on considère tous les effets néfastes de l'aménagement urbain qui prédomine aujourd'hui et de l'omniprésence de l'automobile, il est fort étonnant qu'on accorde si peu d'attention à une approche globale des problèmes causés par le déclin de la marche. Comment expliquer cette indifférence ? On peut sans doute en partie l'attribuer au fait que les piétons, contrairement à d'autres groupes de citoyens ou de consommateurs, ne soient pas encore très bien organisés pour défendre leurs droits. À moins de participer à une marche pour une cause précise, ils restent plutôt isolés. Cependant, urbanistes, experts en transport et spécialistes de la santé publique commencent à collaborer, ce qui laisse entrevoir de nouveaux espoirs de changement. De plus, de nombreux groupes militants sont créés pour promouvoir la sécurité sur les routes et un mode de vie plus sain ; ils réclament qu'on consacre plus d'argent à la création d'un environnement favorable à la marche. Ces organismes, dont Vivre en ville, Vélo-Québec, Équiterre, Accès transports viables et Vert l'action, travaillent à améliorer les conditions pour les marcheurs et les cyclistes, et à augmenter le nombre d'adeptes de ces activités.

Pour que des mesures soient prises, l'inquiétante montée de l'obésité sera peut-être auprès de nos dirigeants un argument plus convaincant que les milliers de personnes qui meurent ou sont grièvement blessées sur les routes chaque année, les innombrables heures perdues dans les bouchons de circulation, le rétrécissement

28. Whilhelm et Ritz, « Adverse Birth Outcomes ».

de l'espace public ou l'augmentation des problèmes respiratoires dus à la pollution atmosphérique. Comme la marche a été jusqu'à récemment une activité utilitaire avant tout, pourquoi ne pas tenter de lui redonner sa place dans notre vie quotidienne et d'améliorer ainsi notre forme physique ?

Troisième partie
La rançon de la sédentarité

CHAPITRE 14

Le recul de l'activité physique

Nous ne faisons pas assez d'exercice comme peuple. Nous regardons au lieu de jouer. Nous nous déplaçons en automobile au lieu de marcher. Notre existence nous prive du minimum d'exercice physique essentiel à la santé.

JOHN F. KENNEDY

BIEN QUE LE SPORT OCCUPE UNE PLACE de choix dans les loisirs, les gens se retrouvent la plupart du temps à le regarder à la télévision plutôt qu'à y participer. Même quand ils assistent en personne à un match de football, ils s'assoient pour observer quelques athlètes qui se démènent. Comme spectateurs, nous avons tendance à ingurgiter de grandes quantités d'aliments camelote. La vie sédentaire incite à la suralimentation, et la suralimentation porte à la sédentarité. Oui, nous aimons le sport, mais pas le pratiquer. Bon nombre de gens croient à tort que la seule façon de faire de l'exercice est de s'adonner à un sport, alors que diverses activités quotidiennes – marcher, jardiner, tondre la pelouse, monter les escaliers – ou encore des loisirs tels que le jeu de quilles ou la danse, offrent de belles occasions de bouger. Bien qu'elles n'exigent pas un grand effort, ces activités pratiquées régulièrement requièrent une dépense d'énergie fort bénéfique.

L'inactivité physique qui résulte d'un mode de vie sédentaire est devenue un grave problème de santé publique. En 2002-2003, 25 % des Américains âgés de plus de 18 ans déclaraient avoir une mobilité réduite, ayant du mal à marcher, à se tenir debout ou à monter les escaliers[1]. Aux États-Unis, on attribue à l'inactivité physique entre 250 000 et 300 000 décès par année consécutifs à une crise cardiaque ou un accident vasculaire cérébral. Chez les hommes, le risque d'une crise cardiaque lié à la sédentarité équivaut à celui qu'encourt la personne qui fume 20 cigarettes par jour, qui a une tension artérielle systolique de plus de 150 mmhg ou dont le taux de cholestérol dans le sang dépasse 6,9 mmol/l[2]. Bien que beaucoup se disent préoccupés par leur forme physique, ils passent en réalité de plus en plus de temps assis – dans leur automobile ou devant leur écran de télévision ou d'ordinateur. À cela s'ajoute l'usage des télécommandes, qui accentue l'inertie.

La plupart des gens ont un travail sédentaire, et s'y rendent en automobile; il y a quelques décennies à peine, les emplois faisaient généralement appel à plus d'activité physique, et un plus grand nombre de gens se rendaient à pied au travail. Une enquête menée en Grande-Bretagne au début des années 1990 a indiqué que seulement 20 % des hommes et 10 % des femmes y exerçaient encore un travail requérant une importante activité physique; le tiers des répondants adultes s'étaient adonnés à moins de quatre périodes de 20 minutes d'une activité modérée quelconque au cours du mois précédent, et plus de 80 % n'avaient pas parcouru à pied de façon régulière une distance d'au moins 3 kilomètres[3]. Les temps libres ont augmenté au cours des dernières décennies, mais la majeure partie d'entre eux sont consacrés à des activités sédentaires.

L'accélération du rythme de vie fait que bon nombre de gens sont toujours pressés et ne prennent même plus le temps de cuisiner. En dépit de cuisines munies d'équipements modernes de plus en plus sophistiqués, les ventes de plats pré-cuisinés ont augmenté de 24 % au cours de la dernière décennie[4]. Les repas préparés à la maison sont de moins en moins populaires: d'après un rapport spécial intitulé « Cut the Fat », publié dans le numéro de janvier 2004 du *Consumer Reports*, 46 % du budget alimentaire des ménages américains était consacré à des repas pris à l'extérieur en 2002,

1. Sanmartin *et al.*, « Canada/United States Survey of Health ».
2. Roberts *et al.*, « Pedalling Health ».
3. Allied Dunbar National Fitness Survey, « Activity Patterns and Fitness Levels ».
4. Adler, « Takeout Nation ».

comparativement à 37 % en 1977[5]. Or les aliments consommés à l'extérieur sont généralement plus riches en matières grasses que ceux préparés à la maison. De plus, pour cuisiner, il faut y mettre le temps et rester debout, puis nettoyer la cuisine après le repas ; manger un repas préparé offert dans un contenu jetable est souvent beaucoup plus simple. La fonction de la cuisine est en train de devenir plus esthétique qu'utilitaire : nous admirons de notre salon à aire ouverte ce vestige d'une époque révolue, qui comme le foyer revêt un rôle de plus en plus exclusivement décoratif.

De nos jours, le travail de bureau demande de rester assis devant un ordinateur pendant de longues heures, dans un espace si exigu qu'il n'est même pas nécessaire de se lever pour prendre un dossier dans un classeur. L'économie d'espace est devenue un objectif prioritaire pour les entreprises. Pour les employés, elle rime avec économie d'énergie. Ainsi, le milieu de travail ne fournit plus beaucoup d'occasions de bouger. De plus, essayer de se concentrer dans un environnement bruyant est souvent une expérience exténuante. À ces inconvénients s'ajoutent les microtraumatismes dus aux gestes répétitifs associés au travail à l'ordinateur, tels que le syndrome du canal carpien et l'épicondylite, qui sont souvent très longs à soigner.

Une enquête nationale effectuée en 2000-2001 chez nos voisins du Sud a révélé que plus de la moitié des Américains adultes n'atteignent pas le minimum d'activité physique recommandé (soit au moins 30 minutes par jour, cinq jours ou plus par semaine). À l'échelle du pays, 26 % des répondants adultes se disaient totalement inactifs durant leur temps libre ; dans certains États (Kentucky, Louisiane, Mississipi et Tennessee), un adulte sur trois l'était[6]. La situation est semblable chez les enfants, qui sont inactifs pendant les trois quarts de leurs heures éveillées et ne s'adonnent à des activités physiques vigoureuses qu'un petit douze minutes par jour[7]. Ailleurs non plus, on n'échappe pas à cet état de passivité : au Québec, par exemple, la moitié de la population adolescente ou adulte était physiquement inactive durant ses loisirs en 2005, selon Statistique Canada.

---

5. « Cut the Fat ».
6. Centers for Disease Control and Prevention, « Prevalence of Physical Activity ».
7. Ebbeling *et al.*, « Childhood Obesity ».

Répugnant à se livrer à des séances d'entraînement épuisantes qui font beaucoup suer et un peu souffrir, certains préfèrent s'abstenir carrément d'activité physique. On prête peu attention aux exercices réguliers légers ou modérés. Et pourtant, l'activité physique a un effet bénéfique cumulatif: il n'est pas nécessaire de s'y livrer pendant plusieurs heures d'affilée; de brefs moments quotidiens d'activité s'additionnent. Il n'est pas non plus nécessaire de pratiquer un sport. Nombre de gens n'aiment pas le sport, ou n'ont pas les moyens de se procurer l'équipement nécessaire pour s'y adonner. Restreignant l'activité physique aux sports, ils préfèrent y renoncer. Enfant, je n'aimais pas la dimension compétitive des sports; étant plutôt intéressée par la nature, j'ai été attirée par l'aspect aventureux de la marche et du vélo.

Une étude menée entre 1998 et 2000, impliquant 448 comtés situés dans les plus vastes zones métropolitaines des États-Unis, a révélé que les résidants des 25 comtés les plus étalés marchaient en moyenne 191 minutes par mois, comparativement à 254 minutes chez les habitants des 25 comtés les plus densément peuplés. Le degré d'étalement urbain a été associé non seulement à la pratique de la marche mais aussi à l'embonpoint et à l'hypertension. Les résidants des zones les plus étalées pesaient en moyenne environ 3 kilos de plus que leurs concitoyens vivant dans des quartiers plus densément peuplés[8]. Fait intéressant à noter, les gens ne marchent pas nécessairement davantage quand la température est clémente, car les zones plus denses se retrouvent souvent dans les États du Nord.

Les effets de l'inactivité physique sur la santé

La sédentarité contribue à plusieurs maladies dont l'obésité, le diabète, les maladies coronariennes, les accidents vasculaires cérébraux, l'ostéoporose et certains cancers, de même qu'à la mortalité toutes causes confondues. Selon le CDC, l'inaction est responsable d'environ le tiers des décès dus aux maladies coronariennes, au cancer du colon et au diabète; une légère augmentation de l'activité physique réduirait la mortalité liée à ces maladies de 5 à 6 %, ce qui représente de 30 000 à 35 000 décès par année[9].

---

8. Ewing *et al.*, « Urban Sprawl and Physical Activity ».
9. Powell et Blair, « Sedentary Living Habits ».

La sédentarité se reflète sur l'emploi de notre temps libre. Aux États-Unis, on a attribué à l'absence d'activité physique dans le contexte des loisirs 22 % des maladies coronariennes, des cancers du colon et des fractures associées à l'ostéoporose, 12 % des cas de diabète et d'hypertension et 5 % des cancers du sein. Au total, la facture des soins de santé reliés à ces problèmes de santé s'élevait à 24,3 milliards de dollars pour l'année 1995, ce qui représentait 2,4 % des dépenses de santé[10]. Les coûts directs liés à l'obésité – définie comme un indice de masse corporelle supérieur à 30 – totalisaient 70 milliards de dollars en 1995, alors que les dépenses indirectes s'élevaient à 48 milliards de dollars au minimum. L'inactivité physique à l'âge adulte laisse présager une incapacité au cours de la vieillesse ; les gens physiquement inactifs dans la quarantaine risquent davantage d'avoir de la difficulté à exécuter certaines tâches quotidiennes – telles que s'habiller, se lever, manger, marcher, faire sa toilette, atteindre ou tenir un objet, ou faire ses courses – en prenant de l'âge, ce qui compromet leur autonomie[11].

L'inactivité physique n'est pas l'apanage de la population des États-Unis. Au Canada, environ les deux tiers de la population ne fait pas d'exercice. Des chercheurs ont évalué le coût économique de cette inertie pour l'année 1999 : plus de 2 milliards de dollars ont été consacrés aux soins de santé directement liés à l'inactivité physique, cette somme représentant 2,5 % des dépenses de santé pour cette année. Les dépenses attribuables à l'inaction représentaient 25,5 % des coûts liés au traitement de maladies coronariennes, d'accidents vasculaires cérébraux, d'hypertension, de cancers du colon et du sein, du diabète de type 2 et d'ostéoporose. On a par ailleurs établi un lien entre l'inactivité physique et 21 340 décès prématurés. Une baisse de 10 % de l'inactivité physique épargnerait 150 millions de dollars par année au système de santé. Les coûts liés à l'obésité n'ont pas été inclus dans ces calculs[12].

---

10. Colditz, « Costs of Obesity and Inactivity ».
11. Vita *et al.*, « Aging, Health Risks, and Cumulative Disability ».
12. Katzmarzyk *et al.*, « The Economic Burden of Physical Inactivity in Canada ».

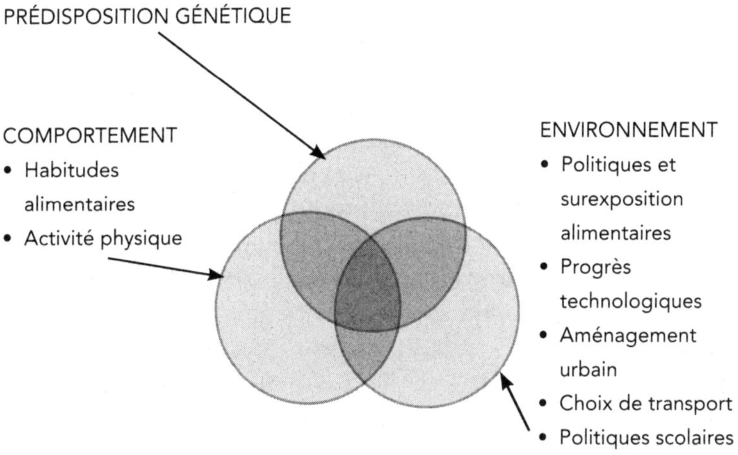

Interaction entre les facteurs individuels et sociétaux menant à l'obésité

Bien qu'il existe des prédispositions génétiques à l'obésité, le comportement et l'environnement sont des facteurs déterminants. Même si les comportements relèvent de choix personnels, ceux-ci s'inscrivent dans un contexte qui favorise l'obésité.

Politiques et surexposition alimentaires : grande accessibilité, portions énormes, prix dérisoires, aliments préparés, publicité, subventions à la production d'aliments à haute valeur énergétique.

Progrès technologiques : automobile, télévision, ordinateur, télécommande, escalier roulant, ascenseur. (Toutes ces inventions comportent des avantages, mais ont un effet cumulatif négatif.)

Aménagement urbain : règlements de zonage, absence de destinations accessibles à pied, pénurie d'infrastructures piétonnières, manque de voies et de pistes cyclables.

Choix de transport : dépendance envers l'automobile, absence de transports collectifs, piètres mesures de sécurité à l'intention des piétons et des cyclistes.

Politiques scolaires : réduction des cours d'éducation physique, contrats d'exclusivité avec des entreprises de boissons gazeuses, distributeurs automatiques d'aliments camelote, écoles éloignées des zones résidentielles.

Chez les personnes âgées des deux sexes, la densité minérale osseuse au niveau des hanches est plus élevée chez celles qui ont fait de l'exercice récréatif toute leur vie et continuent d'en faire régulièrement, comparativement à celles qui en font peu ou pas du tout, ce qui laisse croire que l'exercice protège la masse osseuse[13]. Une augmentation de la densité osseuse a été associée à une diminution des risques de fractures dues à l'ostéoporose.

L'inactivité physique constitue en soi un facteur de risque de l'obésité ; par conséquent, les répercussions de la sédentarité sur la santé sont indépendantes des problèmes de santé liés à l'obésité. Comme la plupart des tâches physiques quotidiennes sont aujourd'hui très restreintes en raison du transport motorisé, des équipements mécanisés et des nombreux appareils ménagers, la dépense d'énergie a considérablement diminué. Les machines qui dispensent de travailler telles que la tondeuse à gazon, la souffleuse à neige et la souffleuse à feuilles contribuent également à réduire le degré d'activité physique ainsi qu'à augmenter la pollution atmosphérique. De son côté, la télécommande nous exempte de bouger : une légère pression de l'index permet d'exécuter automatiquement des tâches qui requéraient auparavant une dépense d'énergie.

Le fait que l'obésité soit en hausse malgré une réduction de la ration énergétique quotidienne laisse croire que l'inactivité physique résultant du mode de vie moderne en est un important facteur. Il semble même que les changements observés dans la prévalence de l'obésité au cours de la deuxième moitié du XXe siècle ne soient pas reliés à des apports plus importants de calories ou de matières grasses mais plutôt à l'inactivité physique – notamment au temps passé en automobile ou devant l'écran de télévision[14].

Une étude menée dans 15 pays de l'Union européenne a montré que les adultes qui passaient plus de temps en position assise faisaient moins d'exercice dans leurs temps libres, étaient plus âgés et plus susceptibles d'avoir pris du poids au cours des six mois précédents, d'avoir un statut socioéconomique moins élevé, d'être fumeurs et de souffrir d'obésité[15]. Les résultats d'une enquête pilote

---

13. Greendale *et al.*, « Leisure Exercise and Osteoporosis ».
14. Prentice et Jebb, « Obesity in Britain ».
15. Martinez-Gonzalez *et al.*, « Physical Inactivity, Sedentary Lifestyle and Obesity ».

sur la santé des Australiens ont également révélé que l'embonpoint était un obstacle courant à l'activité physique[16].

La sédentarité n'est surpassée que par le tabagisme et l'obésité comme cause de décès résultant de neuf maladies chroniques, dont les maladies coronariennes, les accidents vasculaires cérébraux et le cancer colorectal. Selon le CDC, si tous les gens inactifs se mettaient à bouger davantage, les coûts des soins de santé chuteraient de 77 milliards de dollars pour les États-Unis seulement[17].

L'inactivité physique chez les enfants et les adolescents

Comme en général, l'activité physique décroît avec l'âge, il est inquiétant d'observer son déclin même chez les enfants. Près de la moitié des enfants âgés entre 12 et 20 ans ne s'adonnent pas régulièrement à une activité physique vigoureuse[18], et les enfants d'âge préscolaire passent la majeure partie du temps consacré au jeu à des activités sédentaires.

De toute évidence, les enfants font moins d'exercice qu'auparavant, tant à la maison qu'à l'école. Les réductions budgétaires et l'accent mis sur les matières théoriques ont contribué à la régression de l'éducation physique à l'école. Selon le rapport de 1996 du *Surgeon General* des États-Unis sur l'activité physique et la santé, les inscriptions aux cours d'éducation physique quotidiens offerts dans les écoles secondaires ont connu une baisse sensible, passant de 42 % en 1991 à 25 % en 1995, seulement quatre ans plus tard. L'Illinois était le seul État à exiger des séances quotidiennes d'éducation physique à tous les niveaux en 2003 ; entre-temps, en Floride, comme le rapportait la correspondante d'ABC News Geraldine Sealy, 58 % des enfants ne participaient à aucune séance d'éducation physique[19].

Pendant ce temps, en raison d'un besoin criant de fonds, des administrateurs d'écoles signent des contrats d'exclusivité avec des entreprises de boissons gazeuses, leur permettant d'installer des

16. Ball *et al.*, « Too Fat to Exercise ? ».
17. Surface Transportation Policy Project, « Transportation and Health ».
18. U.S. Department of Health and Human Services, « Physical Activity and Health ».
19. Sealy, « Just Do It ».

distributeurs automatiques remplis de leurs produits et d'autres aliments camelote à l'intérieur de l'école. L'argent ainsi recueilli permet peut-être d'acheter de l'équipement spécial pour les écoliers, mais au détriment de leur santé. De telles pratiques ne sont pas la meilleure façon d'inculquer aux enfants de bonnes habitudes alimentaires et de les initier à un mode de vie sain. Elles encouragent plutôt l'obésité et l'acquisition d'habitudes malsaines. Selon l'expert en matière d'obésité Kelly Brownell, auteur d'un livre-choc sur le rôle de l'industrie alimentaire dans la prolifération de l'obésité, paru en 2004, « Les écoles ne considèrent pas qu'une éducation à l'alimentation saine fait partie de leur mission[20]. »

Il ne serait pas étonnant qu'une fois adultes, les victimes de ce système poursuivent les administrations scolaires qui les ont exposées à des habitudes alimentaires malsaines, comme les fumeurs intentent aujourd'hui des procès aux fabricants de cigarettes. La Californie est devenue le premier État américain à interdire la vente de boissons gazeuses aux écoliers des niveaux primaire et secondaire, et à exiger l'approbation des commissions scolaires pour la signature de contrats autorisant la vente d'autres aliments camelote ; d'autres États lui emboîtent maintenant le pas. Une étude du Center for Science in the Public Interest a montré que les boissons gazeuses représentaient l'ingestion de 10 à 15 cuillerées à thé de sucre par jour chez les adolescents ; elles ont déclassé le lait comme boisson quotidienne parmi la population adolescente[21]. C'est depuis 1976 que la population américaine consomme plus de soda que de lait ; aujourd'hui, nos voisins du Sud ingèrent deux fois plus de boissons gazeuses que de lait[22]. Les boissons gazeuses, qui sont plus accessibles que jamais, gonflent l'apport calorique quotidien. Une étude menée entre 1995 et 1997 auprès des élèves de quatre écoles publiques du Massachusetts a montré que chaque portion additionnelle quotidienne de boisson sucrée chez ces enfants augmentait de 60 % le risque d'obésité au cours des 19 mois suivants[23].

En raison de compressions budgétaires, il arrive souvent que la ou le titulaire d'une classe se substitue au professeur d'éducation

---

20. Brownell et Battle Horgen, *Food Fight*.
21. « Vending Machine Controversy ».
22. « Cut the Fat ».
23. Ludwig *et al.*, « Sugar-Sweetened Drinks and Childhood Obesity ».

physique pour l'organisation des activités physiques, même si cette personne n'a pas les qualifications requises[24]. Les enfants américains consacrent moins de temps aux activités physiques structurées que les jeunes européens du même âge. Quand ils s'y adonnent, plusieurs d'entre eux doivent se contenter de regarder évoluer leurs camarades plus performants. En raison de l'aspect compétitif du sport, ce sont ces derniers qui reçoivent le plus d'attention.

Au Royaume-Uni, le gouvernement a pris des mesures pour augmenter le temps alloué aux cours d'éducation physique afin de réduire l'obésité chez les enfants ; cette initiative n'a toutefois pas donné les résultats escomptés. En raison de leur piètre forme physique et de leur manque d'endurance, les enfants ne satisfont pas aux normes en vigueur dans le pays. Par conséquent, bon nombre d'entre eux ne se présentent pas aux cours d'éducation physique, et ce, avec l'approbation de leurs parents. Comme les auteurs de l'article en question le soulignent, ces enfants sont « trop gros pour se mettre en forme[25] ». Le journal *The Observer* a consacré plusieurs articles à cette question en 2003. Les enfants britanniques d'âge scolaire ne font pas assez d'exercice, tant à la maison qu'à l'école ; ils sont « suralimentés et dépendants de l'automobile », selon les auteurs. Les sports ne sont plus considérés comme une priorité dans le programme scolaire ; le nombre d'enfants qui vont à l'école à pied est en baisse ; par contre, les activités sédentaires, telles que regarder la télévision ou s'adonner à des jeux vidéo, sont de plus en plus populaires. Les parents se montrent plus réticents à laisser leurs enfants jouer à l'extérieur parce qu'ils considèrent cela dangereux[26, 27].

L'écoute de la télévision et les jeux vidéo sont deux causes majeures du déclin de l'activité physique chez les enfants.

Parmi un échantillon représentatif de jeunes Américains, on a observé un lien entre un faible degré d'activité physique et des habitudes de vie malsaines – tabagisme, consommation de marijuana,

24. Luepker, « How Physically Active Are American Children ? ».
25. Henry, « Too Fat to Get Fit ».
26. Campbell *et al.*, « School Sports Bid to Fight Obesity ».
27. Townsend et Campbell, « Britains's Battle of the Bulge ».

mauvaises habitudes alimentaires, écoute excessive de la télévision et négligence à utiliser la ceinture de sécurité[28].

D'autre part, les enfants auxquels sont offerts des cours quotidiens d'éducation physique à l'école primaire sont plus actifs une fois adultes, ce qui indique que les effets bénéfiques de ces cours sur le degré d'activité physique sont durables[29].

28. Pate *et al.*, « Physical Activity and Other Health Behaviors ».
29. Trudeau *et al.*, « Primary School Physical Education ».

Chapitre 15

La montée de l'obésité

Nous nous acharnons à faire de la culture physique,
et garons notre auto le plus près possible du stade...

Bill Vaughan

Il est bien connu que les Américains mangent trop souvent des portions excessives, et qu'il est difficile de faire de l'exercice avec un estomac trop plein. Mon premier choc culturel relativement aux mœurs alimentaires de nos voisins du Sud s'est produit à Boston, il y a une vingtaine d'années. Lors d'un souper dans un bon restaurant, j'ai remarqué que plusieurs clients repartaient avec un sac de papier. Je me suis dit qu'ils étaient tout simplement venus chercher le repas qu'ils avaient commandé. Lorsque le garçon nous a apporté nos plats, cependant, leur dimension m'a stupéfiée. Malgré mon solide appétit ce soir-là, il m'a semblé que mon assiette était aussi remplie à la fin qu'au début du repas. On nous a alors demandé si nous désirions avoir un « doggy bag » pour apporter nos restes. J'ai d'abord cru à une plaisanterie. Puis j'ai compris pourquoi presque tous les clients quittaient le restaurant munis d'un sac. Ces portions gargantuesques, ainsi que la formule « buffet à volonté », ont à la longue des effets délétères.

Des chercheurs ont observé un lien entre la consommation de portions excessives et l'obésité. Dans le cadre d'une expérience menée par Brian Wansink, professeur à l'Université de l'Illinois, l'auditoire d'un cinéma s'est vu offrir du *pop-corn* gratuit. À la moitié de l'auditoire, on a servi du *pop-corn* frais, en petites ou grosses portions. L'autre moitié a reçu du *pop-corn* vieux de 14 jours dans des contenants petits ou géants. Même si la plupart de ces spectateurs ont affirmé que ce *pop-corn* périmé avait un goût atroce, ceux qui se sont vu offrir les plus grosses portions en ont mangé 33 % de plus que les personnes qui ont reçu les petits contenants[1]. D'autres expériences semblables ont montré que plus on offre de nourriture aux gens, plus ils en consommeront, même s'ils n'ont plus faim ou que ces aliments ont mauvais goût.

Bien que le phénomène de l'obésité se répande partout dans le monde – plus d'un milliard d'adultes étant aujourd'hui atteints d'obésité ou d'embonpoint sur la planète – et ait donné lieu à la création du néologisme « globésité », la situation est particulièrement alarmante en Amérique du Nord, comme l'ont montré une série d'articles parus dans le *Miami Herald* en juin 2003[2] et dans un numéro récent de *Perspectives in Health : The Magazine of the Pan American Health Organization*[3]. La prévalence de l'obésité a aujourd'hui atteint des proportions épidémiques ; la réalité ne correspond plus du tout à la norme culturelle favorisant la minceur.

Depuis quelques décennies, la menace d'une explosion de la population mondiale outrepassant la capacité nourricière de la planète est déclassée – en Occident du moins – par le danger de l'explosion individuelle : l'augmentation de la masse corporelle avec son lot de problèmes de santé.

En 2004, les deux tiers des Américains d'âge adulte souffraient d'obésité ou d'embonpoint, selon les données du CDC : un adulte sur trois avait un problème d'embonpoint, son indice de masse corporelle se situant entre 25 et 30 kg/m^2 ; un autre tiers était atteint d'obésité selon les critères de l'Organisation mondiale de la santé (ayant une masse corporelle dépassant 30 kg/m^2). En 1991, la proportion d'individus ayant une surcharge pondérale était de 45 % et celle des personnes atteintes d'obésité, de 12 %[4]. Ce phénomène était en hausse dans tous les États américains chez les individus des deux sexes, dans tous les groupes d'âge, d'origine ethnique et de niveau de scolarité, chez les non-fumeurs comme les fumeurs.

1. « Researcher Links Obesity, Food Portions », *Yahoo News*.
2. Creager, « America's New Diet ».
3. Eberwine, « Globesity ».
4. Mokdad *et al.*, « Epidemics of Obesity and Diabetes ».

Une prévalence plus élevée a été observée dans les États de l'Est et du Sud. Fait inquiétant, la hausse la plus importante a été observée chez les jeunes gens âgés entre 18 et 29 ans[5]. Ces pourcentages sont sans doute sous-estimés car ils reposent sur des mesures déclarées par les sujets. Néanmoins, la prévalence d'obésité a augmenté de 61 % entre 1991 et 2000.

Quelque 15 millions d'Américains adultes de plus de 51 ans étaient atteints d'obésité en 2003, selon le Center on an Aging Society de l'Université de Georgetown à Washington (D.C.) Ces personnes étaient deux fois plus susceptibles d'avoir de la difficulté à accomplir diverses tâches quotidiennes, de souffrir de symptômes chroniques – fatigue, respiration sifflante, essoufflement – et d'exprimer des sentiments de tristesse et d'impuissance. L'obésité a aussi pour effet de les rendre moins aptes à accomplir diverses tâches telles que marcher, faire les courses, aller au cinéma et participer à des fêtes ou à d'autres événements sociaux. Elles risquent également davantage de s'absenter du travail en raison de problèmes de santé[6].

L'obésité morbide

Une analyse de la Rand Corporation a révélé que l'obésité pathologique (définie comme une surcharge pondérale d'au moins 45 kg ou un indice de masse corporelle de 40 ou plus) touchait 4 millions d'Américains d'âge adulte en 2000, soit un adulte sur 50, comparativement à un adulte sur 200 en 1986[7]. Le pourcentage d'individus atteints d'obésité morbide a même augmenté plus rapidement que celui des personnes obèses dont l'indice de masse corporelle se situe entre 30 et 40. L'obésité morbide encourt les coûts les plus élevés en matière de soins de santé.

L'incidence de l'obésité sur la longévité

L'obésité influe également sur la longévité. Les résultats de la célèbre étude de Framingham sur les maladies cardiaques, qui a permis de suivre plus de 5000 adultes entre 1948 et 1990, ont indiqué des

5. Mokdad *et al.*, « Obesity Epidemic in the United States ».
6. Center on an Aging Society, « Obesity Among Older Americans ».
7. Sturm, « Clinically Severe Obesity in the United States ».

baisses sensibles de l'espérance de vie chez les personnes atteintes d'embonpoint ou d'obésité au départ ; par exemple, un non-fumeur de 40 ans faisant de l'embonpoint vivait trois ans de moins qu'un non-fumeur ayant un poids normal. Chez les participants souffrant d'obésité, la différence d'espérance de vie était encore plus marquée[8]. D'autres chercheurs ont constaté qu'entre 1971 et 1999, l'espérance de vie était plus élevée chez les participants dont l'indice de masse corporelle optimal se situait entre 23 et 25 pour les Blancs et entre 23 et 30 pour les Noirs, ce qui est une autre indication de l'effet de l'embonpoint et de l'obésité sur l'espérance de vie[9]. À la lumière de ces résultats et compte tenu de la montée en flèche de l'obésité parmi les nouvelles générations, un problème auquel s'ajoute le déclin de l'activité physique, il y a lieu de s'attendre à une baisse générale de l'espérance de vie dans un proche avenir.

L'obésité chez les enfants

Aux États-Unis, l'obésité touche 5 millions d'enfants, soit un bambin sur sept. Plus de 15 % des adolescents souffraient d'embonpoint en 1999-2000, selon le National Health and Nutrition Examination Survey, qui a également révélé une hausse de la prévalence de l'embonpoint chez les enfants américains entre 1988 et 1994 et entre 1999 et 2000. Celle-ci est passée de 7,2 % à 10,4 % chez les enfants âgés de deux à cinq ans, de 11,3 % à 15,3 % chez les enfants de six à onze ans et de 10,5 % à 15,5 % chez les jeunes de douze à dix-neuf ans[10]. Au moment où l'éducation physique dans les écoles était souvent délaissée en raison de réductions budgétaires ou d'une plus grande importance accordée aux matières théoriques, les fabricants de fast-food y faisaient leur entrée, bourrant de plus en plus d'écoliers de frites, de pizza et de boissons gazeuses et façonnant ainsi leurs futures habitudes alimentaires. En 2002, la revue médicale britannique *The Lancet* affirmait que l'obésité infantile était devenue un grave problème de santé publique partout dans le monde ; le phénomène s'étend aujourd'hui à de nombreux pays, des États-Unis à l'Angleterre en passant par la Chine, le Japon et

8. Peeters *et al.*, « Obesity in Adulthood ».
9. Fontaine *et al.*, « Years of Life Lost Due to Obesity ».
10. Ogden *et al.*, « Prevalence and Trends in Overweight ».

l'Australie, de même que plusieurs pays en voie de développement[11]. Au Canada, la prévalence de l'obésité chez les enfants âgés de sept à treize ans a plus que doublé entre 1981 et 1996, passant de 5 à 13,5 % chez les garçons et à 11,8 % chez les filles[12]. Selon un article du numéro d'août 2003 du magazine *Time*, 10 % des enfants chinois (soit 30 millions d'entre eux) étaient considérés comme obèses, et ce nombre pourrait doubler d'ici dix ans[13]. Curieusement, à l'intérieur d'un même pays, les différences régionales peuvent être très importantes : ainsi, dans certaines villes canadiennes comme Gatineau ou Kingston, près d'un enfant sur deux souffre maintenant d'embonpoint ou d'obésité selon Statistique Canada, ce qui laisse supposer que des facteurs environnementaux sont fortement impliqués dans cette épidémie.

En raison de ses répercussions négatives à long terme, l'obésité chez les enfants est particulièrement préoccupante. D'après la Feeding Infants and Toddlers Study, parue dans le numéro de janvier 2004 du *Journal of the American Dietetic Association*, les mauvaises habitudes alimentaires se prennent en très bas âge, même avant deux ans. Cette étude a révélé que le tiers des enfants de moins de deux ans ne mangeaient ni fruits ni légumes et que parmi ceux qui consommaient des légumes, les pommes de terre frites avaient la vedette chez les enfants de 15 mois ou plus ; les *hot dogs*, les saucisses et le bacon faisaient partie des aliments consommés quotidiennement chez 25 % des enfants plus âgés[14]. Les enfants âgés entre un et deux ans avaient une ration énergétique de 30 % trop élevée : ils consommaient en moyenne 1220 calories par jour, alors que l'apport énergétique requis pour cet âge est de 950 calories. Comme les goûts et les habitudes alimentaires s'acquièrent très tôt dans la vie, ces résultats sont inquiétants. Selon Statistique Canada, les enfants de parents obèses sont plus susceptibles de le devenir à leur tour.

L'obésité morbide peut être psychologiquement désastreuse pour les enfants et les adolescents. Comme on l'a également observé chez les enfants atteints d'un cancer, la probabilité de voir sa qualité de

---

11. Ebbeling *et al.*, « Childhood Obesity ».
12. Tremblay et Willms, « Body Mass Index of Canadian Children ».
13. Nash, « Obesity Goes Global ».
14. « Bad Eating Habits Start Near Age 2 », Associated Press.

vie amoindrie par des problèmes de santé – sur les plans physique, affectif, social et scolaire – est de 5,5 fois plus élevée chez l'enfant ou l'adolescent souffrant d'obésité morbide que chez son camarade en santé[15]. Une expérience menée pour ABC News dans le cadre d'une émission spéciale intitulée *Fat Like Me*, présentée en octobre 2003, a mis en lumière les répercussions psychologiques de l'obésité : une jeune fille mince à laquelle on a donné l'apparence d'une personne de 90 kg au moyen de rembourrage et de latex a été la cible de railleries de la part des autres élèves à son arrivée dans une nouvelle école secondaire ; cette journée a été pour elle une expérience atroce[16]. Bien qu'ils soient plus nombreux que jamais, les enfants obèses sont encore stigmatisés en raison de la norme sociale toujours en vigueur valorisant la minceur et la beauté.

Un apport calorique excessif

La prévalence de l'obésité est en hausse, bien que le pourcentage de la population américaine qui consomme des aliments à basse teneur en calories soit passé de 19 % en 1978 à 76 % en 1991, illustrant l'inefficacité de cette stratégie de contrôle du poids[17]. À cet échec s'ajoute la constatation troublante que moins de la moitié des personnes obèses ayant passé un examen médical de routine au cours de la dernière année se sont fait conseiller de perdre du poids par un professionnel de la santé. Et parmi celles qui essayaient de le faire ou de maintenir leur poids, seulement 17,5 % se conformaient à la recommandation de diminuer leur ration calorique et d'augmenter le temps consacré aux activités physiques à plus de 150 minutes par semaine[18].

Malgré la grande disponibilité des fruits et légumes frais, la majeure partie des Américains n'en consomment pas suffisamment – soit les cinq portions quotidiennes recommandées – et leur préfèrent les plats prêts à consommer. Le prix des aliments est parfois un obstacle à leur consommation. Comme l'indique le *Consumer Reports*, le prix de détail des fruits et des légumes frais a connu une

15. Schwimmer *et al.*, « Health-related Quality of Life ».
16. « Fat Like Me ».
17. Heini et Weinsier, « Divergent Trends in Obesity ».
18. Mokdad *et al.*, « Epidemics of Obesity and Diabetes ».

hausse de 127 % entre 1982 et 2003 alors que celui des huiles et des matières grasses n'a augmenté que de 57 %, celui du bœuf haché (engraissé aux céréales subventionnées) de 50 % et celui des boissons gazeuses de 26 %. La principale raison de cet écart serait que chaque année, le gouvernement fédéral américain accorde 20 milliards de dollars de subventions aux producteurs de riz, de soja, de sucre, de blé et de maïs, délaissant les productions maraîchères et fruitières. Cette politique a fait monter en flèche la consommation de sirop de maïs, aujourd'hui 40 fois supérieure à il y a vingt ans[19]. Le sirop de maïs enrichi en fructose est utilisé comme édulcorant dans une grande variété d'aliments. En subventionnant ces aliments hypercaloriques, les gouvernants envoient un mauvais message à la population, encourageant l'obésité et l'épidémie de diabète qui en résulte.

On soupçonne également que certains aliments, dont le fromage, contiennent une substance appelée opioïde, laquelle incite les gens à en consommer davantage et créerait même une accoutumance. Voilà sans doute pourquoi il est l'un des aliments les plus difficiles à éviter pour les personnes qui suivent un régime ou optent pour le végétarisme[20].

L'échec des régimes

Plus du tiers des Américains adultes tentent de perdre du poids et environ la même proportion font des efforts pour maintenir leur poids actuel[21]. Environ cinq millions d'Américains adultes – soit 2,5 % de la population adulte – ont eu recours à des médicaments amaigrissants sur ordonnance entre 1996 et 1998, bien que le quart d'entre eux n'eussent même pas de kilos en trop[22]. Le nombre effarant d'individus atteints d'embonpoint ou d'obésité montre que ces solutions ne sont pas très efficaces.

19. « Cut the Fat », *Consumer Reports*.
20. Barnard, « Breaking the Food Seduction ».
21. Mokdad *et al.*, « Epidemics of Obesity and Diabetes ».
22. Kahn *et al.*, « Prescription Weight Loss Pills ».

QUEL EST VOTRE INDICE DE MASSE CORPORELLE?

De nombreuses personnes n'ont pas une perception juste de leur poids. Certaines se considèrent trop grosses alors qu'elles ne le sont pas; d'autres croient avoir un poids normal en dépit d'une surcharge pondérale évidente. Voici un calcul simple qui permet de connaître l'indice de masse corporelle (IMC) et de savoir où l'on se situe réellement à cet égard.

$$\text{IMC} = \text{poids (en kilos)} \div \text{taille}^2 \text{ (en mètres)}$$

Un IMC qui se situe entre 18 et 25 est considéré comme normal; un IMC entre 25 et 30 signale qu'il y a embonpoint; la personne dont l'IMC dépasse 30 est considérée comme obèse. Ainsi, un homme de 90 kg mesurant 1,80 m aura un indice de masse corporelle de 27,8, ce qui indique un certain embonpoint.

Villes et pays atteints d'obésité

Chaque année, le magazine *Men's Fitness* publie une liste des 25 villes américaines où l'on retrouve le plus de résidants obèses et des 25 villes où les citoyens sont les plus en forme. En 2003, les villes qui occupaient les premiers rangs dans la première catégorie étaient Détroit, Houston, Dallas, San Antonio et Chicago, alors qu'au nombre des villes championnes de la forme physique se trouvaient Honolulu, San Francisco, Virginia Beach, Denver et Colorado Springs[23]. Le fait que Détroit, la ville de l'automobile, remporte la palme du surplus de poids est une autre indication du lien entre le milieu bâti et l'obésité. Se déplacer à pied dans cette ville n'est certes pas tâche facile. Cinq des dix villes où le phénomène de l'embonpoint et de l'obésité est le plus marqué se situent au Texas, en dépit de la grande disponibilité de fruits et de légumes frais dans cet État. La plupart de ces agglomérations sont très étalées, donc peu favorables à la marche. Dans ce classement, les villes sont évaluées dans les 14 domaines suivants: gymnases et équipements sportifs, alimentation, restaurants servant des aliments camelote, exercice et pratique de sports, embonpoint et vie sédentaire,

23. DeNoon, « How Fat is Your City? ».

consommation d'alcool, écoute de la télévision, qualité de l'air, climat, accès à des activités de plein air, temps consacré au déplacement entre la maison et le lieu de travail, parcs et espaces ouverts, infrastructures récréatives et accès aux soins de santé. Bien que ce type de classement ne repose pas sur une analyse scientifique, aux dires des experts, il n'en reflète pas moins de grandes différences en ce qui a trait à la qualité de l'environnement urbain d'une ville à l'autre, et aux taux d'obésité constatés chez leurs résidants.

Les États-Unis ne sont pas le seul pays où le taux d'obésité est alarmant. L'épidémie touche également l'Australie : selon l'Australian Diabetes, Obesity and Lifestyle Study de 1999-2000, la prévalence de l'embonpoint et de l'obésité (définis en fonction de l'IMC ou du tour de taille) chez les personnes des deux sexes atteignait à ce moment presque 60 %, soit un pourcentage 2,5 fois plus élevé qu'en 1980[24]. Le Canada suit de près, avec 59 % des adultes souffrant d'embonpoint ou d'obésité en 2004, selon les données de Statistique Canada. C'est au Québec que le taux est le plus faible (56 %), mais lorsque seule l'obésité est prise en compte, la Colombie-Britannique est la province où l'on trouve le moins de personnes obèses.

L'embonpoint et l'obésité sont moins répandus dans les pays européens, bien qu'ils y soient également en hausse, particulièrement au Royaume-Uni et en Allemagne[25]. Les pays scandinaves, dont la Norvège et la Finlande, ont déjà pris des mesures draconiennes pour modifier le régime de leur population, riche en matières grasses et en calories ; ils ont ainsi réussi à réduire les taux de cholestérol et le nombre de décès causés par des maladies coronariennes[26].

La hausse effarante de l'embonpoint et de l'obésité n'est pas uniquement attribuable à l'apport calorique ; elle est aussi due à l'inactivité physique, favorisée par des facteurs environnementaux[27]. Après une visite effectuée en 2003 à San Antonio, au Texas, le journaliste responsable des questions relatives à la santé au quotidien britannique *The Guardian*, a qualifié cette ville de « capitale

24. Cameron *et al.*, « Overweight and Obesity in Australia ».
25. Visscher et Seidell, « Public Health Impact of Obesity ».
26. Chopra *et al.*, « Epidemic of Overnutrition ».
27. French *et al.*, « Eating and Physical Activity ».

mondiale de l'obésité ». Ayant remarqué les portions gargantuesques servies dans les restaurants, il a également constaté la difficulté de se déplacer à pied dans cette ville, en raison de la longueur des pâtés de maisons et de la largeur des rues[28]. La prévalence de l'obésité y serait davantage reliée au manque d'activité physique qu'à une ration calorique excessive[29]. Dans la même veine, deux économistes de la Rand Corporation ont attribué 60 % de la hausse des taux d'obésité observée au cours des deux dernières décennies aux emplois sédentaires et 40 % à la grande disponibilité d'aliments camelote bon marché[30].

Aujourd'hui, pratiquement tout dans notre environnement favorise l'inactivité physique ; ce problème est d'ailleurs beaucoup plus marqué en Amérique du Nord qu'en Europe. Comme le soulignait un lecteur d'un numéro spécial du *Consumer Reports*[31] de janvier 2004 consacré à la santé et à la forme physique : « Les politiques gouvernementales refilent la facture des grandes entreprises aux contribuables, par le truchement des taxes sur l'essence qui servent à la construction du réseau routier, et aux travailleurs en les obligeant à parcourir de longues distances pour se rendre au boulot et à consacrer une bonne partie de leur budget à l'automobile ; elles contribuent ainsi à faire de l'Amérique du Nord un endroit malsain, tant pour vivre que pour travailler. » Ce résidant de San Diego relatait dans sa lettre qu'il avait involontairement perdu 15 kg lors d'un séjour de six mois dans la région parisienne ; ne possédant pas d'automobile, il avait dû compter sur ses jambes pour se déplacer et sur ce qu'il qualifiait de « meilleur système de transport public au monde[32] ».

---

28. Revill, « Deadly Slice of American Pie ».
29. Jebb et Moore, « Sedentary Lifestyle and Inactivity ».
30. Creager, « America's New Diet ».
31. « Cut the Fat ».
32. Robinson, *Consumer Reports*.

Chapitre 16

Les répercussions de l'obésité sur la santé

Dire que l'obésité est uniquement due à une surconsommation calorique équivaut à affirmer que l'unique cause de la Révolution américaine fut le Boston Tea Party.

Adelle Davis (nutritionniste et écrivaine américaine)

L'obésité a un impact énorme sur la santé : maladies coronariennes, hypertension, taux élevé de cholestérol dans le sang, diabète de type 2, ostéo-arthrite, cancer, troubles musculo-squelettiques, apnée du sommeil et dysfonctionnement de la vésicule biliaire[1, 2]. En Suède, on a récemment démontré qu'elle était un facteur de risque de démence, plus particulièrement de la maladie d'Alzheimer, chez des femmes âgées[3]. L'obésité n'est pas seule en cause. Des chercheurs ont démontré que, chez les deux sexes, l'embonpoint aussi accroît le risque de faire face à divers problèmes de santé : calculs biliaires, hypertension, hypercholestérolémie et maladies cardiaques[4].

Non seulement les personnes atteintes d'obésité sont-elles plus malades, mais elles sont aussi plus sujettes à le devenir, ce qui suggère l'existence d'un lien de cause à effet entre l'obésité et l'apparition de maladies. Une étude de suivi, menée auprès d'une cohorte de 120 000 participants à la Nurses' Health Study et à la Health

1. Must *et al.*, « Overweight and Obesity ».
2. Visscher et Seidell, « Public Health Impact of Obesity ».
3. Gustafson *et al.*, « Overweight and Risk of Alzheimer Disease ».
4. Field *et al.*, « Impact of Overweight ».

LES DIX PRINCIPAUX PROBLÈMES DE SANTÉ LIÉS À L'OBÉSITÉ

Bien qu'on ne s'entende pas sur le nombre exact de décès attribuables à l'obésité chaque année, il est généralement reconnu qu'elle a un impact négatif majeur sur la santé. Voici les maux les plus fréquents qu'elle entraîne dans son sillage :

- Diabète de type 2
- Hypercholestérolémie
- Hypertension
- Maladies cardiovasculaires
- Presque tous les types de cancers
- Ostéo-arthrite
- Troubles musculo-squelettiques
- Apnée du sommeil
- Dysfonctionnement de la vésicule biliaire
- Dépression

Professionals Follow-up Study, a mis en lumière, dix ans plus tard, une incidence plus élevée de diabète, d'hypertension, de calculs biliaires, de maladies cardiaques et d'accidents vasculaires cérébraux parmi les sujets atteints d'embonpoint au début de l'étude, en 1986; plus l'embonpoint était sérieux, plus le risque augmentait[5]. Selon l'American Medical Association, près de 80 % des personnes obèses adultes souffrent de diabète, d'hypercholestérolémie, d'hypertension, de maladies coronariennes, de dysfonctionnement de la vésicule biliaire ou d'ostéo-arthrite; environ 40 % d'entre elles sont atteintes d'au moins deux de ces maladies[6].

On soupçonne également que l'obésité nuit aux fonctions cérébrales. Une recherche fondée sur le suivi des participants à la célèbre étude de Framingham sur les maladies cardiaques a récemment mis en lumière un lien entre l'obésité, l'hypertension et la performance cognitive chez les hommes à partir d'un certain âge, indépendamment des autres facteurs de risque des maladies cardiovasculaires: les hommes atteints d'obésité et d'hypertension s'en tiraient moins bien en matière d'apprentissage, de capacité d'exé-

5. *Ibid.*
6. Koplan et Dietz, « Caloric Imbalance and Public Health Policy ».

cution et de raisonnement abstrait. Ces deux facteurs influaient sur la performance cognitive de façon indépendante. Selon certains chercheurs, l'excès d'adiposité nuirait à la circulation du sang dans le cerveau, augmentant ainsi le risque de micro-accidents vasculaires cérébraux et d'hémorragies susceptibles d'entraîner un déclin du fonctionnement cérébral[7].

Dans le cadre d'une enquête nationale menée en 1997-1998 auprès d'Américains âgés de 18 à 65 ans, Roland Sturm, économiste de la santé à la Rand Corporation, a comparé les effets de l'obésité, du tabagisme et de la consommation d'alcool sur la prévalence de maladies chroniques et les dépenses liées aux soins de santé. Ses résultats, publiés dans le numéro d'avril 2002 de la revue médicale *Health Affairs*, montrent que l'obésité était davantage associée aux maladies chroniques que le tabagisme et l'alcoolisme, présents ou passés; les dépenses encourues tant pour son traitement que pour la consommation de médicaments étaient également plus importantes. Les effets de l'obésité sur la santé équivalaient à ceux associés à un vieillissement de 20 ans. Comme la plupart des répercussions à long terme de la hausse de l'obésité restent méconnues, Sturm soupçonne que ces résultats ne sont que la pointe de l'iceberg[8].

Un équipement hospitalier adapté

En raison de l'augmentation du nombre de patients obèses, les hôpitaux doivent maintenant se munir d'appareils plus résistants et agrandir leurs chambres, comme le rapporte le *Chicago Sun-Times* du 13 janvier 2004[9]. Ils doivent se munir de pèse-personnes d'une capacité de 450 kg, de toilettes renforcées ainsi que de lits, de fauteuils roulants et de brassards de tensiomètre beaucoup plus grands. À l'échelle nationale, 17 % des hôpitaux américains ont dû effectuer des travaux de rénovation pour accommoder leurs patients obèses morbides. Dans son enquête, Novation, un organisme de groupement d'achats pour hôpitaux et autres établissements de santé, note qu'au cours de la dernière décennie, 80 % des hôpitaux

---

7. Elias *et al.*, « Lower Cognitive Function ».
8. Sturm, « Obesity, Smoking, and Drinking ».
9. Hussain, « Hospitals Buy More Extra-Large Gear ».

américains ont eu à traiter plus d'obèses morbides que jamais auparavant. Plusieurs hôpitaux estiment que les coûts additionnels liés au traitement ou à l'accommodation d'obèses morbides peuvent atteindre annuellement 500 000 $ par établissement. Selon le CDC, les patients atteints d'embonpoint ou d'obésité coûtent en moyenne 37 % de plus au système de santé que les patients de poids normal, ce qui augmente de 732 $ la facture annuelle de chaque Américain pour les soins de santé[10].

Les effets de l'obésité sur la qualité de vie

Une étude du Chicago Heart Association Detection Project in Industry, menée sur une période de 26 ans auprès d'une cohorte d'environ 7000 hommes et femmes d'un âge moyen, a montré que l'embonpoint et l'obésité affectent la qualité de vie des gens âgés. Les participants de poids normal s'en tiraient mieux sur les plans physique, affectif et social. Comparativement aux personnes atteintes d'embonpoint, une plus grande proportion d'entre eux n'avaient pas de difficulté à exécuter les tâches physiques courantes, ce qui démontre qu'un indice de masse corporelle trop élevé peut non seulement causer des maladies mais également détériorer la qualité de vie[11].

L'obésité chez les enfants

Des signes précoces de maladie cardiaque ont été observés chez des enfants obèses, comme le rapporte le *NewScientist* de novembre 2003[12]. Environ un million de bambins américains sont atteints d'une affection appelée « syndrome métabolique », qui augmente le risque de diabète de type 2 ou de maladie cardiaque précoce. Parmi les facteurs de risque associés à ce syndrome, on retrouve l'hypertension, un excès de graisse abdominale, un taux élevé de triglycérides sanguins, un faible taux de bon cholestérol et l'hyperglycémie. Une étude menée auprès de 3200 enfants par la School of Nursing (École des sciences infirmières) de l'Université de Caroline du Nord à Chapell Hill, ville située dans une région rurale de la Caroline du

10. Finkelstein, « National Medical Spending ».
11. Daviglus *et al.*, « Body Mass Index in Middle Age ».
12. « US Kids Show Early Signs of Heart Disease ».

Nord, a noté la présence d'au moins trois facteurs de risque chez environ un écolier sur sept; les fillettes étaient particulièrement à risque, étant 50 % plus susceptibles de présenter trois facteurs de risque. Le facteur de risque le plus fréquent, observé chez 42 % des enfants, était le faible taux de bon cholestérol. Les enfants atteints de diabète de type 2 sont plus exposés à souffrir d'une maladie cardiaque au cours de la vingtaine ou de la trentaine[13].

Obésité et invalidité

Comme elle constitue un facteur de risque d'ostéo-arthrite, l'obésité peut aussi entraîner une incapacité chez la personne qui en est atteinte, l'obligeant à garder le lit, à s'absenter du travail ou à restreindre ses activités quotidiennes. L'une des causes de cette incapacité est la pression accrue qui s'exerce sur les articulations de l'individu obèse. On attribue également à l'obésité une réduction de la mobilité[14]. S'appuyant sur les résultats d'une enquête nationale sur la santé des Américains (la National Health Interview Survey), des chercheurs de la Rand Corporation ont observé entre 1984 et 2000 une augmentation du taux d'incapacité parmi un groupe d'individus âgés entre 18 et 59 ans, particulièrement chez ceux dont l'âge se situait entre 30 et 59 ans, où les taux augmentaient de plus de 50 %. Au cours de la même période, le taux d'incapacité chez les sujets âgés entre 60 et 69 ans a diminué de plus de 10 %. Selon les auteurs de cette étude, il y aurait un lien entre la hausse récente du taux d'incapacité chez les groupes plus jeunes et l'épidémie actuelle d'obésité, ce qui aurait des conséquences néfastes pour les programmes de santé publique. Les cas d'invalidité attribués à des troubles musculo-squelettiques et au diabète ont augmenté plus rapidement que ceux qu'on attribue à d'autres problèmes; les cas reliés au seul diabète ont doublé entre 1984 et 2000. Les taux d'incapacité sont en hausse chez les Blancs comme chez les gens de couleur, chez les travailleurs ou à l'extérieur de la population active, quel que soit le niveau de scolarité[15].

13. Gorman, « Why So Many Are Getting Diabetes ».
14. Visscher et Seidell, « Public Health Impact of Obesity ».
15. Lakdawalla *et al.*, « Are the Young Becoming More Disabled ? ».

Obésité et cancer

Un excès d'adiposité augmente la quantité d'œstrogènes dans le sang et par conséquent le risque de cancer de l'appareil reproducteur féminin. Il élève également le risque de reflux gastro-oesophagien, à l'origine d'un certain nombre de cancers de l'œsophage ; il augmente les taux d'insuline, incitant l'organisme à produire une hormone qui entraîne une prolifération des cellules. Une des pistes explorées par le Fonds mondial de recherche contre le cancer concernant le lien entre une surcharge pondérale et le cancer porte sur les anomalies métaboliques résultant d'un indice de masse corporelle élevé ; ces anomalies favorisent la prolifération des cellules, particulièrement des cellules cancéreuses[16].

Une étude récente, publiée dans le *Journal of the American Medical Association*, a suivi une cohorte de 900 000 Américains adultes durant plus de 16 ans (soit entre 1982 et 1998) ; 57 000 d'entre eux sont morts d'un cancer au cours de cette période. Les auteurs ont montré que l'embonpoint avait contribué aux cancers du sein, de l'utérus, des ovaires, du col de l'utérus, du colon, du rectum, du rein, de l'œsophage, de la vésicule biliaire et du pancréas, au myélome multiple, au lymphome non hodgkinien ainsi qu'aux cancers du foie, de l'estomac et de la prostate. Chez les membres les plus lourds de la cohorte (dont l'IMC était de 40 et plus), les taux de mortalité due à un cancer étaient plus élevés de 52 % chez les hommes et de 62 % chez les femmes, comparativement aux sujets de poids normal. À la lumière de ces calculs, on évalue qu'une surcharge pondérale est responsable de 14 % des décès liés à un cancer chez les hommes et de 20 % chez les femmes de 50 ans et plus. Selon ces données, le maintien de l'IMC au-dessous de 25 pourrait éviter 90 000 décès par année aux États-Unis[17]. Et l'on parle ici uniquement des décès dus à un cancer !

L'épidémie de diabète

L'obésité est le plus important facteur de risque du diabète de type 2, qui monte en flèche partout dans le monde. Aux États-Unis

16. Visscher et Seidell, « Public Health Impact of Obesity ».
17. Calle *et al.*, « Overweight, Obesity, and Mortality from Cancer ».

seulement, 1,3 million de cas ont été diagnostiqués en 2002. Les personnes obèses sont de cinq à dix fois plus à risque que celles de poids normal. La prévalence du diabète de type 2 est passée de 4,9 % de la population adulte en 1990 à 7,3 % en 2000, ce qui représentait presque 15 millions d'adultes de 18 ans et plus[18]. Quarante-trois États américains présentaient des taux de 6 % ou plus en 2000, comparativement à 4 % en 1990 ; les taux les plus faibles ont été relevés en Alaska, en Idaho, au Montana, au New Hampshire, au Vermont, dans le Nebraska et en Oklahoma, alors que les plus élevés l'ont été en Alabama, en Californie, au Maryland, au Mississipi et en Caroline du Sud. Si l'on y ajoute les cas non diagnostiqués, on obtient des chiffres encore plus élevés, comme le note le Centers for Disease Control and Prevention[19] : au total, la maladie toucherait 29 millions de personnes de 20 ans et plus. À El Paso, au Texas, le taux de diabète élevé – soit de 12,9 % – est de toute évidence relié à la prévalence élevée de l'embonpoint et de l'obésité dans cette ville. Ce n'est pas une coïncidence si Houston se caractérise aussi par son étalement marqué, qui fait obstacle à la marche et au cyclisme, et limite les transports collectifs[20].

En Australie, la prévalence du diabète a plus que doublé depuis 1981, atteignant 7,4 % en 2000, ce qui en fait l'un des pays les plus touchés par ce phénomène parmi les pays industrialisés[21].

Le diabète est la conséquence de l'obésité qui coûte le plus cher au système de santé[22]. Les concentrations d'acides gras libres, qui augmentent la résistance à l'insuline, sont très élevées chez les personnes atteintes d'obésité abdominale. Selon l'Organisation mondiale de la Santé, environ 64 % des cas de diabète de type 2 chez les hommes américains et 74 % des cas chez les femmes pourraient être évités s'ils maintenaient leur IMC au-dessous de 25[23].

Auparavant une maladie d'adulte, le diabète de type 2 touche aujourd'hui de nombreux enfants. Selon le CDC, un enfant américain né en 2000 a plus d'une chance sur trois d'en être atteint au

18. Mokdad *et al.*, « Epidemics of Obesity and Diabetes ».
19. Centers for Disease Control and Prevention, « Prevalence of Diabetes ».
20. Eberwine, « Globesity ».
21. Cameron *et al.*, « Overweight and Obesity in Australia ».
22. Wolf et Colditz, « Cost of Obesity in the United States ».
23. Visscher et Seidell, « Public Health Impact of Obesity ».

cours de sa vie; c'est chez les Latino-Américains que le risque est le plus élevé, atteignant presque 50 %[24]. Cette maladie est également plus fréquente chez les Afro-Américains et les Amérindiens que chez les personnes de race blanche. En Chine, le diabète se répand dans les villes, où la croissance économique fulgurante a entraîné des changements très rapides quant à l'alimentation et au mode de vie.

Le diabète est une maladie propre à une société d'abondance. Selon la théorie du « génotype vigoureux », émise en 1962 par le généticien James Neel, cette maladie est liée aux conditions de vie de nos ancêtres, dans un contexte où il était avantageux de posséder des gènes ralentissant le métabolisme et encourageant le stockage de matières grasses car cela aidait à survivre aux famines fréquentes et imprévisibles. Les individus qui en étaient pourvus avaient plus de chances de survivre et de transmettre cet atout à leurs descendants. S'ils s'exposaient à des maladies reliées à l'obésité, c'était seulement une fois la période reproductive révolue. Dans la société moderne, où la nourriture est toujours abondante et accessible, ce même gène contribue à la résistance à l'insuline, à l'obésité et au diabète. Comme le milieu et les circonstances ont changé, « le génotype vigoureux est un actif qui devient un passif », aux dires de Jared Diamond, biologiste évolutionniste de l'Université de la Californie à Los Angeles et lauréat d'un Pulitzer. Diamond a publié en 2003 un article sur ce sujet dans la revue britannique *Nature*. Comme il le souligne, la capacité de stocker des matières grasses et de les brûler lentement était « un mécanisme d'adaptation au va-et-vient entre le festin et la famine qui s'avérait indispensable à une époque où l'on passait souvent de l'une à l'autre, mais irrégulièrement – une situation beaucoup plus typique du contexte passé que de l'état d'abondance auquel on est aujourd'hui habitué[25] ».

Les personnes diabétiques sont plus susceptibles de contracter une maladie cardiaque. Comme le note le *Time* dans son numéro du 8 décembre 2003, le diabète endommage les petits vaisseaux sanguins, particulièrement dans les yeux et les reins, et peut entraîner la cécité. Chaque année, aux États-Unis, 24 000 diabétiques deviennent aveugles; plus de 100 000 doivent recourir à la dialyse

24. Narayan *et al.*, « Lifetime Risk for Diabetes Mellitus ».
25. Diamond, « Double Puzzle ».

ou à une greffe de rein; 82 000 doivent subir une amputation[26]. Ils sont aussi deux fois plus susceptibles de souffrir de dépression que les personnes épargnées par cette maladie.

Obésité et mortalité

Une mauvaise alimentation et l'inactivité physique ont causé la mort de 400 000 personnes aux États-Unis en 2000, suivant de près le tabagisme, qui est toujours la principale cause de mortalité. La hausse rapide de la prévalence de l'embonpoint laisse croire que celui-ci pourrait damer le pion au tabagisme comme principale cause de décès[27].

La relation entre l'obésité et la mortalité toutes causes confondues est plus marquée chez les individus de race blanche que chez les Noirs – malgré le fait que ces derniers soient plus enclins au surplus de poids – et l'est davantage chez les personnes qui n'ont jamais fumé la cigarette que chez les fumeurs[28]. Les décès liés à l'obésité diminuent en moyenne de neuf ans la durée de vie[29]. Des résultats de six études ont révélé que plus de 80 % des décès estimés attribuables à l'obésité ont touché des personnes dont l'IMC était supérieur à 30; chaque année, il y a 280 184 décès dus à l'obésité aux États-Unis, selon une analyse effectuée par l'Obesity Research Center de New York[30].

L'obésité chez nos animaux de compagnie

Le problème de l'obésité n'épargne pas nos animaux familiers, comme on le notait dans le numéro de décembre 2003 du journal californien *San Matteo Times*. Il y a dix ans, 15 % des animaux de compagnie étaient obèses; cette proportion s'élève maintenant à 40 %, parce que ceux-ci ont adopté le mode de vie sédentaire de leurs maîtres. Les chiens ne font pas assez d'exercice parce que leurs maîtres ne les font pas marcher assez souvent ni longtemps. De plus, ces derniers ont du mal à ne pas les suralimenter, bien

26. Gorman, « Why So Many Are Getting Diabetes ».
27. Mokdad *et al.*, « Actual Causes of Death in the United States ».
28. Calle *et al.*, « Body-mass Index and Mortality ».
29. « Obesity Factfile ».
30. Allison *et al.*, « Annual Deaths Attributable to Obesity ».

qu'ils prolongeraient de 15 % la vie de leurs animaux s'ils les aidaient à maintenir un poids normal.

Selon la plus grande société américaine d'assurance-maladie pour animaux de compagnie (qui compte plus de 350 000 titulaires de police), le nombre de demandes d'indemnité pour des cas de diabète, d'hypertension et même d'arrêt cardiaque chez les chiens et les chats a monté en flèche au cours des dernières années. Les animaux familiers sont souvent considérés comme le miroir de leurs maîtres; leurs problèmes de santé devraient être pour ces derniers un signal d'alarme. Une tendance similaire en matière de diabète a été observée chez des primates en captivité au zoo de Los Angeles par Jared Diamond lors de son mandat au sein d'un comité sur la réglementation relative aux animaux. Le mode de vie de ces animaux reproduit le régime nord-américain, riche en calories et déficient en exercice physique[31].

À LA RESCOUSSE DES CHIENS SÉDENTAIRES

Plusieurs organismes, dont le Providence Animal Walking and Sitting (PAWS), s'inquiètent de l'inactivité physique chez les chiens. Leur message: « Ne laissez pas votre chien devenir déprimé, paresseux et obèse. Faites appel à nous pour faire marcher votre chien lorsque vous vous absentez. » Cette offre diplomatique met en lumière le degré de sédentarité des maîtres, qui en subissent les répercussions néfastes comme leurs protégés.

31. Diamond, « Double Puzzle ».

Chapitre 17

Les coûts de l'obésité

La boulimie, l'obésité et l'anorexie ne sont pas des problèmes psychiatriques mais politiques: chacune résume et exprime une compétition entre l'individu et une ou plusieurs personnes de son entourage pour le contrôle de son corps.

Thomas Szasz, psychiatre américain

En 1995, les coûts directs de l'obésité s'élevaient à 70 milliards de dollars aux États-Unis, ce qui représentait 7 % des dépenses de santé; les coûts indirects se chiffraient quant à eux à 48 milliards de dollars, les principales responsables étant les maladies coronariennes, auxquelles on attribue une large proportion des décès prématurés[1]. Le coût de la perte de productivité due à l'obésité s'élevait à 3,9 millions de dollars en 1994, pour 39,2 millions de jours de travail perdus. À cela s'ajoutent 239 millions de jours d'activité restreinte, 89,5 millions de jours d'alitement et 62,6 millions de visites chez le médecin[2]. Le nombre de consultations médicales attribuables à l'obésité a augmenté de 88 % entre 1988 et 1994.

En 1996, 9,3 millions d'Américains obèses souffraient de maladies cardiovasculaires, dont presque la moitié étaient attribuables à l'obésité; les dépenses de santé directes ainsi encourues s'élevaient à 22,2 milliards de dollars, soit 17 % du montant total destiné au traitement de ces maladies[3].

1. Colditz, « Costs of Obesity and Inactivity ».
2. Wolf et Colditz, « Cost of Obesity in the United States ».
3. Wang *et al.*, « Cardiovascular Disease Associated with Excess Body Weight ».

Quant au diabète, ses coûts directs se sont élevés à 92 milliards de dollars en 2002 alors que ses coûts indirects se chiffraient à 40 milliards de dollars, ce qui en fait la conséquence de l'obésité la plus onéreuse aux États-Unis[4]. Ces dépenses, qui atteignent aujourd'hui la somme faramineuse de 100 milliards de dollars, représentent 15 % des dépenses de santé chez nos voisins du Sud[5]. Les médicaments comptent pour une part substantielle des dépenses de santé liées à l'obésité. À l'échelle de la planète, le coût des médicaments pour le traitement du seul diabète s'élevait à 12 milliards de dollars en 2002[6].

Les coûts qui incombent aux personnes obèses ne sont pas inclus dans ces calculs. La discrimination dans l'emploi liée à l'obésité ainsi qu'à des maladies ou handicaps qui en résultent, les primes d'assurance plus élevées et les restrictions dans les activités quotidiennes détériorent également les conditions de vie des personnes aux prises avec l'obésité, mais ces coûts sont difficiles à évaluer[7]. Dans son numéro du 21 septembre 2003, le *Boston Globe* abordait la question des préjugés dont sont victimes les personnes obèses au travail, notant que ceux-ci sont aussi puissants qu'il y a dix ans, malgré la prolifération de l'obésité partout aux États-Unis[8].

Au Canada, les coûts directs de l'obésité s'élevaient à plus de 1,8 milliard de dollars en 1997, ce qui représentait 2,4 % des dépenses de santé, les trois grands responsables étant l'hypertension, le diabète de type 2 et les maladies coronariennes[9].

Aux coûts liés aux soins de santé s'ajoutent les dépenses d'entreprises pour les congés de maladie payés, l'assurance-vie et l'assurance-invalidité. Pour la seule année 1994, celles-ci ont coûté 5 milliards de dollars à l'économie américaine[10].

---

4. National Diabetes Information Clearinghouse, « National Diabetes Statistics ».
5. Diamond, « Double Puzzle ».
6. News-Medical.Net, « Diabetes set to Increase ».
7. Seidell, « Costs of Obesity ».
8. Lewis, « Overweight Workers ».
9. Birmingham *et al.*, « Costs of Obesity in Canada ».
10. Thompson *et al.*, « Costs of Obesity to U.S. Business ».

Un obstacle à l'enrôlement dans l'armée

Les répercussions de l'inactivité physique et de l'obésité pourraient bientôt s'étendre à des secteurs insoupçonnés. Comme une bonne partie de la population américaine souffre d'embonpoint et d'une mauvaise forme physique, et que ce phénomène touche des gens de plus en plus jeunes, l'armée risque d'avoir de plus en plus de mal à recruter des hommes et des femmes aptes à défendre le pays, surtout si une conscription s'avérait nécessaire. Dans de telles circonstances, la prévalence élevée de l'obésité et de l'inactivité physique risque d'avoir un impact sur la sécurité nationale.

Une importante proportion de jeunes adultes américains ne répondent plus aux normes des forces armées, l'embonpoint touchant particulièrement les Afro-Américains et les Hispano-Américains, qui sont nombreux à s'enrôler dans l'armée américaine[11]. L'embonpoint est aussi plus courant au sein des classes socioéconomiques plus défavorisées, où sont recrutés un grand nombre de candidats. Des tendances inquiétantes ont récemment fait leur apparition. Une vaste étude sur les habitudes d'activité physique chez les membres du personnel militaire postés dans 38 bases importantes a révélé que moins des deux tiers faisaient de 15 à 20 minutes d'exercice au moins trois fois par semaine, et que 15 % n'en faisaient pas du tout. Voilà qui n'est guère encourageant[12]. Le diabète était aussi fréquent dans l'armée que dans la population en général, y ayant atteint un taux critique[13]. Au sein du personnel de l'Armée de l'air en service actif, les coûts attribuables à l'excès de poids s'élevaient à 22,8 millions de dollars par année pour les soins médicaux et la perte de productivité[14].

11. Nolte *et al.*, « U.S. Military Weight Standards ».
12. Harrison *et al.*, « Physical Activity Patterns ».
13. Paris *et al.*, « Type 2 Diabetes in the Military ».
14. Robbins *et al.*, « Body Weight Among Active Duty Personnel ».

Chapitre 18

La télévision au banc des accusés

Si la télé n'était pas si éloignée du frigo,
certains d'entre nous ne feraient aucun exercice.

Joey Adams

L'écoute de la télévision et la vie sociale

L'écoute de la télévision, qui est l'une des principales causes de la sédentarisation des Américains, devient de plus en plus envahissante. Après le sommeil et le travail, elle est l'activité qui accapare le plus de temps. En 2000, 76 % des foyers américains possédaient plus d'un téléviseur et 41 % en comptaient trois ou plus ; 85 % étaient munis d'un magnétoscope[1]. L'écoute de la télévision est le loisir numéro un des adultes américains, qui s'y adonnent environ quatre heures par jour. En 1995, elle occupait 40 % du temps libre de l'Américain moyen[2]. Le téléviseur occupe la place d'honneur au salon ; il est le pivot de la vie familiale. Il a été démontré que les couples passent trois ou quatre fois plus de temps à regarder la télé ensemble qu'à se parler. Comme le souligne Robert Putnam dans *Bowling Alone*, nous sommes de plus en plus spectateurs et passons de moins en moins de temps à accomplir des choses (surtout avec d'autres)[3]. La télévision nuit même aux échanges verbaux. Elle

---

1. French *et al.*, « Eating and Physical Activity ».
2. Dietz, « Role of Lifestyle in Health ».
3. Putnam, *Bowling Alone*.

affaiblit les liens familiaux fondés sur la communication orale; il suffit d'ouvrir la télé pour réduire tout le monde au silence[4]. Plutôt que de jouer un rôle actif, nous nous contentons alors d'être témoins des actions des autres.

Comme les téléviseurs se multiplient dans chaque foyer, les gens ont de plus en plus tendance à l'écouter en solo[5]. De leur côté, les enfants passent plus de temps devant le petit écran qu'à l'école ou à interagir avec leurs parents. La télévision joue un rôle prépondérant dans le processus de *cocooning*: elle retient ses adeptes à la maison, à regarder confortablement calés dans un fauteuil ce qui se passe dans le monde extérieur, et ne leur laisse guère de temps pour la vie sociale. L'écoute de la télévision est devenue un passe-temps individuel plutôt qu'une activité qui renforce la cohésion familiale. Même chez les enfants, plus du tiers s'y adonnent seuls. De plus, la moitié des Américains avouent prendre le repas du soir en regardant la télé. Avec la myriade de postes accessibles, la navigation télévisuelle est devenue une activité en soi.

L'écoute de la télévision est non seulement une activité individuelle, mais elle contribue au désengagement civique, selon Robert Putnam[6]. Ce dernier a observé que plus les gens écoutent la télé, moins ils ont tendance à participer à la vie civique et à s'engager socialement. Dans son étude du déclin de l'engagement citoyen aux États-Unis, ce chercheur a démontré l'incompatibilité entre l'écoute de la télévision et un engagement important dans la vie de la communauté.

Putnam note que les personnes chez qui l'écoute de la télé est le principal passe-temps sont moins enclines à s'engager dans des projets communautaires, ont une vie sociale moins riche et s'intéressent moins à la politique que les autres; elles font moins souvent don de leur sang et succombent plus souvent à l'agressivité au volant. Selon Putnam, la dépendance envers la télévision nuit non seulement à l'engagement communautaire mais à la communication sociale sous toutes ses formes: orale, écrite ou électronique. Le facteur temps n'est pas seul en cause, explique le chercheur. En comparant les grands téléphages aux personnes qui consacrent beaucoup

4. Kappelman, *Marshall McLuhan*.
5. Putnam, *op. cit.*
6. *Ibid.*

de temps à la lecture des journaux, par exemple, Putnam a constaté que ces derniers avaient une vie sociale plus active : « L'écoute de la télévision se fait au détriment de presque toute autre activité sociale extérieure, en particulier des rencontres sociales et des conversations informelles », observe-t-il. Le chercheur a noté un lien entre la dépendance envers la télévision et le désoeuvrement, un sentiment d'isolement et des problèmes affectifs[7].

Toujours selon Putnam, une des explications de l'influence de la télévision sur la vie sociale tient au fait qu'elle favorise la passivité et l'inertie tout en permettant un pseudo-contact et en procurant le sentiment de connaître personnellement les personnes qui défilent à l'écran. Cela engendre un faux sentiment de rapprochement et donne au téléphage l'impression de s'engager sans participer concrètement à l'action. L'effet psychologique du média même fait obstacle à la participation civique.

L'écoute de la télévision et la santé

Selon des chercheurs britanniques, l'abus de télévision favorise à la fois la paresse et la gloutonnerie[8]. L'écoute de la télé réduit la dépense d'énergie en ralentissant le métabolisme ; de plus, en diminuant le temps disponible pour s'adonner à des activités plus énergiques, elle favorise le gain de poids, un phénomène que renforce l'exposition à la publicité télévisuelle sur les produits alimentaires. En 1997, aux États-Unis, les fast-foods ont consacré plus de 95 % de leur budget publicitaire aux annonces télévisuelles ; de leur côté, les fabricants et les détaillants d'aliments ainsi que les entreprises de services alimentaires ont consacré 11 milliards de dollars à la publicité médiatique. Or, il a été démontré que les aliments les plus publicisés sont aussi ceux qui sont surconsommés[9]. Grignoter en regardant la télé est entré dans les mœurs ; cette habitude favorise la surconsommation, car nous prêtons moins attention à la quantité et à la qualité des aliments assis devant le petit écran qu'attablés pour prendre un repas[10]. À la suite d'une étude de cas sur les piètres

---

7. *Ibid.*, p. 237.
8. Prentice et Jebb, « Obesity in Britain ».
9. Gallo, « Food Advertising in the United States ».
10. French *et al.*, « Eating and Physical Activity ».

habitudes alimentaires et les loisirs malsains d'une famille de quatre enfants atteints d'obésité, présentée dans le *Las Vegas Review-Journal*, plusieurs pédiatres ont affirmé que les enfants qui mangent en regardant la télévision ingèrent plus de calories et s'exposent davantage à souffrir d'embonpoint ou d'obésité[11].

Le lien entre l'écoute de la télévision et l'embonpoint ou l'obésité chez les personnes de tous âges est facile à comprendre. Des hommes et des femmes qui regardaient la télé plus de trois heures par jour risquaient deux fois plus de souffrir d'embonpoint que ceux qui y consacraient moins d'une heure, même en tenant compte de l'âge des sujets, du fait qu'ils fument ou non la cigarette, du temps consacré à l'exercice physique et de la durée de la semaine de travail[12], [13]. Ce phénomène n'est pas propre aux États-Unis; en Australie, des adultes qui regardaient la télé plus de quatre heures par jour étaient quatre fois plus susceptibles d'avoir un problème d'embonpoint que ceux qui passaient moins d'une heure devant le petit écran. L'indice de masse corporelle et les habitudes d'activité physique y étaient tous deux associés au temps d'écoute de la télévision[14], [15].

On a également établi un lien entre le temps d'écoute de la télévision et la prévalence du diabète de type 2 parmi une cohorte d'Américains d'âge adulte composée de 68 500 femmes et de 37 900 hommes. Chez les femmes, chaque ajout de deux heures d'écoute de la télévision augmentait de 23 % le risque de diabète; ce lien persistait même une fois l'indice de masse corporelle pris en compte[16], [17].

L'écoute de la télévision chez les enfants

C'est toutefois chez les jeunes que le lien entre l'écoute de la télévision et l'obésité est le plus préoccupant. Les enfants passent

11. Babula, « A Family Affair ».
12. Tucker et Friedman, « Television Viewing and Obesity in Adult Males ».
13. Tucker et Bagwell, « Television Viewing and Obesity in Adult Females ».
14. Salmon *et al.*, « Television Viewing and Overweight ».
15. Cameron *et al.*, « Overweight and Obesity in Australia ».
16. Hu *et al.*, « Physical Activity and Television Watching ».
17. Hu *et al.*, « Television Watching and Other Sedentary Behaviors ».

maintenant plus de temps devant le petit écran qu'à l'école ou en interaction avec leurs parents[18]. Parallèlement à ce phénomène, une épidémie d'embonpoint et d'obésité chez les enfants est en cours.

Des données recueillies auprès de plus de 13 000 enfants et adolescents ayant participé au National Health Examination Survey indiquent un lien entre le temps d'écoute de la télé et l'obésité, même en tenant compte d'autres facteurs, dont un problème antérieur d'obésité, la région, la saison, l'origine ethnique, la densité de population, la classe socioéconomique et plusieurs variables familiales; chaque heure additionnelle d'écoute quotidienne de la télé augmentait de 2 % la prévalence de l'obésité[19]. On a également observé en 1990 une forte relation dose-effet entre la prévalence de l'embonpoint et le temps d'écoute de la télé chez des jeunes âgés de 10 à 15 ans: ceux qui passaient chaque jour plus de cinq heures devant le petit écran (soit le tiers des répondants) risquaient 4,6 fois plus de souffrir d'embonpoint, comparativement à leurs pairs qui ne regardaient pas du tout la télé ou y consacraient moins de deux heures par jour, et ce, même en tenant compte de facteurs tels qu'un problème d'obésité au départ, le sexe de l'enfant, la situation économique précaire ainsi que l'origine ethnique de la mère, son niveau de scolarité, son statut matrimonial et son occupation[20].

D'autres données, tirées d'une étude d'envergure nationale (le National Health and Nutrition Examination Survey III), ont révélé qu'en 1994, 26 % des enfants américains âgés de huit à seize ans regardaient la télévision au minimum quatre heures par jour, et que 67 % d'entre eux la regardaient au moins deux heures par jour; c'est chez les enfants âgés entre onze et treize ans qu'on a observé la plus importante écoute de la télé. Ce sondage a mis en lumière le lien entre l'adiposité et l'écoute de la télévision[21].

Du côté des élèves du secondaire, les résultats d'une enquête (le National Youth Risk Behavior Survey) réalisée en 1999 révélaient que 43 % d'entre eux regardaient la télé au moins deux heures par jour de semaine; la proportion était plus élevée chez les adolescents

18. Singer, « Role of Television ».
19. Dietz et Gortmaker, « Obesity and Television Viewing ».
20. Gortmaker *et al.*, « Television Viewing As a Cause of Increasing Obesity ».
21. Andersen *et al.*, « Physical Activity and Television Watching ».

de race noire (74 %) et latino-américains (52 %) que chez leurs homologues de race blanche (34 %). Une écoute de la télé dépassant deux heures par jour était associée à l'embonpoint dans tous les groupes, à l'exception des garçons de race noire et latino-américains[22].

Il est particulièrement inquiétant de constater que l'association entre l'écoute de la télévision et l'embonpoint ou l'obésité est déjà présente entre quatre et six ans, période où la masse adipeuse atteint généralement son taux le plus bas[23].

Trois mécanismes pourraient expliquer ce lien : l'écoute de la télé diminue l'activité métabolique réduisant ainsi la dépense totale d'énergie ; les enfants qui passent plusieurs heures par jour devant le petit écran ont moins de temps pour s'adonner à des activités plus énergiques ; enfin, l'enfant qui regarde la télé consomme plus de calories, sans doute sous l'influence de la publicité alimentaire[24, 25]. La nourriture est le produit le plus publicisé dans les émissions télévisées destinées aux enfants[26]. Au début de 2004, la Fondation Kaiser a publié un rapport sur le rôle des médias dans la montée de l'obésité chez les enfants. Passant en revue les études sur la question, le rapport montre que les enfants passent en moyenne 5,5 heures par jour à utiliser les médias – incluant la télévision, le magnétoscope, les jeux vidéo et l'ordinateur –, ce qui en fait des proies de choix pour les campagnes publicitaires. ABC News a consacré une émission spéciale de *PrimeTime Live* à ce phénomène le 8 décembre 2003. Les journalistes y rapportaient que l'industrie alimentaire dépense 12 milliards de dollars par année pour la publicité destinée aux jeunes téléspectateurs ; la plupart de ces annonces font la promotion d'aliments transformés et mauvais pour la santé. L'enfant américain moyen est ainsi bombardé de 10 000 publicités alimentaires par année, ce qui influence ses choix et ses demandes de produits au supermarché. Plusieurs pays ont déjà pris des mesures pour protéger les enfants contre ce matraquage publicitaire. La Norvège et la Suède, par exemple, ont interdit la publicité

22. Lowry *et al.*, « Television Viewing and Its Associations ».
23. Janz *et al.*, « Fatness, Physical Activity, and Television Viewing ».
24. Klesges *et al.*, « Effects of Television on Metabolic Rate ».
25. Robinson, « Television Viewing and Childhood Obesity ».
26. Dietz, « Role of Lifestyle in Health ».

alimentaire destinée aux enfants de moins de 12 ans ; comme on pouvait s'y attendre, comparativement au reste du monde, ces deux pays ont un taux d'obésité plus bas[27].

Bon nombre d'enfants ont aujourd'hui un téléviseur dans leur chambre. Chez les jeunes Américains de sixième année du primaire, la proportion est passée de 6 à 77 % entre 1970 et 1999[28]. Une étude menée dans l'État de New York auprès de familles à revenu modeste a révélé que 40 % des enfants de moins de cinq ans avaient un téléviseur dans leur chambre ; ils passaient plus de temps devant le petit écran que leurs camarades qui n'avaient pas la télé dans la chambre, et étaient plus susceptibles de souffrir d'embonpoint[29]. Un rapport de la Fondation Kaiser sur l'écoute de la télévision chez les enfants âgés de six mois à six ans a révélé que les jeunes enfants chez qui la télé est ouverte la plupart du temps ont plus de difficulté à apprendre à lire.

Les enfants commencent à regarder la télévision très jeunes. Une enquête (le National Longitudinal Survey of Youth) échelonnée de 1990 à 1998 s'est intéressée à l'écoute de la télévision chez les enfants, de la naissance à 35 mois, suivant la trajectoire de cette activité de la tendre enfance à l'âge de six ans. Au dire des parents interrogés, 17 % des bébés de moins de 11 mois, 48 % des bambins de 12 à 23 mois et 41 % des enfants de 24 à 35 mois dépassaient les limites recommandées par l'American Academy of Pediatrics (soit aucune télévision avant 2 ans et moins de deux heures par jour à partir de cet âge)[30].

Pourquoi les enfants regardent-ils tant la télévision ? Il est vrai que leurs parents la regardent plus qu'auparavant, mais ce n'est pas là l'unique raison. Les enfants passent moins de temps à l'extérieur de la maison sans supervision qu'il y a quelques décennies. En maints endroits, les parents considèrent qu'il est dangereux de laisser les enfants jouer dehors seuls, et ils n'ont pas le temps de les surveiller. Malgré l'accessibilité croissante des jouets et des jeux de toutes sortes, les enfants passent moins de temps à jouer et à laisser libre cours à leur imagination qu'à regarder la télé. En outre,

27. Schmidt, « Weighty Issue for Children ».
28. Putnam, *Bowling Alone*.
29. Dennison *et al.*, « Television Viewing and Television in Bedroom ».
30. Certain et Kahn, « Television Viewing Among Infants and Toddlers ».

ils sont plus nombreux à être enfants uniques. Aux États-Unis, le pourcentage des femmes qui n'ont qu'un enfant a plus que doublé au cours des vingt dernières années, passant de 10 à plus de 23 %. Le nombre de familles à enfant unique augmente plus rapidement que celui de toute autre catégorie de famille. On estime aujourd'hui que 20 millions de foyers ne comptent qu'un enfant aux États-Unis (voir www.onlychild.com/aboutus/letter.html). N'ayant ni frères ni sœurs avec qui jouer, l'enfant unique se tourne vers la télévision pour y trouver une compagnie et matière à développer son imagination. Pour les parents, le petit écran exerce souvent la fonction de *baby-sitter* : il surveille l'enfant et le tient tranquille pendant que ses parents sont trop affairés pour s'en occuper.

En cherchant de la documentation sur le lien entre la télévision et l'obésité, j'ai été étonnée de constater que la télé comporte un autre type de danger pour la santé des enfants : on rapporte plusieurs cas de blessures (parfois mortelles) infligées à un enfant par un téléviseur qui bascule. Entre 1990 et 1997, la Consumer Product Safety Commission a rapporté 73 cas de cette nature, dont 28 ont été fatals. Les lésions cérébrales étaient le plus souvent en cause. L'âge moyen des victimes était de 31 mois[31, 32].

31. Bernard *et al.*, « Toppled Television Sets ».
32. DiScala *et al.*, « Television Sets Toppling onto Toddlers ».

Chapitre 19
Un scénario suburbain

La banlieue est l'endroit où le promoteur passe les arbres au bulldozer, puis donne des noms d'arbres aux rues.

Bill Vaughan

À première vue, c'est un quartier charmant, extrêmement propre et tranquille, où l'on ne trouve que des maisons unifamiliales pour familles aisées : une zone résidentielle à l'abri de l'agitation de la vie quotidienne, sauf le matin, lorsque ses résidants partent travailler, et le soir, au retour du boulot. Ni lieux de travail, ni commerces, ni écoles ni restaurants pour déverser bruit et inconnus dans les parages. La plupart du temps, il n'y a d'ailleurs pas un chat à l'extérieur. Où pourrait-on se rendre à pied de toute façon ? De plus, les culs-de-sac compliquent les déplacements. Aux heures de pointe, les rues sont interdites aux piétons, tant pour leur sécurité que parce qu'ils perturberaient la circulation. Pour avoir des rues plus larges, on n'a aménagé aucun trottoir. La cour arrière est le seul lieu sûr accessible. Aux heures où ils peuvent circuler, les piétons doivent porter un casque protecteur pour réduire les risques de lésions cérébrales ; les campagnes de sécurité n'ayant pas été suffisamment convaincantes, le port du casque est maintenant obligatoire. Dans les rues plus achalandées, il faut également mettre un masque pour se protéger contre la pollution causée par les automobiles. Le taux de maladies respiratoires est si élevé que les autorités municipales ont dû trouver une solution radicale pour réduire le problème. Après l'épidémie de SRAS qui a sévi il y a quelques années, le port du masque est devenu pratique courante. Par mesure de sécurité, on interdit aux gens de marcher dans les rues du crépuscule à l'aube.

Brian et Tracy se sont installés dans ce quartier avec leur petite famille il y a une dizaine d'années. Comme le coin est tranquille et rempli de jeunes familles, ils se sont dits que c'était l'endroit idéal pour élever leurs deux enfants, Tim et Laura, bien qu'ils doivent tous deux se taper une heure de voiture matin et soir pour se rendre au travail, dans deux directions différentes. Ils n'ont pas une si grande distance à parcourir, mais les bouchons les empêchent de rouler plus vite; presque tous les jours, ils se retrouvent coincés dans la circulation après avoir déposé leurs enfants à l'école. Bien que celle-ci soit éloignée de la maison, les enfants pourraient facilement s'y rendre à vélo, mais celui-ci est interdit dans le quartier: en raison de la circulation intense dans le secteur, il est considéré comme un mode de locomotion trop dangereux. Les enfants ne font donc pas beaucoup d'exercice, ni à l'école – où l'on a rayé l'éducation physique du programme – ni à la maison, où ils passent le plus clair de leur temps à jouer à des jeux vidéo ou à regarder la télévision. Tim et Laura ont chacun un téléviseur et un ordinateur. Ils ont passé l'âge de s'amuser dans la cour arrière, et il n'y a pas de parcs à proximité. Ils ne peuvent aller nulle part seuls. Même leurs amis habitent trop loin pour qu'ils puissent leur rendre visite sans arrangement préalable, et leurs parents doivent aller les y reconduire. Vivant dans une immense maison qui leur donne accès au monde extérieur par le truchement de la télévision et d'Internet, pourquoi prendraient-ils le risque d'aller dehors?

Tim et Laura dînent à l'école, et leurs parents n'ont pas grand-chose à dire sur le type d'aliments qu'on leur sert. L'an dernier, manquant de fonds, les autorités scolaires ont signé un contrat d'exclusivité avec une entreprise de boissons gazeuses; depuis lors, les enfants harcèlent leurs parents pour obtenir la permission de boire ce qu'ils veulent à l'école, et ils consomment beaucoup moins de lait. À ce régime, ils ont tous deux pris du poids. D'ailleurs, Brian aussi est rondelet, mais il trouve cela normal étant donné son mode de vie sédentaire et sa répugnance à s'activer au retour du boulot. Ses longs déplacements pour aller travailler ne lui laissent ni temps ni énergie pour faire de l'exercice: son inactivité l'épuise! De toute façon, ses maux de dos et ses problèmes articulaires l'empêchent de faire de l'exercice. À 38 ans, il croit qu'il est trop tard pour changer de mode de vie. De son côté, Tracy pèse une bonne vingtaine de kilos de trop ; elle est consciente des problèmes engendrés par le manque d'exercice, bien qu'elle ne comprenne pas vraiment pourquoi ils sont devenus aussi inactifs depuis leur déménagement. Elle est plus inquiète depuis qu'elle a appris qu'elle souffre de diabète ; elle ne fait toutefois pas d'exercice elle non plus, et souffre d'une épicondylite causée par son travail répétitif à l'ordinateur. Après avoir essayé sans succès plusieurs régimes amincissants, elle a pris un rendez-vous pour subir une liposuccion afin de retrouver sa taille d'antan ; Brian songe à suivre son exemple. Grâce à la chirurgie esthétique, la vie pourra reprendre son cours normal ! Et comme ils ont de bonnes assurances (malheureusement plutôt onéreuses), ils peuvent dormir en paix car ils pourront se faire soigner quand surgiront les problèmes de santé. Après tout, ne mènent-ils pas une belle vie ?

Quatrième partie
Les solutions

Chapitre 20

Lève-toi et marche !

J'ai deux médecins, ma jambe gauche et ma jambe droite.

George Macauley Trevelyan

Pourquoi prôner la marche comme mode de locomotion plutôt que de la considérer uniquement comme une activité récréative ? Pourquoi ne pas faire appel principalement au sport ou à d'autres exercices physiques pour remédier à l'inactivité ? La réponse devient claire quand nous connaissons les causes de la sédentarité : c'est que la marche utilitaire remplit de multiples fonctions. Elle aide à prévenir et guérir de nombreuses maladies ; à réduire les risques d'accidents de la route, la pollution atmosphérique et le réchauffement climatique ; à accroître la sécurité routière, le sens de la communauté et l'équité sociale ; à protéger les habitats fauniques, les ressources non renouvelables et les terres agricoles ; à économiser beaucoup d'argent en diminuant les coûts liés aux soins de santé, aux réseaux d'égouts, à l'utilisation de l'automobile, à la construction et la réparation des routes et parcs de stationnement, à la perte de temps due aux bouchons de circulation, et ainsi de suite. Elle n'a peut-être pas un impact énorme sur un aspect de la vie en particulier, mais tous ses bienfaits réunis lui confèrent un rôle déterminant.

La marche utilitaire est bénéfique à tout le monde – qu'on s'adonne aussi à la marche pour se divertir ou faire de l'exercice ou non, qu'on utilise aussi une automobile ou non –, car elle ne requiert aucun équipement particulier et permet de se rendre

> **UNE LONGUE MARCHE ESTIVALE**
>
> Au cours de l'été de 2003, Ariel Hames, une étudiante de Harvard, a marché 53 km par jour le long de la côte est américaine, à partir de Boston jusqu'au Nouveau-Brunswick : question de faire de l'exercice et d'élargir ses horizons en rencontrant de nouvelles personnes (voir wiscassetnewspaper.maine.com/2003-07-31/Canada_or_bust.html).
>
> Pourquoi ne pas marcher 5 km par jour pour les mêmes raisons ?

gratuitement à destination, pourvu que la distance à parcourir ne soit pas trop grande. La marche est une activité très démocratique : elle est accessible aux jeunes comme aux personnes âgées, aux riches comme aux moins bien nantis, aux athlètes comme aux personnes moins sportives. Même les sédentaires qui ne veulent rien savoir des sports ou des activités de compétition – et ils sont nombreux – peuvent y prendre plaisir.

En allégeant la circulation (pensons aux 123 millions de déplacements quotidiens de moins de 1,6 km), la marche utilitaire profite aussi aux automobilistes – qui se retrouvent moins nombreux à se partager la route –, contribue à réduire la pollution atmosphérique ainsi que les risques d'accidents de la route.

Une plus grande pratique de la marche aurait également un impact positif sur la santé publique, diminuant ainsi les coûts relatifs aux soins de santé, qui montent en flèche. Elle améliorerait la condition physique des gens, les aiderait à maintenir un poids santé et même à contrer l'embonpoint, ce qui profiterait aux contribuables qui se partagent la facture des soins de santé attribuables au manque d'activité physique.

La marche utilitaire nourrit le sentiment communautaire en donnant maintes occasions de contacts sociaux informels et en sécurisant les quartiers. Dans un milieu favorable à la marche, les voisins finissent par se connaître et se faire confiance. Un secteur sans piétons pour assurer une certaine surveillance devient un endroit dangereux qui invite à la délinquance. Favoriser la marche devient donc un moyen de réduire la criminalité. Non seulement la marche améliore-t-elle la santé des gens mais celle du milieu de vie également, qui devient plus convivial et sûr. Les enfants peuvent alors jouer à l'extérieur sans supervision directe des parents, ce qui les rend physiquement plus actifs. En Oregon, dans le cadre d'un programme destiné à encourager la marche et le vélo (l'Oregon Bicycle and Pedestrian Plan), le nombre de personnes qui marchent (ou font du vélo) s'est avéré un important indicateur de la qualité de vie d'une collectivité.

Un autre avantage capital de cette approche, c'est qu'en restaurant les conditions propices à la marche, on a plus de chances d'y inciter des personnes qui demeurent insensibles aux campagnes en faveur de l'activité physique. Dès les premiers pas d'un enfant, la marche est un moyen d'acquérir une plus grande autonomie ; cela est particulièrement vrai pour les personnes âgées – en particulier celles qui ne peuvent plus conduire en raison d'une vue déficiente ou de toute autre incapacité physique.

Il n'existe pas de stratégie unique pour accroître la pratique de la marche. Cependant, le fait que son déclin soit en grande partie attribuable au mode de vie actuel et à l'aménagement urbain devrait indiquer les principales pistes à suivre.

Jusqu'à présent, les solutions au manque d'activité physique, comme à l'obésité, ont fait appel à un changement de comportement individuel. L'expérience a toutefois démontré que l'importance accordée depuis quelques décennies aux sports organisés et aux programmes de condition physique ne suffit pas à maintenir l'ensemble de la population en forme. La plupart des gens manquent de motivation. Et les personnes les moins motivées sont souvent celles qui en ont le plus besoin. Les bouleversements dans le monde du travail et un environnement peu favorable au transport non motorisé ont pratiquement éclipsé l'exercice physique au quotidien. De plus, les activités sédentaires telles que l'écoute de la télévision et l'utilisation de l'ordinateur occupent le plus clair du temps libre. L'inactivité physique s'installe précocement ; en raison des dangers liés à la circulation intense et à un environnement peu convivial, les parents ne laissent plus les enfants jouer dehors ou se déplacer seuls.

Il serait étonnant qu'on réussisse à renverser ces tendances en misant uniquement sur la volonté individuelle. Des changements structurels favorisant l'adoption d'habitudes de vie plus saines s'imposent. L'échec relatif des régimes amincissants destinés à enrayer l'obésité devrait servir de leçon dans le combat contre l'inactivité physique et orienter plutôt vers des stratégies sociétales, qui se sont déjà avérées très utiles dans la lutte contre l'obésité.

Le goût de marcher

De nombreux signes indiquent que les gens sont aujourd'hui disposés à adopter des modes de transport non motorisés. Un sondage national commandé par le Surface Transportation Policy Project, mené en octobre 2002 auprès d'un échantillon aléatoire d'adultes, a démontré que les Américains souhaiteraient marcher davantage mais s'en abstiennent en raison de l'aménagement de leur quartier qui encourage la circulation rapide, complique la traversée aux intersections et fait en sorte qu'il n'est pas commode de faire ses courses ou d'aller au restaurant à pied à cause des grandes distances à parcourir. Les principales raisons invoquées par les Américains pour ne pas marcher étaient « l'éloignement de tout » (61 %) et « le manque de temps » (57 %). Plus de la moitié des répondants ont affirmé qu'ils aimeraient marcher davantage au quotidien plutôt que d'utiliser leur automobile, que ce soit pour faire de l'exercice ou pour se rendre à des endroits précis. Les mesures d'incitation à la marche les plus populaires mettent l'accent sur la réduction de la vitesse – par une application plus stricte des limites de vitesse et un aménagement plus sécuritaire des rues grâce à la présence de trottoirs et d'intersections moins dangereuses. La majorité des répondants se sont dits en faveur d'un aménagement urbain qui permette aux enfants d'aller à l'école à pied, d'une amélioration des transports collectifs et d'une aide gouvernementale accrue aux programmes de sécurité des piétons[1].

Deux enquêtes rapportées par la National Bicycling and Walking Study en 1992 examinaient la distance que les gens étaient disposés à parcourir à pied pour leurs déplacements utilitaires. Parmi les résidants de Seattle, 40 % fixaient à 1,6 km la distance maximale de marche pour faire leurs courses et 70 % à 3,2 km ; en général, la distance maximale que les personnes interrogées consentaient à

1. Surface Transportation Policy Project, « Americans' Attitudes Toward Walking ».

parcourir à pied était de 3,4 km[2]. Au Canada, les Ontariens se disaient disposés à marcher une vingtaine de minutes pour faire leurs emplettes ou se rendre au travail, ce qui correspond à une distance d'environ deux kilomètres[3].

Selon le Pedestrian and Bicycle Information Center, on observe partout aux États-Unis une demande croissante pour un environnement favorable à la marche et au cyclisme[4]. Fondé en 1999, cet organisme sert de centre d'information sur la marche et le cyclisme pour le ministère des Transports ; il fournit une assistance technique aux collectivités désireuses d'améliorer leur qualité de vie par des initiatives destinées à favoriser la marche et le vélo comme modes de locomotion ainsi que l'activité physique en général[5].

Au Canada également, une enquête d'envergure nationale menée en 1998 a montré que les Canadiens aimeraient marcher ou faire du vélo plus souvent si les conditions s'y prêtaient ; 80 % d'entre eux ont exprimé le souhait de s'adonner davantage à la marche[6]. Dans les grandes villes canadiennes, entre 25 et 50 % des gens font moins de cinq kilomètres pour se rendre quotidiennement au travail ; cette distance pourrait aisément être parcourue à pied ou à vélo, avec la mise en place d'infrastructures appropriées telles des routes plus sécuritaires et des douches sur les lieux de travail.

Des villes conviviales

La popularité des destinations vacances à visiter à pied est l'une des meilleures preuves de l'intérêt croissant des gens pour la marche. Non seulement les randonnées pédestres dans les parcs nationaux gagnent-elles la faveur de la population, mais celle-ci redécouvre également les villes où il fait bon marcher. J'ai eu la chance de parcourir à pied plusieurs villes américaines, dont Alexandria et Georgetown, près de Washington (D.C.), Bethesda, au Maryland, Bar Harbor, Camden et Kennebunkport, dans le Maine, Petoskey,

---

2. U.S. Department of Transportation, « National Bicycling and Walking Study ».
3. *Ibid.*
4. Pedestrian and Bicycle Information Center, « Safe Walking and Bicycling ».
5. *Ibid.*
6. Environics International, « 1998 Survey on Active Transportation ».

Charlevoix, Traverse City et Mackinaw Island, au Michigan, San Francisco, en Californie, Ithaca, dans l'État de New York, Middlebury, Stowe et Montpelier, au Vermont, North Conway et Hanover, au New Hampshire, Boston, au Massachusetts. Ce sont des endroits chéris des piétons, où il est possible de marcher en toute sécurité, même le soir. Leur attrait tient non seulement à leur valeur historique mais à un type d'aménagement privilégié: un environnement qui favorise la marche, où la plupart des destinations sont accessibles à pied, où il est agréable de déambuler grâce à la beauté de l'architecture et de petits détails tels que les plaques où figurent les noms de rues, où il est possible de se rafraîchir en cours de route et de faire du lèche-vitrines plutôt que de longer en automobile d'énormes magasins-entrepôts. Bref, un lieu où l'on se sent chez soi et qui évoque le milieu de vie qu'ont connu nos parents et nos grands-parents il y a quelques décennies. Il existe des milliers d'endroits de cette nature en Amérique du Nord, et les gens adorent les fréquenter. La plupart sont des villes anciennes; je soupçonne cependant qu'elles sont visitées non seulement pour leur intérêt historique mais pour leurs qualités esthétiques et leur aménagement à dimension humaine. Ces villes conviviales attirent les touristes, ce qui profite aussi à l'économie locale.

LES DIX VILLES AMÉRICAINES LES PLUS CONVIVIALES

Affirmant que la marche est l'un des meilleurs moyens de se garder en forme, l'American Podiatric Medical Association a dressé la liste des grandes villes américaines les plus favorables à la marche à partir des critères suivants: le nombre de parcs, la proportion de résidants qui se rendent à pied au travail, le taux de criminalité, l'indice du danger auquel s'exposent les piétons, la qualité de l'air, les précipitations, la disponibilité de podiatres, de centres de mise en forme et de magasins de sports ainsi que la présence d'un coordonnateur chargé de mettre sur pied divers programmes destinés à encourager la marche. Selon ces critères, les villes américaines qui se sont classées parmi les dix premières sont: New York en tête, suivie de San Francisco, Boston, Philadelphie, Seattle, Denver, Washington (D.C.), Chicago, Portland et Cleveland (voir www.apma.org).

Une brève liste des villes américaines favorables à la marche a été dressée par Dan Burden, directeur de Walkable Communities Inc.; il y aurait sûrement lieu de l'enrichir pour faire la promotion des villes conviviales (petites ou grandes) et inciter les gens à les visiter, ainsi qu'aider les citoyens désireux d'aménager un milieu de vie favorable aux piétons (voir www.walkable.org). Une ville ne doit pas nécessairement être ancienne ou de taille modeste pour attirer les marcheurs: qu'elle soit construite à la verticale ou à l'horizontale, il est possible d'améliorer sa convivialité, ou de la préserver.

Au Canada, la ville de Vancouver fait partie des villes les plus favorables à la marche, même en plein centre-ville où s'érigent des gratte-ciel nouvellement construits. On y retrouve des arbres, des arbustes et des fleurs dans les endroits les plus inattendus, comme dans les espaces exigus entre les édifices. Le vélo y a également la faveur. Vancouver est réputée pour ses nombreux parcs, petits et grands: il suffit de s'y promener pour se convaincre que nature et environnement urbain peuvent cohabiter harmonieusement. Dans cette ville de deux millions d'habitants, on a l'impression de se trouver dans un jardin ponctué de gratte-ciel. Coincée entre les montagnes et la mer, Vancouver n'avait d'autre choix que de limiter son étalement et d'opter pour un modèle de développement compact. Néanmoins, il faut reconnaître que les autorités locales ont eu le souci de protéger l'environnement et le paysage spectaculaire du site. Elles se sont abstenues d'aménager un réseau de voies rapides et ont évité de consacrer des sommes faramineuses à la construction de routes et de ponts. Les politiques en matière de transport ont misé sur un système de transport collectif adéquat, facilité par un développement résidentiel à haute densité de population. Malgré une croissance démographique annuelle de 2,6 %, Vancouver n'a jamais cédé à la tentation de l'étalement[7]. Elle est incontestablement l'une des plus belles villes d'Amérique du Nord. Il n'est guère étonnant que beaucoup de gens désirent vivre à Vancouver, en dépit de son climat pluvieux! Elle se classe d'ailleurs parmi les villes où il est le plus agréable de vivre au monde, tout juste derrière Zurich et Genève. Accordant une place importante au piéton, il va de soi que ces villes se caractérisent par une qualité de vie élevée.

---

7. Williams-Derry, « Who Is the Smart Growth Leader? ».

LA DÉPENSE CALORIQUE ASSOCIÉE À LA MARCHE

Combien brûlons-nous de calories en marchant? Cela dépend de plusieurs facteurs: les conditions climatiques (température, vents et altitude), la nature et le degré d'inclinaison du sol, de même que la taille, le poids, l'âge et la vitesse du marcheur. Comme la vitesse et le poids du marcheur sont des facteurs déterminants, la dépense calorique résultant d'une marche de 30 minutes à une vitesse – assez rapide – de 5,6 km/h a été estimée à 108 calories pour une femme de 60 kg (132 lb) et à 144 calories pour un homme de 80 kg (176 lb). Cette évaluation est basée sur le calcul d'une dépense calorique de 0,06 calorie par kg par minute pour cette vitesse. Une marche moins rapide, comme le fait de promener le chien, amènera une dépense calorique plus faible[8].

Un demi-kilo de graisse équivaut à environ 3500 calories. Donc, pour perdre un demi-kilo, il faut réduire d'autant notre apport calorique ou augmenter notre niveau d'activité physique. Pour moi, cela représente presque six heures à haleter et à suer sur mon vélo stationnaire!

8. Warburton DER, CW Nicol et SSD Bredin, « Prescribing exercise as preventive therapy », Canadian Medical Association Journal, 2006; vol. 174, p. 961-974.

Chapitre 21

Les bienfaits de la marche

En somme : marchons et nous serons heureux ; marchons et nous serons en santé. La meilleure façon de prolonger nos jours, c'est de marcher régulièrement, et avec un but.

Charles Dickens

Tout le monde y gagne

La marche bénéficie non seulement aux marcheurs mais, aussi étrange que cela puisse paraître, aux automobilistes également ; plus de déplacements à pied signifie moins de véhicules sur la route et, par conséquent, moins de congestion, de perte de temps et de risques d'accidents. Moins d'automobiles en circulation signifie aussi moins de pollution atmosphérique et donc moins de problèmes respiratoires. Promouvoir la marche pour de courtes distances profite doublement aux jeunes enfants, aux moins nantis et aux personnes âgées, trois catégories de personnes plus vulnérables aux maladies respiratoires et appelées à marcher davantage que tous les autres groupes. Un taux de pollution atmosphérique moins élevé contribue à réduire les risques de problèmes respiratoires chez les enfants comme chez les gens âgés ; d'autre part, l'allègement de la circulation réduit chez eux les risques d'accidents. Cela leur assure plus de mobilité et d'autonomie, diminuant ainsi l'exclusion sociale et la dépendance envers autrui. Choisir de marcher plutôt que d'utiliser une automobile, quand l'environnement et la distance le permettent, est un pas vers une société plus équitable.

Un milieu plus sûr

La présence de piétons – ces « yeux de la rue », comme les nomme Jane Jacob – sécurise un lieu : plus il y a de piétons, plus il y a de personnes pouvant nous venir en aide s'il survient un danger. Non seulement la présence d'étrangers familiers est-elle rassurante, mais elle protège les résidants d'un quartier. Nous sommes habituellement enclins à faire davantage confiance à des personnes rencontrées régulièrement qu'à de parfaits inconnus. La marche quotidienne offre plus de chances de rencontrer souvent les mêmes personnes et d'établir un contact avec elles, ce qui procure maintes occasions d'interactions sociales.

Les comportements agressifs se rencontrent plus souvent dans un environnement désert que dans un endroit rempli de gens. Cela explique pourquoi les parcs de stationnement souterrains sont des lieux idéaux pour les criminels – dans les films comme dans la réalité.

En allégeant la circulation automobile, la marche contribue à la sécurité routière. Dans un quartier rempli de piétons, les automobilistes se voient obligés de ralentir et de conduire plus prudemment. Le piéton bénéficie non seulement du ralentissement de la circulation, mais de sa diminution également. Plus les piétons sont nombreux, moins ils risquent d'être victimes d'accidents[1].

Un environnement plus sain

En réduisant le nombre de véhicules sur la route, les courts déplacements effectués à pied comportent de nombreux avantages : moins de consommation d'essence, de construction et de réparation de routes, moins d'espace consacré au stationnement et d'impôts pour financer ce type de développement. Les premières minutes d'une sortie en automobile sont les plus polluantes car un moteur froid qui démarre génère plus d'émissions polluantes[2] ; par conséquent, troquer la voiture pour la marche pour de courtes distances a un impact positif plus considérable sur le plan de la pollution atmosphérique que le fait de limiter la distance parcourue en

1. Leden, « Pedestrian Risk Decrease with Pedestrian Flow ».
2. Alvord, *Divorce Your Car!*

Les avantages d'un milieu convivial

Bâtit et soutient l'économie locale

- Plus de petites entreprises
- Plus d'aliments sains disponibles
- Augmentation de la valeur foncière
- Plus de propriétaires locaux, plus de richesse locale
- Plus d'emplois intéressants
- Circulation plus rapide de l'argent
- Plus de revenus de taxation
- Besoin moindre de services municipaux

Nourrit et définit l'identité de la communauté

- Meilleure organisation communautaire
- Sens de la fierté et de l'engagement bénévole
- Perpétuation de l'intégrité et des valeurs
- « Contrainte mutuelle, consentement mutuel »
- Besoin moindre de contrôle municipal
- Autogestion

Favorise les contacts sociaux et les échanges

- Encourage la sociabilité
- Plus grande exposition à la culture et aux interactions
- Favorise la transmission de l'information, du savoir et des valeurs
- Facilite le troc
- Réduit les barrières raciales et de classes
- Donne un sentiment d'interconnexion

Améliore l'accessibilité

- Lieu plus favorable à la marche
- Sécurité accrue pour les piétons
- Compatibilité avec le transport collectif
- Réduit le besoin d'automobiles et de stationnements
- Emploi plus efficace du temps et de l'argent
- Lien plus étroit entre les différents usages

Procure un sentiment de bien-être

- Visuellement agréable
- Stimulant
- Favorise le sentiment d'appartenance
- Sécurité accrue
- Environnement plus sain
- Sentiment de liberté

Attire une population diversifiée

- Plus de femmes, de gens âgés et d'enfants
- Diversité ethnique et culturelle accrue
- Favorise un large éventail d'activités et d'usages
- Crée de nouveaux créneaux sur le plan des produits et des services
- Favorise la diversité et l'originalité du milieu bâti
- Encourage la créativité de la communauté

Source : Project for Public Spaces, 2005

LES EFFETS SALUTAIRES DE LA MARCHE

Une pratique même modérée de la marche (au moins 30 minutes par jour) a de nombreux effets bénéfiques sur la santé, dont les suivants :

- Amélioration de la condition physique
- Meilleur contrôle du poids
- Baisse de la tension artérielle
- Diminution du cholestérol sanguin
- Réduction de l'adiposité abdominale
- Protection contre l'ostéo-arthrite et les fractures de la hanche
- Développement et maintien de la force musculaire
- Meilleur contrôle du diabète
- Augmentation de la capacité aérobique
- Protection contre le cancer et les maladies cardiovasculaires
- Soulagement des symptômes de stress et de dépression
- Autonomie accrue chez les aînés

automobile. Les sommes requises pour favoriser les déplacements non motorisés (argent et terrain consacrés aux trottoirs ainsi qu'aux sentiers pédestres, aux pistes et aux voies cyclables) sont beaucoup plus modestes que les dépenses et l'espace engloutis dans un développement axé sur l'automobile.

Par ailleurs, les automobiles et le réseau routier contaminent l'eau, et les 260 millions de pneus mis au rebut chaque année en Amérique du Nord constituent une autre importante source de pollution[3]. En effectuant nos courts déplacements à pied, nous contribuons à réduire ce gaspillage ainsi que l'érosion du sol et la dégradation des habitats fauniques qu'entraîne l'asphaltage intensif.

Vers une réduction de la congestion routière

Bon nombre d'automobilistes se montreraient sans doute fort intéressés si on leur disait qu'il existe une façon d'éviter les bouchons de circulation. Cette solution existe, mais elle fait appel à une

3. *Ibid.*

nouvelle philosophie du transport et à quelques mesures incitatives. Malgré l'étalement urbain, qui rend plusieurs destinations inaccessibles à pied, plus du quart des déplacements quotidiens effectués aux États-Unis restent en deçà de 1,6 km et la moitié sont de 4,8 km ou moins. Cela signifie qu'environ la moitié des sorties en automobile sont superflues et laisse entrevoir le potentiel intéressant d'autres modes de transport qui allégeraient la circulation. Le recours à la marche ou au vélo pour de faibles distances n'est pas un comportement strictement altruiste, car la plupart des gens en bénéficieront.

Une contribution à l'économie locale

Les milieux favorables aux piétons attirent non seulement des résidants mais des touristes également. Leur popularité démontre à quel point ils sont appréciés. Que dire de la crainte de voir les activités commerciales diminuer dans les secteurs où l'on ne peut se rendre en automobile aux magasins, restaurants et parcs environnants ? En fait, c'est plutôt le contraire qui se produit. Un endroit où il y a peu de circulation automobile, voire pas du tout, est plus agréable et sûr, et les piétons y sont attirés par le lèche-vitrines, qui profite aux petits commerces. Aujourd'hui, l'automobile est malheureusement en train de faire disparaître les commerces de taille modeste au profit de gigantesques magasins-entrepôts. Pour favoriser les courses effectuées à pied, certains services comme celui de la livraison à domicile pour les gros achats peuvent s'avérer fort utiles, entre autres dans les épiceries.

Des effets bénéfiques pour la santé

Les effets bénéfiques de l'exercice physique – même modéré ou intermittent – sont nombreux et dépendent du niveau initial d'activité. Les personnes sédentaires sont celles qui profitent le plus d'une augmentation de l'activité physique jusqu'au niveau recommandé[4], d'où l'importance d'intervenir dans ce sens auprès de l'ensemble de la population.

---

4. Pate *et al.*, « Physical Activity and Public Health ».

Amélioration de la condition physique

L'activité physique régulière aide à atteindre et maintenir une bonne condition physique. Elle joue un rôle important dans le contrôle du poids et contribue à réduire l'apparition de plusieurs maladies. De plus, les effets secondaires d'une activité comme la marche sont minimes, comparativement aux exercices physiques plus vigoureux associés à certains sports. En étudiant les effets bénéfiques de la marche sur la santé, Jeremy Morris et Adrianne Hardman, deux chercheurs britanniques qui travaillent à promouvoir la santé et l'éducation physique, ont noté qu'« une faible pratique de la marche est un déterminant de la perte du potentiel de santé et de bien-être due à l'inactivité physique ». La marche, insistent-ils, « est une activité accessible et gratifiante qu'on peut pratiquer toute l'année ; elle constitue le meilleur moyen d'accroître l'activité physique au sein d'une population sédentaire[5] ».

Réduction de la pression artérielle

La marche réduit la pression systolique et diastolique chez l'adulte[6]. On l'utilise avec succès dans le traitement de l'hypertension légère comme alternative à la médication[7]. Elle diminue les risques de coagulation sanguine, réduisant ainsi les risques d'accidents vasculaires cérébraux et de maladies cardiaques.

Contrôle du cholestérol

L'activité physique régulière réduit le taux de mauvais cholestérol (lipoprotéines de basse densité) et augmente le bon (lipoprotéines de haute densité), constituant ainsi une protection contre l'athérosclérose et la thrombose coronaire.

Diminution de l'adiposité abdominale

L'exercice diminue la quantité de gras abdominal[8]. Une étude a montré que l'exercice modéré, même en petite quantité, réduisait l'adiposité abdominale ainsi que le poids d'hommes et de femmes

---

5. Morris et Hardman, « Walking to Health ».
6. Kelly *et al.*, « Walking and Resting Blood Pressure ».
7. Moreau *et al.*, « Increasing Daily Walking ».
8. Wong *et al.*, « Cardiorespiratory Fitness ».

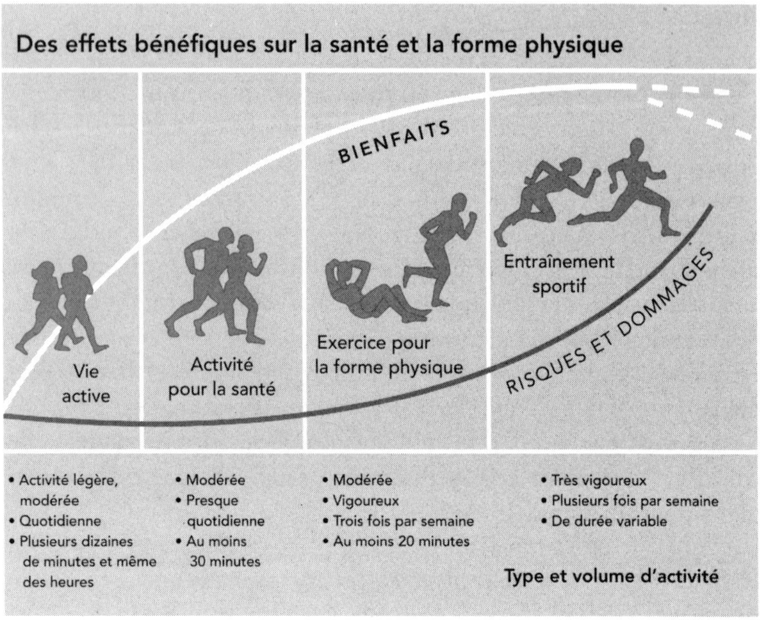

Source : Organisation mondiale de la santé, 2003

souffrant d'embonpoint non soumis à un régime amincissant ; le niveau minimal d'exercice pour perdre du poids était aussi faible que 10 km de marche par semaine ou une dépense calorique équivalente[9].

Perte de poids

Un niveau modéré d'exercice aide à éviter de prendre du poids sans changer de régime alimentaire ; un niveau plus élevé peut entraîner une importante perte de poids chez des personnes souffrant déjà d'embonpoint[10]. Sur une période de douze mois, un programme d'exercices – de modérés à vigoureux – combiné à une diminution de l'apport calorique a fait perdre de 8 à 10 % de poids chez des femmes inactives ayant des kilos en trop ; des taux d'exercice plus élevés ont entraîné une perte de poids plus importante[11]. Après

9. Slentz *et al.*, « Effects of the Amount of Exercise ».
10. *Ibid.*
11. Jakicic *et al.*, « Effect of Exercise Duration and Intensity ».

l'exercice, le métabolisme demeure élevé, augmentant la dépense d'énergie bien au-delà de la période d'activité physique. L'échec des régimes amincissants peut être dû au fait qu'on mette l'accent sur le régime alimentaire sans tenir compte des bienfaits potentiels de l'exercice.

Baisse du risque de maladies cardiovasculaires

Les résultats d'une étude menée sur une période d'environ six ans auprès de 75 000 femmes ménopausées illustrent bien les effets bénéfiques de la marche sur la santé cardiovasculaire. Celles qui marchaient régulièrement ou se livraient à des exercices vigoureux ont eu moins de problèmes coronariens et cardiovasculaires de tous ordres au cours de cette période, tant chez les participantes de poids normal que chez celles qui souffraient d'embonpoint ou d'obésité. Chez les femmes qui marchaient ou s'astreignaient à des exercices vigoureux au moins deux heures et demie par semaine, le risque diminuait de quelque 30 %. Le rythme de la marche était un facteur important : marcher à une vitesse de moins de 3 kilomètres à l'heure ne réduisait pas du tout le risque ; marcher à plus de 6 kilomètres à l'heure entraînait de plus grands bienfaits qu'à une vitesse de 3 à 5 kilomètres à l'heure. D'autre part, un temps considérable passé en position assise augmentait le risque de maladies cardiovasculaires[12]. Comme elle aide à réduire le risque d'infarctus du myocarde, la marche a aussi sa place dans les programmes de réadaptation cardiaque.

Amélioration de la santé mentale

L'activité physique augmente la tolérance au stress, atténue les symptômes d'anxiété et de dépression chez les personnes qui en sont atteintes à un degré faible ou modéré et accroît le bien-être psychologique, sans doute en libérant des endorphines. On a observé ces améliorations indépendamment des changements de condition physique[13, 14, 15]. Si la marche se pratique dans un

12. Manson *et al.*, « Walking Compared with Vigorous Exercise ».
13. Fox, « Influence of Physical Activity ».
14. Paluska et Schwenk, « Physical Activity and Mental Health ».
15. U.S. Department of Health and Human Services, « Physical Activity and Health ».

contexte social, elle donne l'occasion de rencontrer d'autres personnes, ce qui prévient le sentiment d'isolement. Elle contribue également à accroître le sens communautaire et à réduire la peur des inconnus.

LES AMISH, UNE COMMUNAUTÉ ACTIVE

Les effets bénéfiques de l'activité physique associée au mode de vie sautent aux yeux à l'observation de la communauté des Amish, qui s'abstiennent toujours de l'usage de l'automobile, d'appareils électriques et d'autres commodités modernes. Une agriculture axée sur le travail physique et la marche comme mode de locomotion semblent avoir contribué à limiter l'embonpoint chez ces gens, malgré un régime riche en matières grasses et en sucre. Une enquête menée au sein d'une communauté amish installée dans le sud de l'Ontario a recouru à des mesures anthropométriques et au port d'un podomètre durant une semaine. Le nombre de pas quotidiens atteignait en moyenne 18 425 chez les hommes et 14 196 chez les femmes, ce qui dépasse amplement les 10 000 pas recommandés pour un degré élevé d'activité. Un quart des hommes et des femmes faisaient de l'embonpoint, mais l'obésité était inexistante chez les hommes et ne touchait que 9 % des femmes, sans doute en raison du haut taux d'activité au sein de cette communauté[16].

16. Bassett *et al.*, « Physical Activity in an Old Order Amish Community ».

Un milieu bénéfique pour la santé

Accès aux produits et services de santé

- Services de santé accessibles par transports collectifs
- Accès à des aliments locaux frais et nutritifs
- Eau de bonne qualité ; système de traitement et de distribution centralisé
- Information relative à la santé facile à diffuser
- Gyms et parcs à proximité

Santé psychologique

- Sentiment d'appartenance à son milieu
- Sentiment d'être en lien avec le reste du monde
- Acceptation des différences
- Possibilité d'entrer en contact avec autrui sans danger
- Environnement visuellement agréable et stimulant

Activité physique

- Milieu favorable à la marche : facile d'y marcher, favorise la marche sur des distances plus longues
- Aménagement favorable aux cyclistes
- Meilleure utilisation des aires récréatives
- Plus tentant pour les résidants de se lever le matin !

Sécurité

- Moins d'accidents (automobiles, vélos, piétons, etc.)
- Criminalité moindre (grâce aux « yeux de la rue »)
- Moins de pollution provenant de la circulation
- Plus aisé de s'organiser pour lutter contre les entreprises polluantes
- Risques pour la santé plus faciles à découvrir et à prévenir

Santé sociale et communautaire

- Les gens se protègent mutuellement
- Adolescents et gens âgés intégrés à la communauté
- Beaucoup d'activités à la portée de tous

Bénéfices pour le consommateur

- Le lien plus étroit entre le consommateur et les produits et services le sensibilise au processus de consommation et lui donne un meilleur accès à ce dont il a besoin pour être en santé (aliments frais et nutritifs, médicaments et soins de santé, thérapies, groupes d'entraide, activités récréatives, centres d'éducation, etc.)

Source : Project for Public Spaces, 2005

Prévention de l'ostéoporose et des fractures de la hanche

Aux États-Unis, l'ostéoporose est tenue responsable de 1,5 million de fractures chaque année. Or il est connu que l'activité physique accroît la densité osseuse, assurant ainsi une protection contre l'ostéoporose. Une étude menée sur une période de 12 ans auprès de 61 200 femmes ménopausées (non atteintes d'ostéoporose au début de l'étude) a montré que la marche contribuait à les protéger contre les fractures de la hanche[17]. Celles qui marchaient quatre heures ou plus par semaine présentaient 41 % moins de risques de se fracturer une hanche. Même les participantes moins exposées à ce type de fracture parce qu'elles étaient plus en chair ont vu ce risque décroître grâce à une plus grande activité physique. Quatorze ans après l'étude, un lien entre la marche et les capacités fonctionnelles des femmes ménopausées a été observé, ce qui démontre son rôle majeur dans le maintien de l'autonomie fonctionnelle à un âge avancé[18].

Augmentation de la force musculaire et de la souplesse

La marche aide à acquérir et préserver la force musculaire qui assure une plus grande autonomie en vieillissant. En améliorant l'équilibre, la souplesse, la coordination et l'agilité, elle protège également les gens âgés contre les chutes. Ne requérant pas un effort excessif, la marche cause rarement des blessures. Contrairement au joggeur, le marcheur a toujours un pied en contact avec le sol, ce qui met moins à l'épreuve les pieds et les articulations et, par conséquent, diminue les risques de blessures. La marche peut jouer un rôle important dans la réadaptation des patients âgés, pour qui elle constitue le moyen le plus naturel de briser la spirale de la dégénérescence physique[19].

Contribution à l'autonomie des personnes âgées

Une des meilleures démonstrations de l'autonomie des marcheurs âgés me fut donnée par un septuagénaire belge. Lors d'un séjour à Gand, mon copain et moi visitions la ville à pied et cet homme

17. Feskanich *et al.*, « Walking and Leisure-Time Activity ».
18. Brach *et al.*, « Community-Dwelling Older Women ».
19. Morris et Hardman, « Walking to Health ».

marchait derrière nous. En fait, il ne tarda pas à nous rejoindre car il marchait beaucoup plus vite que nous. Constatant que nous étions des touristes, il nous offrit gentiment de nous guider dans le quartier historique de cette ville ancienne. Il nous a fallu accélérer la cadence pour pouvoir suivre notre guide qui nous entretenait à propos de personnages célèbres qui avaient honoré sa ville natale de leur présence au cours des derniers siècles. Il nous mentionna également qu'il faisait partie d'un club de randonnée pédestre qui lui donnait des occasions de marcher en montagne des jours durant. J'étais un peu honteuse de constater que cet homme était plus en forme que nous, qui avions trente ans de moins. Contrairement à plusieurs sports, la marche reste accessible à tout âge.

Réduction du risque de diabète

Comme une activité physique telle que la marche accroît la tolérance au glucose et la sensibilité à l'insuline, elle contribue à réduire le diabète de type 2, fortement relié à un mode de vie sédentaire. Une étude effectuée aux États-Unis sur une période de huit ans auprès de 3000 diabétiques adultes a montré un lien entre la marche régulière et une baisse de la mortalité. Les taux de mortalité les plus faibles ont été observés chez les participants qui marchaient plus de trois à quatre heures par semaine. Les auteurs ont conclu qu'on pourrait prévenir un décès sur 61 chaque année en convainquant les gens de marcher au moins deux heures par semaine[20].

Prévention de la constipation

La marche aide à prévenir la constipation, un autre effet indésirable de notre mode de vie sédentaire, auquel on attribue plus de 2,5 millions de consultations médicales par année uniquement aux États-Unis. La constipation, qui incommode particulièrement les gens âgés, est l'une des principales raisons d'automédication. Plus de 500 millions de dollars sont consacrés chaque année à l'achat de laxatifs. Or il est connu que l'exercice active le transit intestinal[21].

---

20. Gregg *et al.*, « Relationship of Walking to Mortality ».
21. Central Practice of Acupuncture and Chinese Medicine, « Constipations ».

Prévention de la dysfonction érectile

Une étude menée sur une période de dix ans (soit entre 1987 et 1997) auprès de 593 hommes adultes a montré que la marche contribue davantage à réduire la dysfonction érectile que des changements relatifs au tabagisme, à l'obésité ou à la consommation d'alcool[22].

Effets bénéfiques chez la femme enceinte

En raison de son faible impact, la marche rapide constitue un exercice bénéfique et sûr au cours de la grossesse. En période de post-partum, elle aide la mère à retrouver son tonus musculaire et son poids santé.

Prévention du cancer

L'exercice physique réduirait le risque de cancer du côlon et du sein[23]. Lors d'une étude menée sur une période de 4,7 ans auprès de quelque 75 000 femmes ménopausées, on a observé une baisse du risque de cancer du sein grâce à une activité physique récréative, même modérée[24]. En Allemagne, une recherche a montré que trois heures de vélo par semaine suffisaient à réduire de 34 % le risque de cancer du sein[25]. De leur côté, des chercheurs du Vanderbilt University Medical Center de Nashville, au Tennessee, ont observé que l'exercice physique effectué quotidiennement à l'âge adulte diminuait le risque de cancer de l'endomètre[26].

Amélioration de la capacité aérobique

Un exercice physique tel que la marche stimule le métabolisme, permettant ainsi à l'organisme d'extraire des aliments une plus grande quantité de vitamines, minéraux et oligoéléments[27]. Au cours de la marche, les poumons captent plus d'oxygène et l'acheminent aux muscles et aux tissus, contribuant à maintenir la capa-

---

22. Derby *et al.*, « Erectile Dysfunction ».
23. U.S. Department of Health and Human Services, « Physical Activity and Health ».
24. McTiernan *et al.*, « Risk of Breast Cancer ».
25. BBC News World Edition, « Breast Cancer Less Likely in Cyclists ».
26. Fox, « Housework, Walking Lowers Cancer ».
27. Clark, « Cycle Fit ».

cité aérobique à un âge avancé. La marche rapide (de 5 à 6,5 km à l'heure) améliore le fonctionnement cardiaque, réduit le rythme cardiaque et accroît la forme physique, contribuant ainsi à augmenter l'endurance.

Diminution du risque de démence

Les personnes âgées qui font régulièrement de l'exercice sont moins exposées à souffrir de déclin cognitif[28]. La marche aide à prévenir la maladie d'Alzheimer et d'autres formes de démence tant chez les hommes que chez les femmes. Les hommes qui marchaient moins d'un demi-kilomètre par jour avaient un risque presque deux fois plus élevé d'être atteints de la maladie d'Alzheimer ou d'une autre forme de démence que ceux qui marchaient plus de 3,2 km par jour[29]. Quant aux femmes, celles qui marchaient au moins une heure et demie par semaine étaient moins susceptibles de connaître un déclin de leurs facultés cognitives au cours des années suivantes, comparativement à celles qui marchaient moins de 40 minutes par semaine[30].

Accroissement de la longévité

Il a été démontré que le fait de marcher et monter des escaliers prolongeait les jours des hommes adultes[31], alors que l'habitude de se rendre à vélo au travail a été associée à une baisse de la mortalité chez les personnes des deux sexes[32]. Un risque de mortalité inférieur chez les individus physiquement actifs durant leur temps libre a été observé non seulement aux États-Unis mais également aux Pays-Bas, en Finlande, au Japon, en Suède et en Grande-Bretagne[33].

---

28. Laurin *et al.*, « Cognitive Impairment and Dementia ».
29. Abbott *et al.*, « « Walking and Dementia ».
30. Weuve *et al.*, « Cognitive Function in Older Women ».
31. Lee et Paffenbarger, « Light, Moderate, and Vigorous Intensity Physical Activity ».
32 Andersen *et al.*, « Mortality Associated with Physical Activity ».
33. Sparling *et al.*, « Promoting Physical Activity ».

AVEZ-VOUS DES « PAS EN RÉSERVE » ?

Une chercheure québécoise, ingénieure en transport à l'École polytechnique, vient d'élaborer un concept permettant d'illustrer le nombre de pas qui pourraient être effectués si les courts déplacements se faisaient à pied plutôt qu'en automobile. Après avoir converti en pas les déplacements motorisés de moins de 1,6 km (ce qui représente 11,7 % des déplacements quotidiens dans la grande région de Montréal), Catherine Morency arrive à la conclusion que 12,5 % des résidants de cette région ont chaque jour en moyenne 2 660 « pas en réserve », ce qui représente entre 15 et 20 minutes de marche. Pour l'ensemble de la population de la grande région de Montréal, ces pas totalisent quotidiennement 837 000 kilomètres. En plus d'accroître la dépense calorique et de favoriser la mise en forme, ils contribueraient à résoudre de nombreux problèmes environnementaux !

Source : Morency C., M. Demers et L. Lapierre, « How many steps do you have in reserve ? Some thoughts and measures regarding a healthier way to travel », Congrès annuel du Transportation Research Board, Washington (D.C.), 21-25 janvier 2007.

CHAPITRE 22
Les solutions individuelles

Marchez deux milles tous les matins avant le petit déjeuner.

HARRY TRUMAN
(livrant son secret de longévité à l'occasion
de son 80e anniversaire)

POUR S'AVÉRER VRAIMENT EFFICACE en tant que stratégie visant à contrer l'inactivité physique, la promotion de la marche ne peut pas reposer uniquement sur la volonté individuelle; elle doit s'accompagner de l'aménagement d'un environnement favorable à la marche. Néanmoins, il existe quelques solutions individuelles à ce problème.

La marche prescrite

En général, une consultation chez le médecin se termine par une ordonnance pour l'achat d'un médicament. Si le problème de santé résulte de l'obésité ou de l'inactivité physique, cependant, il existe d'autres solutions, qui ne comportent pas les effets secondaires indésirables des médicaments et incitent à participer activement à la guérison.

Une des approches individuelles de promotion de la marche – ou d'autres types d'exercices visant à perdre du poids ou du moins à éviter d'en prendre – est la prescription par le médecin de famille. Étant donné le lien particulier qui se tisse entre un patient et son médecin de famille, ce dernier peut jouer un rôle important dans la promotion d'une alimentation saine et d'exercices physiques réguliers destinés à contrer les multiples effets néfastes de l'embonpoint, de l'obésité et de l'inactivité physique. Les cliniciens ont directement et personnellement accès à un grand nombre d'individus à risque élevé ; grâce au respect qu'ils inspirent, ils peuvent inciter leurs patients à modifier leurs habitudes de vie et leur proposer différentes stratégies pour y arriver, les aidant également à en évaluer certains effets bénéfiques, comme la réduction de la pression artérielle et du taux de cholestérol. Cependant, plusieurs cliniciens n'évaluent pas systématiquement l'embonpoint ou l'obésité de leurs patients lors d'une consultation ; de plus, rares sont ceux qui recommanderont de faire de l'exercice pour perdre du poids.

Même une modeste intervention de la part des médecins pourrait avoir un impact considérable sur la santé publique, étant donné le grand nombre de personnes qui les consultent[1]. Il y a plus de chances que le patient suive leurs recommandations s'il comprend qu'il n'est pas nécessaire de s'astreindre à un programme d'exercices vigoureux et que de petits changements dans sa routine quotidienne peuvent changer sa vie. Il n'est pas facile pour un médecin de recommander à un patient de perdre du poids. Il doit faire preuve de doigté et insister sur le fait qu'il ne s'agit pas uniquement d'une question d'esthétique mais qu'il en va de sa santé.

Une enquête effectuée au Canada a révélé que seule une faible proportion de médecins de famille recommandaient à leurs patients de faire de l'exercice, même s'ils étaient quatre fois plus nombreux à reconnaître qu'ils devraient le faire[2]. Il existe plusieurs explications à ce phénomène. Très souvent, les médecins de famille ne se sentent pas aptes à donner des conseils en la matière. De plus, plusieurs n'ont pas le temps de le faire ou croient que même s'ils conseillaient à leurs patients de faire de l'exercice, ceux-ci ne suivraient pas leurs recommandations. Il peut être risqué d'annoncer à un patient qu'il est trop gros et de lui expliquer qu'une meilleure alimentation et des exercices physiques s'imposent pour résoudre son problème. Si le médecin blesse sa sensibilité, le patient peut décider d'aller frapper à une autre porte. Même si les preuves de l'efficacité des « ordonnances vertes » ne sont pas encore concluantes, plusieurs experts croient qu'elles donnent de meilleurs

1. Pate *et al.*, « Physical Activity and Public Health ».
2. Kennedy et Meeuwisse, « Exercise Counselling ».

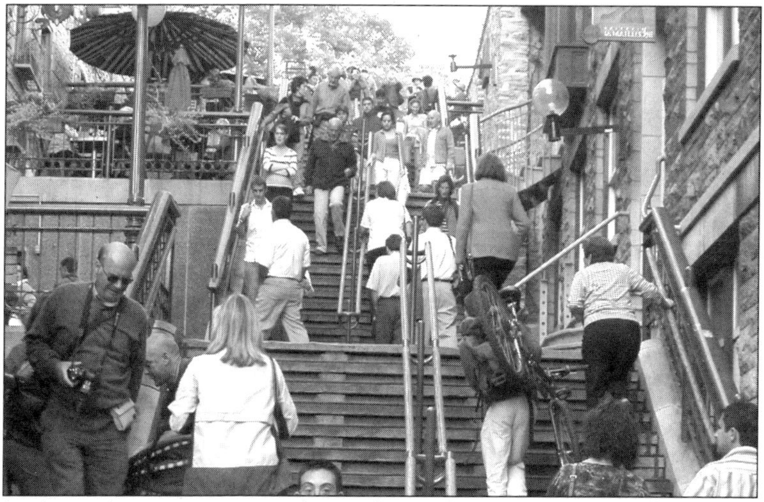

La plupart des gens emprunte volontiers les escaliers. Dans certaines villes, comme Québec, ceux-ci font même partie des attractions touristiques. Certains les gravissent même avec un vélo sur le dos ou en traînant une poussette.

résultats que des recommandations verbales. Dans le cadre de la lutte contre l'embonpoint et l'inactivité physique, les *Archives of Internal Medicine* lançaient un appel à l'action aux cliniciens dans le numéro de février 2004[3]. Une meilleure connaissance des lignes directrices aiderait certes les médecins à adopter une approche préventive pour contrer l'obésité et l'inactivité physique.

Monter les escaliers

Il existe plusieurs façons de réintégrer la marche dans la routine quotidienne; cependant, il faut garder à l'esprit qu'il est beaucoup plus agréable de marcher dans un bel environnement. Pensons aux escaliers sur les lieux de travail. Il arrive souvent qu'ils soient planqués au milieu de l'immeuble, dans une cage de béton peu éclairée. Pour ma part, même si mon bureau se situe au quatrième étage seulement, j'utilise rarement les escaliers parce qu'ils sont peu invitants. Il suffirait parfois de peindre les murs de belles couleurs pour inciter les travailleurs à emprunter les escaliers plutôt que l'ascenseur.

3. Manson *et al.*, « Pandemics of Obesity and Sedentary Lifestyle ».

> **UN RECORD EN MONTÉE D'ESCALIERS**
>
> Le 4 juin 1989, à l'occasion du troisième marathon vertical organisé par l'hôtel le plus élevé du monde, situé à Singapour, Balvinder Singh a réussi à gravir en 6 minutes et 55 secondes les 1336 marches de l'établissement.
>
> Que diriez-vous de monter tous les jours les cinq escaliers qui mènent à votre bureau ?

Très souvent, les escaliers sont difficiles à repérer dans un immeuble. Leur emplacement ne favorise guère une utilisation régulière, et les panneaux indicateurs ne sont pas toujours évidents. Ils se trouvent parfois dans des recoins qui semblent même dangereux. Ou encore, nous risquons de rester coincés dans une cage d'escaliers dont les portes se verrouillent en se refermant.

Intégrer l'utilisation des escaliers dans la routine quotidienne est un moyen facile, efficace et gratuit de rester en forme. Cela peut aussi faire gagner du temps au travail, car il est souvent plus long d'attendre l'ascenseur que de gravir les escaliers. Dans son ouvrage sur la lutte contre l'obésité, Kelly Brownell a analysé les études fondées sur des interventions visant à accroître l'utilisation des escaliers ; toutes ont donné des résultats positifs[4].

À la suite d'une expérience menée par l'Université du Minnesota, consistant à enjoliver les cages d'escaliers d'un immeuble à bureaux grâce à l'ajout de musique et d'œuvres d'art, on y a observé une augmentation sensible de l'utilisation des escaliers[5]. Récemment, le CDC a décidé de prêcher par l'exemple en prenant des mesures pour améliorer la condition physique de ses 9000 employés, à Atlanta : musique, nouvel éclairage et peinture fraîche ont été mis à contribution pour inciter les travailleurs à emprunter les escaliers pour se mettre en forme[6]. Comment espérer que les gens fassent de l'exercice dans un lieu morne et sombre, où ils risquent même de rester enfermés ? Le simple bon sens veut que nous soyons plus enclins à nous activer dans un environnement agréable. Comment

---

4. Brownell et Battle Horgen, *Food Fight*.
5. Boutelle *et al.*, « Stair Use in a Public Building ».
6. Tanner, « Eating Ourselves to Death ».

intégrer l'exercice physique à la vie quotidienne dans un endroit terne et monotone ? Il n'est certes pas très tentant d'aller faire une marche après le repas quand on habite entre deux autoroutes et qu'il n'y a pas de trottoirs dans les rares rues où l'on peut marcher.

Il faudrait également restreindre les escaliers mécaniques. Lors d'une visite au zoo de San Diego, au début des années 1980, j'ai été étonnée de constater qu'on y avait installé un escalier roulant à l'extérieur. J'avais du mal à imaginer que des visiteurs ne s'attendent pas à marcher d'un site à l'autre quand ils visitent un zoo. Comme les personnes en fauteuil roulant ne peuvent emprunter de tels escaliers, la plupart des utilisateurs sont censés pouvoir marcher. Contrairement aux Européens, les Nord-Américains s'immobilisent une fois engagés dans un escalier roulant, ce qui crée une congestion. Il semble que le seul objectif de cette invention perverse soit d'éviter de faire un effort. Boycotter les escaliers mécaniques lors de sorties dans un centre commercial est un premier pas vers la mise en forme en tout temps.

On pourrait organiser des concours de montée d'escaliers sur les lieux de travail; cela inciterait les employés à emprunter quotidiennement les escaliers pour s'entraîner en vue du marathon annuel où tout le monde gagnerait, du moins sur le plan de la santé. Pourquoi restreindre l'utilisation des escaliers aux exercices d'évacuation alors que c'est un excellent moyen de se mettre en forme ?

Promener le chien

La promenade du chien, qui doit sortir régulièrement pour faire ses besoins et bouger, est une autre belle occasion de s'activer. Malheureusement, nombreux sont les gens qui infligent leur mode de vie sédentaire à leurs animaux domestiques : de nombreux chiens souffrent d'obésité, par manque d'exercice et par suralimentation. Une étude effectuée en Australie a montré que plus de la moitié des gens qui avaient un chien ne le promenaient pas[7] ; néanmoins, ceux qui en possédaient un marchaient 18 minutes de plus par semaine que les autres, ce qu'on a associé à une réduction des dépenses liées aux soins de santé. Environ 40 % des foyers australiens ont un

7. Bauman *et al.*, « Epidemiology of Dog Walking ».

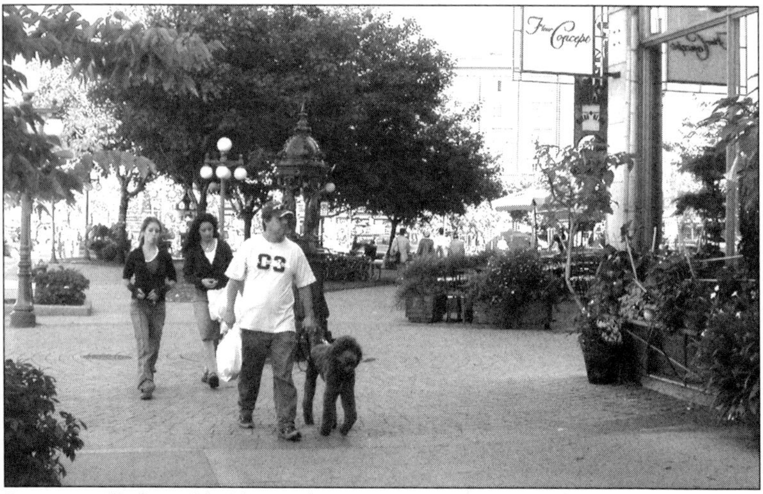

Dans une ville favorable à la marche, on peut promener son chien en toute sécurité et dans un environnement agréable, ce qui profite tant au maître qu'à son meilleur ami.

chien, comparativement à 36 % aux États-Unis ; les statistiques sur le manque d'exercice y sont sans doute semblables.

De plus en plus de villes nord-américaines ont leur « Mutt Strutt » annuel, une longue marche à laquelle participent les maîtres et leur compagnon canin afin de recueillir des fonds pour une bonne cause ; ce genre d'événement est souvent organisé par une Société de protection des animaux. S'il n'y en a pas dans votre ville, vous pourriez en mettre un sur pied dans le but d'amasser des fonds pour lutter contre le diabète, une maladie étroitement liée au mode de vie sédentaire. Ces randonnées incitent maîtres et chiens à faire de l'exercice ensemble ainsi qu'avec leurs semblables, et sensibilisent la population à l'importance de la marche pour la santé.

Comme l'a montré une étude financée par Hill's Pet Nutrition, un fabricant d'aliments pour animaux de compagnie, et menée par une équipe sous la supervision du Dr Robert Kushner, directeur médical du Wellness Institute au Northwestern Memorial Hospital de Chicago, le propriétaire d'un chien et son protégé peuvent tous deux perdre du poids et se tenir en forme en se soumettant ensemble à un régime allié à un programme d'exercice. Le soutien de l'animal de compagnie peut encourager à adopter des habitudes de vie plus saines. Un tel programme de contrôle de poids incite maître et chien

D'UNE PIERRE DEUX COUPS

À Lubbock, au Texas, une collaboration entre les services de protection des animaux et d'éducation à la santé a permis de mettre sur pied un programme à l'intention des personnes désireuses de se mettre en forme tout en bénéficiant de la compagnie d'un animal: il s'agit tout simplement d'offrir leurs services comme «promeneurs» des chiens de la fourrière municipale. Ce programme donne une occasion «aux humains comme aux chiens mollassons de s'adonner à une activité dont ils ont grand besoin». À ce jour, une soixantaine de personnes se sont inscrites à ce programme innovateur (www.doh.wa.gov/cfh/steps/publications/walk_a_hound_packet.doc).

à marcher ensemble tous les jours, en plus de se soumettre à un régime à basses calories[8].

Même si vous n'avez pas de chien et ne souhaitez pas en acquérir un, il est néanmoins possible de promener des chiens si vous le souhaitez.

Les clubs de marche

Il arrive souvent qu'une personne s'abstienne de marcher dans son quartier parce qu'elle est seule, par peur ou manque de motivation ou encore parce que son environnement ne s'y prête pas du tout. Le club de marche peut alors s'avérer une solution intéressante. Aux États-Unis, l'American Volkssport Association regroupe 350 clubs de marche répartis aux quatre coins du pays et organise chaque année plus de 3000 randonnées. Cependant, bien que ces clubs puissent accroître la forme physique de leurs membres, ils n'améliorent pas la qualité de l'environnement.

Pas à pas… avec un podomètre

Combien de pas faisons-nous par jour? Cela est difficile à dire en raison des innombrables déplacements effectués au cours d'une journée normale, d'une pièce à l'autre, du bureau à l'imprimante,

8. O'Connor, « You and Your Canine Companion ».

et ainsi de suite. Marchons-nous suffisamment pour rester en forme, particulièrement si nous sommes sédentaires ? Pour la plupart, ces questions demeurent sans réponse. Depuis quelques années, cependant, le podomètre, un petit appareil qui calcule le nombre de nos pas, est de plus en plus utilisé pour estimer le degré d'activité physique et inciter les personnes sédentaires à bouger davantage. D'abord employé sur une petite échelle, il se répand de plus en plus : simple et peu coûteux, il se révèle un outil de santé publique intéressant.

America on the Move, un programme national lancé en juillet 2003 chez nos voisins du Sud par le Dr James O. Hill, directeur du Center for Human Nutrition de l'Université du Colorado, à Denver, prône l'augmentation de l'activité physique et une meilleure alimentation pour combattre l'épidémie d'obésité et améliorer la condition physique. Ce programme entend aider tant les individus que les communautés à changer leurs habitudes afin d'améliorer leur santé et leur qualité de vie, encourageant les intervenants des secteurs public et privé à faire partie de la solution en créant des communautés qui soutiennent un mode de vie sain. Il fait appel au podomètre pour inciter les gens à faire 2000 pas de plus tous les jours – ce qui équivaut à une marche de 15 à 20 minutes. Ce petit gadget motive les gens à faire de l'exercice et permet de mesurer les progrès ; fixé à la taille, il compte les pas d'une personne en détectant ses mouvements et les convertit en une distance en se basant sur la longueur du pas de l'utilisateur. Certains modèles calculent aussi la quantité de calories brûlées. Le programme en question encourage aussi le participant à réduire de 100 calories sa ration quotidienne.

Un adulte moyen fait habituellement 5000 pas en moyenne par jour ; or il est recommandé d'en faire 6000 pour être en santé, et 10 000 en vue de perdre du poids, ce qui équivaut à environ 8 km. Le podomètre n'amènera peut-être pas tout le monde à marcher davantage, mais il en aidera un certain nombre à prendre conscience du parcours quotidien et à mesurer leur progrès, comme un pèse-personne sert à celui ou celle qui désire perdre du poids. Des expériences récentes ont démontré que le fait de se fixer des objectifs quotidiens, de tenir un registre de ses pas et de porter un podomètre en tout temps est associé à une conscience plus élevée de son activité physique et à une amélioration de sa condition physique se manifestant par une énergie accrue, la perte de poids et le recul de la maladie[9]. Faire 10 000 pas ou plus par jour diminue la tension artérielle, augmente l'endurance et réduit l'activité du système nerveux autonome chez les patients qui souffrent d'hypertension[10]. En comptant les pas, le podomètre aide à évaluer la longueur des parcours, que nous avons tendance à sous-estimer[11].

Comme l'approche du podomètre repose principalement sur la volonté et le comportement individuels, elle donnerait de meilleurs résultats si elle s'accompagnait d'un réaménagement du milieu bâti afin de permettre aux gens d'intégrer la marche dans leur routine quotidienne.

Les régimes et les programmes de mise en forme, qui font aussi appel à l'initiative individuelle, ne donnent pas toujours les résultats escomptés à long terme. La nutritionniste Marion Nestle, de l'Université de New York, note à ce propos : « Si la recommandation de consommer moins de calories a si peu d'effets, c'est peut-être en partie dû au fait qu'elle va à l'encontre des impératifs économiques du système alimentaire[12]. » Comme elle l'a observé, il est difficile pour les Américains de réduire leur apport calorique alors qu'ils sont entourés de 170 000 fast-foods et trois millions de distributrices de boissons gazeuses ; il n'existe pas de solution simple dans « un environnement si hostile à un mode de vie sain ». Les auteurs de *Pedalling Health* renchérissent : « Les programmes qui tentent d'inciter les gens à adopter des habitudes de vie saines sont voués à l'échec s'ils sont mis en œuvre dans un environnement qui encourage un mode de vie malsain[13]. »

La transformation du milieu est souvent la clé d'un changement de comportement radical, comme en témoigne la lutte contre le tabagisme : le fait de restreindre le nombre de lieux où l'on peut fumer a compliqué la chose et en a fait une habitude socialement moins désirable. Le réaménagement de l'environnement a un impact sur les normes sociales qui, à leur tour, influencent considérablement le comportement individuel. Rien n'incite autant à

9. Rooney *et al.*, « Is Knowing Enough ? ».
10. Iwane *et al.*, « Walking 10 000 Steps/Day ».
11. Bassett *et al.*, « Measurement of Daily Walking Distance ».
12. Nestle et Jacobson, « Halting the Obesity Epidemic ».
13. Roberts *et al.*, *Pedalling Health*.

changer de comportement que la nécessité imposée par l'environnement. Cette approche est relativement nouvelle, comme en fait foi le rapport de 1996 du *Surgeon General* des États-Unis, où l'on mettait encore l'accent sur la promotion de l'activité physique par l'éducation et des programmes d'intervention à l'intention des individus et des groupes[14]. Seulement quelques pages de ce rapport traitaient de questions environnementales. Le CDC a néanmoins reconnu que le principal obstacle à l'activité physique est le modèle de développement créé par la technologie moderne, l'usage de l'automobile et l'étalement urbain[15].

---

14. U.S. Department of Health and Human Services, « Physical Activity and Health ».
15. Centers for Disease Control and Prevention, « Neighborhood Safety ».

Chapitre 23

Créer un environnement favorable à la marche

Un ville où rien n'est à distance de marche
est un piège pour l'homme.

Arnold Toynbee

Réviser les règlements et politiques de zonage

Les règlements de zonage désuets doivent être amendés, voire abolis, pour tenir compte de la réalité du XXIe siècle, où il n'est plus nécessaire comme il y a cinquante ans d'éloigner les résidants des lieux de travail polluants. Comme ces lois ont été établies pour protéger les citoyens de la pollution atmosphérique et d'autres sources de pollution provenant en grande partie des usines, en séparant les zones résidentielles des lieux de travail, on devrait, pour les mêmes raisons, les remplacer par d'autres règlements favorisant la mixité des usages. Ce réaménagement aurait de nombreux effets bénéfiques : il réduirait la pollution atmosphérique et les accidents de la route, permettrait une meilleure occupation du territoire, sécuriserait les milieux de vie et donnerait aux gens l'occasion de faire plus d'exercice en l'intégrant à leur routine quotidienne. Conçus pour un environnement axé sur l'automobile, les règlements de zonage actuels nuisent au développement de quartiers où il fait bon vivre. Presque partout, ils empêchent ou du moins compliquent la création de communautés conviviales, dont les rues sont accueillantes pour les piétons et où il y a une cohabitation harmonieuse entre habitations, lieux de travail, commerces et services récréatifs. Les exigences en matière de stationnement tant pour les commerces que les lieux de travail font obstacle à un développement domiciliaire compact. Résultat: des distances à parcourir plus longues et, par conséquent, la nécessité de recourir à l'automobile, au détriment des transports collectifs, de la marche et du vélo[1].

Nous sommes tellement habitués aux règlements de zonage que nous ne nous rendons pas toujours compte de leur effet pervers sur notre vie quotidienne. Heureusement, certains gouvernements commencent à comprendre les avantages de la mixité des usages et prennent des mesures pour faciliter le navettage. Dans cet esprit, l'État du Maryland accorde la somme minimale de 3000$ à ses résidants pour les inciter à acheter une habitation à proximité de leur lieu de travail[2].

Comme le note l'*American Journal of Health Promotion* dans son numéro de mars 2004, les règlements de zonage actuels font obstacle à l'aménagement de communautés saines et ne servent donc pas l'intérêt général[3]. Les gens semblent oublier que le zonage n'est pas immuable. On s'en est servi par le passé à des fins de santé publique, ou encore pour empêcher la vente de matériel pornographique ou la construction de sites d'enfouissement des déchets.

Une autre façon de promouvoir la mixité des usages serait de taxer différemment les commerces de proximité et les commerces situés en périphérie des villes. Les premiers devraient bénéficier d'un taux privilégié, puisqu'ils nécessitent moins d'infrastructures (routes, aqueducs et égouts) que les seconds et entraînent moins de pollution liée à l'usage de l'automobile. Ne pouvant offrir des prix aussi bas que les grandes surfaces, ces petits commerces meurent un à un, ne laissant d'autre choix aux consommateurs que d'utiliser la voiture pour faire des achats. En fait, le système de taxation devrait être en lien direct avec les coûts engendrés par le modèle de développement privilégié. Plus un modèle de développement nécessite de surface de sol (bâtiment et stationnement inclus), engendre des coûts d'utilisation élevés et est susceptible d'entraîner des conséquences onéreuses, aussi bien sur l'environnement que sur la santé, plus sa facture de taxes devrait être importante.

---

1. Pollard, « Policy Prescriptions ».
2. Macionis et Parillo, « *Cities and Urban Life*.
3. Hirschhorn, « Zoning Should Promote Public Health ».

Repenser l'aménagement urbain

Au premier abord, réaménager villes et banlieues pour les rendre favorables à la marche et combattre l'inactivité physique et l'obésité apparaît comme une tâche écrasante. Cette approche semble une option irréaliste à ceux qui croient que pour résoudre les problèmes engendrés par la sédentarité, il faut avant tout promouvoir l'activité physique, et que l'intervention de l'État dans la vie des citoyens doit être réduite au minimum. Rogan Kersh et James Morone, professeurs de science politique à Syracuse, New York et Providence, ont pourtant montré qu'il est dans la tradition du gouvernement américain d'intervenir dans la vie privée des citoyens, de la prohibition de l'alcool, au début du XXe siècle, à la lutte actuelle contre le tabagisme et les drogues illicites[4]. Comme c'est l'État qui doit payer le prix des conséquences de l'obésité et de l'inactivité physique, il semble normal et plutôt rassurant qu'il participe à la recherche de solutions à ces problèmes. De plus, son intervention augmente les chances d'atteindre les résultats escomptés. Non seulement les terribles répercussions d'un aménagement urbain inconsidéré ne profitent pas à un pays, mais elles risquent d'acculer les municipalités ainsi que le système de santé à la faillite, et de mettre en péril la qualité de l'environnement. Il semble que les défenseurs de l'étalement – promoteurs immobiliers, entrepreneurs en construction routière et lobby de l'industrie pétrolière – soient trop puissants pour qu'il soit possible de changer l'environnement obésogène sans des réformes politiques et une aide publique considérable.

Heureusement, plusieurs groupes, dont le Congress for the New Urbanism aux États-Unis – qui a pour président John Norquist, maire de Milwaukee de 1988 à 2003 et auteur d'un ouvrage intitulé *The Wealth of Cities* –, travaillent à trouver des solutions pour réparer les dommages causés par l'étalement urbain au cours des cinquante dernières années, cherchant à créer des collectivités plus conviviales en revitalisant d'anciens centres-villes et en instaurant des quartiers plus compacts et favorables à la marche.

Même si nous renversons le courant et revenons à des milieux de vie plus conviviaux, les changements de comportement ne

4. Kersh et Morone, « Politics Of Obesity ».

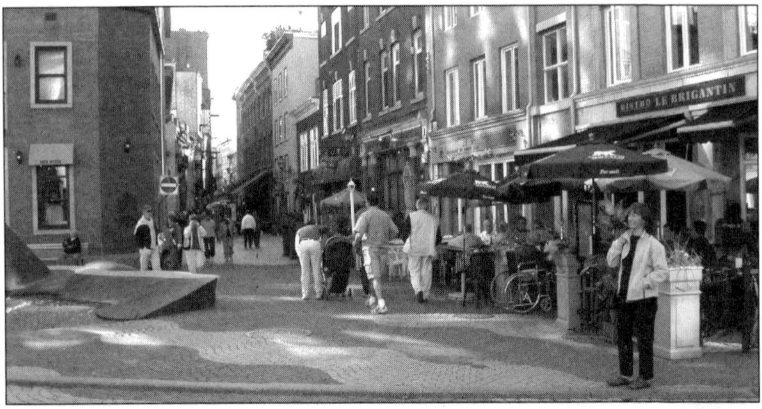

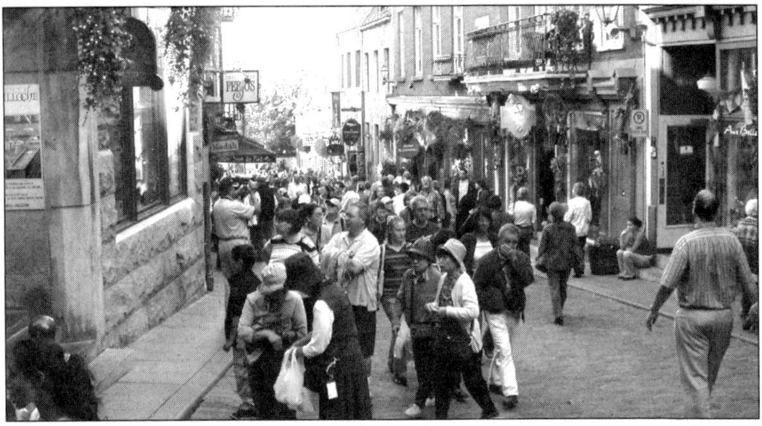

Une rue réservée aux piétons permet de circuler avec une poussette ou en fauteuil roulant et ainsi participer à la vie de la cité; les marchands y trouvent également leur compte.

surviendront pas du jour au lendemain. Comme le souligne Chuck Corbin, professeur d'activité physique à l'Université d'État de l'Arizona à Tempe: « Nous ne pouvons changer en 15 minutes des habitudes qui ont mis 50 ans à s'installer[5]. » Il ne suffit pas de rapprocher les gens de leurs destinations; ils devront réapprendre à se déplacer sans automobile. Il importe de rappeler que mieux vaut brûler des calories que du pétrole.

Même des changements mineurs peuvent avoir des effets bénéfiques. Parmi les aménagements les plus faciles à réaliser en vue de

5. Creager, « America's New Diet ».

favoriser la marche dans une ville, on retrouve : des trottoirs plus nombreux et plus larges, des rues plus étroites, des feux de signalisation plus longs pour les piétons, des pâtés de maisons plus petits, des rayons de virage de 15° tout au plus aux intersections, des dispositifs destinés à ralentir la circulation, des arbres en bordure des rues pour protéger du soleil, un plus grand nombre de voies et de supports pour les vélos, plus de bancs publics, la restriction des aires de stationnement par l'enlèvement du revêtement d'asphalte ou l'augmentation des tarifs.

Une autre façon de créer un environnement favorable à la marche, plus courante en Europe, consiste à fermer certaines rues à la circulation automobile pendant une partie de la journée. L'Allemagne et l'Italie comptent parmi les pays où l'on a opté pour cette approche en réservant aux piétons, du moins à certaines heures de la journée, le centre de plusieurs villes anciennes ou même de grandes villes. Au lieu d'éloigner les visiteurs et de nuire au commerce, ces rues piétonnières attirent plus de monde par leur convivialité. On y voit des enfants s'amuser, comme si la rue faisait partie de leur terrain de jeux.

Les Européens habitent les rues beaucoup plus que les Nord-Américains, ce qui a un impact énorme sur le comportement social et politique. La réaction des citoyens espagnols aux attentats à la bombe perpétrés dans le métro de Madrid le 11 mars 2004 en est une belle illustration : plus de onze millions de personnes ont marché dans les rues pour protester contre le terrorisme et défendre la démocratie. Cette grande manifestation a reflété le profond sentiment de solidarité des Espagnols : le fait de marcher coude à coude les a sûrement renforcés face à l'ennemi invisible. Ne tardant pas à démasquer la tentative du gouvernement de manipuler l'opinion publique en attribuant les attentats à l'ETA, le mouvement séparatiste basque, ils l'ont renversé aux élections tenues trois jours plus tard.

Au Canada, la ville de Québec se situe à mi-chemin entre l'Europe et l'Amérique pour ce qui est de ses valeurs urbanistiques. Fondée en 1608, sa partie ancienne évoque les vieilles villes européennes, avec ses rues très étroites, son aménagement compact axé sur la mixité des usages et son enceinte de pierres. Comme la vieille ville s'érige sur une falaise, de longs escaliers relient toutes les parties de la basse-ville au centre. Le long des rues, de nombreux

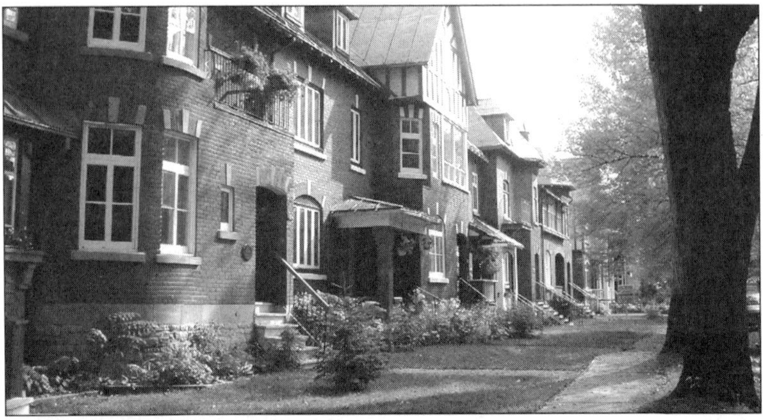

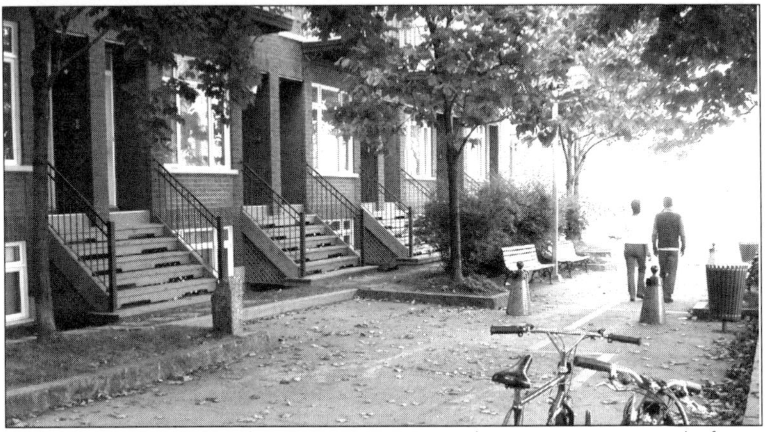

Un aménagement domiciliaire compact ne prend pas nécessairement la forme d'immeubles à plusieurs étages et peut se trouver dans un quartier paisible.

cafés et restaurants donnent accès à une terrasse, et les piétons sont omniprésents. Adjacent à la cité s'étend un immense parc coiffé d'un château surplombant le majestueux fleuve Saint-Laurent. Dans tout ce secteur, les piétons sont rois. En dehors du centre historique, cependant, à l'exception de quelques quartiers bâtis avant les années 1950, la ville a emboîté le pas à ses consoeurs nord-américaines en cédant à la tentation de l'étalement. Triste record, la ville de Québec occupe maintenant le premier rang au Canada pour le nombre de kilomètres d'autoroute par habitant. Pire encore, avec 21,6 km d'autoroute par 100 000 habitants, elle atteint le double de la moyenne nord-américaine, qui est de 10 kilomètres : elle comporte autant de kilomètres d'autoroute que la ville américaine de Pittsburgh, pourtant quatre fois plus populeuse ! Malgré cette piètre performance, on vient d'assister au prolongement de l'une des autoroutes de la ville, au détriment d'un riche boisé urbain qui a ainsi été scindé en deux : le boisé de l'Escarpement – abritant des arbres bicentenaires et traversé par une rivière jadis utilisée par les Amérindiens comme voie de déplacement – constituait un dernier vestige urbain de forêt naturelle. Sans compter que l'étalement urbain associé à ce modèle de développement vient compromettre la survie d'un système de transport collectif efficace.

La ville américaine de Portland, en Oregon, offre sans doute le plus bel exemple de ce qu'une municipalité peut faire pour orienter et contrôler son développement. Aux prises avec les mêmes problèmes que les autres grandes agglomérations, Portland a lancé une vaste réforme dès les années 1970. S'appuyant sur une solide politique de zonage, ses autorités municipales ont décidé de restreindre

DIX ÉTAPES POUR CRÉER UN MILIEU CONVIVIAL

Dan Burden, directeur de Walkable Communities, a dressé une liste de dix caractéristiques des milieux où il fait bon marcher (voir www.walkable.org/article) :

1. Un centre-ville compact et animé ;
2. Beaucoup de connexions entre les quartiers (voies, sentiers et infrastructures pédestres) ;
3. Une vitesse limite peu élevée (de 32 à 40 km/h dans le centre-ville et les quartiers) ;
4. Des écoles et des parcs à proximité ;
5. Des endroits publics bondés d'enfants, d'adolescents, de gens âgés et de personnes handicapées ;
6. La possibilité de traverser les rues facilement et en toute sécurité ;
7. Des rues attrayantes et bien entretenues ;
8. Un aménagement du territoire et un système de transport qui profitent à l'ensemble de la population ;
9. Des espaces publics vivants et une riche vie communautaire ;
10. Des piétons en grand nombre.

l'étalement urbain et réduire la congestion routière en aménageant une « ceinture verte » en périphérie. Elles ont instauré un système de transport collectif efficace axé sur l'autobus et un tramway surnommé MAX, et pris des mesures pour encourager le transport non motorisé. Un programme de « rues minces » recommande d'adopter une largeur maximale de 6 mètres pour les nouvelles rues des quartiers résidentiels, et de limiter le stationnement à un côté de la rue. Tous les nouveaux immeubles, y compris les garages, favorisent la convivialité ; les murs aveugles n'y ont pas leur place. On y alloue un pour cent du budget consacré aux infrastructures publiques à l'enjolivement des lieux extérieurs par l'ajout d'œuvres d'art. Le réseau de parcs de Portland comporte 200 espaces verts. Pour faire obstacle à l'invasion des magasins-entrepôts, cette ville limite à 5575 m^2 l'espace occupé par les magasins de détail, et restreint le nombre de places de stationnement des nouveaux commerces afin d'inciter les gens à recourir aux transports collectifs[6].

Les alternatives à l'automobile, en fait, n'ont aucune chance de réussite sans un changement d'approche du développement. Par exemple, le développement domiciliaire à faible densité qui caractérise l'étalement urbain et la séparation des usages qui en dérive ne réunissent pas suffisamment d'utilisateurs pour faire du transport collectif une solution efficace. Pour résoudre ce problème, des quartiers axés sur le transport en commun voient le jour, habituellement autour d'une gare ou d'un terminus d'autobus ; des magasins où l'on peut faire ses emplettes en rentrant du travail se regroupent dans quelques immeubles commerciaux. Pour justifier un système de transport collectif efficace, il faut une certaine densité de population, que l'on a évaluée à un minimum d'environ sept logements par demi-hectare[7]. En général, ces quartiers ont un diamètre de 0,4 à 0,8 kilomètre. En offrant des alternatives à l'automobile pour se déplacer, ce type de développement réduit le nombre de véhicules motorisés et les dépenses qui leur sont associées. Il favorise également la convivialité des communautés en réduisant les surfaces asphaltées et la congestion routière. Les gens qui dépendent de leur entourage pour se déplacer dans un environnement axé sur l'auto-

6. Macionis et Perillo, *Cities and Urban Life*.
7. Victoria Transport Policy Institute, *Transportation Demand Management Encyclopedia*.

mobile peuvent alors recourir aux transports en commun, ce qui allège le fardeau des personnes chargées de les véhiculer. La *Transportation Demand Management Encyclopedia*[8] et le livre d'Oliver Gilham intitulé *The Limitless City*[9] présentent plusieurs études de cas sur ce type d'aménagement urbain. Le comté d'Arlington dans l'État de la Virginie, par exemple, a adopté diverses mesures pour encourager la mixité des usages, le développement domiciliaire gravitant autour du transport collectif pour accommoder les piétons, ce qui a contribué à augmenter son utilisation, entre autres pour se rendre au travail[10].

Pour accroître l'usage des transports collectifs et la pratique de la marche, il faut privilégier un développement domiciliaire plus compact. Il est possible d'y parvenir même dans des zones urbaines déjà aménagées, dans le cadre de mesures destinées à revitaliser un secteur urbain. Ici encore, la ville de Portland a su faire preuve d'innovation. Les promoteurs du projet domiciliaire Buckman Heights ont mué une concession d'automobiles désaffectée, située dans la zone centrale de la ville, en une aire favorable à la marche et au vélo, avec un accès facile aux commerces, lieux de travail, services récréatifs et transports collectifs[11]. Ailleurs, des stationnements ont cédé la place à des complexes domiciliaires ou récréatifs. À San Jose, en Californie, on a construit quelque 200 logements à prix modique sur un terrain de stationnement sous-utilisé, avec des aires de jeux et de travail ainsi que des commerces pour accommoder résidants et navetteurs ; à Salt Lake City, un terrain de stationnement a été remplacé par un centre communautaire muni d'une patinoire, d'un amphithéâtre pour les concerts et d'un espace destiné à divers événements et célébrations ; à Racine, au Wisconsin, un grand terrain de stationnement et un quai ont été convertis en un espace vert d'un hectare et demi sur le bord de l'eau. Ces projets soutenus par Smart Growth et inventoriés par le Sierra Club ont contribué à revitaliser des zones urbaines anciennes et à les rendre plus attrayantes pour les piétons[12].

8. *Ibid.*
9. Gillham, *Limitless City*.
10. Voir Pollard, « Policy Prescriptions ».
11. Sierra Club, « Smart Choices ».
12. *Ibid.*

Le quartier « néotraditionnel », dont le mouvement New Urbanism fait la promotion, possède des caractéristiques du développement domiciliaire gravitant autour des transports collectifs, mais est habituellement implanté sur un site où il n'y a jamais eu d'habitations. Il se caractérise par une haute densité de population, la mixité des usages, un degré élevé de connexité entre les rues et un accent mis sur d'autres modes de locomotion tels que la marche et le vélo. Dans ce type de développement, les culs-de-sac qui restreignent la circulation des piétons et des véhicules sont à éviter dans la mesure du possible. Pour favoriser les déplacements non motorisés, la distance entre la périphérie et le centre du quartier ne doit pas dépasser 0,4 km, de façon à pouvoir être effectuée à pied en cinq minutes. C'est exactement la distance qui sépare ma maison d'un petit centre commercial situé au bout de ma rue. Pour favoriser la mise en forme, on pourrait facilement doubler cette distance, ce qui en ferait un parcours encore aisément effectué à pied par la majorité des gens, même l'hiver. Le New Urbanism a mis sur pied des communautés de cette nature un peu partout aux États-Unis et au Canada[13].

La fondation Robert Wood Johnson, au New Jersey, consacre 70 millions de dollars, sur une période de cinq ans, à des études et programmes destinés à réintroduire la marche dans la routine quotidienne, tant en banlieue que dans les petites et grandes villes.

Dans ma propre banlieue, un complexe domiciliaire de cette nature, appelé « Le Campanile », a été implanté il y a une quinzaine d'années. Il consiste en une série de petits immeubles commerciaux de deux à cinq étages, avec de jolies boutiques au rez-de-chaussée donnant sur la rue et des condos et des bureaux aux étages supérieurs. Les trottoirs y sont particulièrement larges. Ce concept architectural a été emprunté aux villes italiennes dont le centre abrite un campanile, avec des arcades qui mettent les piétons à l'abri de la pluie, de la neige ou d'un soleil trop ardent. Au centre a été aménagé un square où l'on trouve des bancs publics et une fontaine, ainsi que des cafés avec terrasses et des restaurants où l'on peut se reposer, siroter une consommation et faire un brin de conversation. Heureusement, ce secteur était déjà entouré d'arbres. Autour de ce petit centre, on a opté pour un complexe domiciliaire

---

13. Duany *et al.*, « Suburban Nation ».

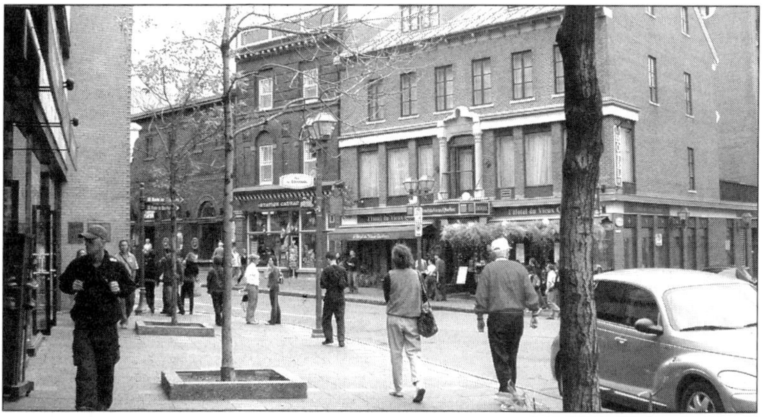

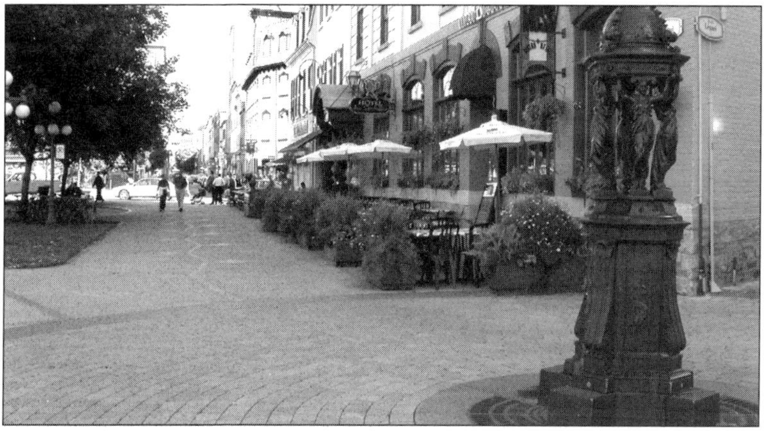

Les quartiers à usage mixte attirent les piétons et la valeur des propriétés y est généralement élevée.

assez densément peuplé constitué d'immeubles à logements de quatre ou cinq étages et de condos. Un peu plus loin, mais toujours à moins de cinq minutes de marche, on a construit dans un vieux verger des maisons jumelées et unifamiliales en briques. Comme c'est un endroit pratique et sûr pour élever des enfants ou loger des gens âgés, on y trouve des résidants de tous les groupes d'âge; aucune circulation rapide ne vient troubler les rues paisibles de ce quartier. Les piétons y sont plus nombreux qu'ailleurs. Toutes les quinze minutes, un service d'autobus relie ce quartier aux autres secteurs et au centre de Québec. Le succès de ce complexe domiciliaire attire un grand nombre de résidants et stimule la construction;

on s'efforce toutefois de préserver l'ancien paysage. En dépit de cette réussite, il existe malheureusement encore trop peu d'endroits de cette nature.

Apprivoiser les rues

Depuis une cinquantaine d'années, les rues sont conçues presque exclusivement pour faciliter la circulation des automobiles, comme si celles-ci en étaient les seuls usagers. Et pourtant, cet espace public – que nous payons tous de nos deniers – sert à beaucoup d'autres: piétons, cyclistes, véhicules servant au transport collectif, camions. Les ingénieurs de la circulation semblent avoir oublié le caractère multifonctionnel de la rue, et les concepteurs du système routier actuel ignorent les piétons. Partie intégrante de l'habitat humain, la rue est le siège de nombreuses activités sociales. Il importe d'en tenir compte dans la conception des nouvelles rues et le réaménagement des anciennes, afin de les rendre plus conviviales.

D'après les auteurs de *Creating Walkable Communities*, « Les rues sont l'un des éléments les plus importants de nos communautés. Leur planification et leur design déterminent généralement la convivialité d'une collectivité ou d'un quartier[14]. » Selon le mouvement New Urbanism, pour qu'un milieu soit favorable à la marche, les rues doivent y être sûres et l'on doit s'y sentir en sécurité; elles doivent également être intéressantes et l'on doit s'y sentir à l'aise[15]. Qui a le goût de marcher dans une rue où les automobiles roulent à toute vitesse, ou qui est bordée de murs ternes et de véhicules stationnés ? Des terrains de stationnement donnant sur la rue ne sont guère invitants non plus pour le piéton. Restreindre les aires de stationnement et les déplacer vers l'arrière ou du moins sur le côté des immeubles fait partie des solutions possibles. Les rues à deux sens sont à préférer aux rues à sens unique, qui incitent à la vitesse. Une rue étroite, tout en ralentissant la circulation, donne une impression d'intimité et de confort, particulièrement quand elle est bordée d'arbres qui non seulement procurent de l'ombre mais servent de tampon entre le marcheur et le bruit de la rue. La largeur

14. Bicycle Federation of America Campaign to Make America Walkable, « Creating Walkable Communities ».
15. Duany *et al.*, *Suburban Nation*.

recommandée d'une voie est de 3 mètres, ce qui en facilite la traversée pour les piétons. La hauteur des trottoirs doit permettre d'y monter et d'en descendre facilement et en toute sécurité. Conformément à l'Americans with Disabilities Act de 1990, on a aménagé des rampes d'accès aux points d'intersection dans la plupart des villes américaines pour accommoder les gens en fauteuil roulant.

Les modèles traditionnels de réseau routier – où les rues se présentent sous forme de quadrillage –, se caractérisent par un degré élevé de connexité qui favorisent les déplacements non motorisés, comparativement au modèle hiérarchique prévalant dans les banlieues, lequel abuse des culs-de-sac et restreint les liaisons entre les rues. Les impasses devraient se limiter aux secteurs où la géographie l'impose, car elles compliquent les déplacements d'un secteur à un autre.

Les défenseurs du réseau routier néotraditionnel privilégient le stationnement parallèle, en déclin dans la plupart des villes américaines mais toujours en vigueur en Europe et dans les anciennes villes américaines telles que Savannah, Charleston, Annapolis, Princeton et Alexandria. Comme il crée une barrière physique plus importante entre la rue et le trottoir, le stationnement parallèle protège les piétons de la circulation automobile. De plus, il élimine les risques de collision entre les cyclistes et les portières qui s'ouvrent inopinément. Il ralentit la circulation plus que le stationnement à la file indienne et assure une meilleure protection à l'automobiliste qui monte ou descend de sa voiture. Autre avantage non négligeable : il alloue plus d'espace de stationnement que le stationnement à la file indienne[16],[17].

Un nouveau concept révolutionnaire d'aménagement routier a été lancé par Hans Monderman, ingénieur de la circulation hollandais : il s'agit de la « rue nue », c'est-à-dire de la voie exempte de toute forme de signalisation, barrières et feux de circulation. Sans ces aménagements, automobilistes, cyclistes et piétons se voient forcés d'interagir, d'établir un contact visuel avec les autres utilisateurs de la route et de s'adapter à la circulation. Selon Monderman, l'automobiliste qui regarde les gens autour de lui

16. *Ibid.*
17. Kunstler, « Home from Nowhere ».

plutôt que de suivre aveuglément le système de signalisation se met à conduire plus prudemment, car il doit vraiment prêter attention à ce qui se passe autour de lui et manœuvrer en conséquence.

À première vue, cette approche peut sembler insensée et dangereuse ; or elle s'est avérée efficace dans plusieurs villes européennes, réduisant la vitesse et le nombre d'accidents de la route. En Hollande, en Allemagne, en Angleterre et au Danemark, les urbanistes qui l'ont expérimentée la considèrent plus sûre que le modèle traditionnel axé sur une réglementation stricte. Les automobilistes se rendent plus vite à destination et les commerces situés en bordure voient leur chiffre d'affaires augmenter. Même des grandes villes comme Londres en font actuellement l'expérience. Les sceptiques allégueront que les villes et les mœurs américaines sont fort différentes de celles de leurs consœurs européennes. Mais qui ne souhaite pas se sentir davantage en sécurité en traversant les rues, ou parvenir à destination plus rapidement sans avoir à poireauter aux feux rouges ou aux signaux d'arrêt ?

Renouer avec les trottoirs

Bien que cela ne suffise pas, la réintroduction des trottoirs dans les quartiers est sans doute l'un des moyens les plus faciles de créer des conditions propices à la marche. Les trottoirs sont doublement avantageux : d'abord, ils permettent aux piétons de marcher davantage et en sécurité – ce qui améliore considérablement la mobilité des enfants et des gens âgés et décharge les personnes qui doivent les véhiculer ; deuxièmement, un trottoir rétrécit la rue, ce qui incite les automobilistes à ralentir. Des rues où affluent les piétons contribuent à la sécurité d'un quartier.

Aux prises avec les multiples problèmes causés par la congestion routière et l'obésité, de nombreuses municipalités ont décidé de prendre des mesures pour favoriser la marche et améliorer leur système de transport collectif. C'est ainsi qu'aux États-Unis, l'agglomération d'Atlanta a récemment alloué 175 millions de dollars à la construction de trottoirs. À Charlotte, où il n'y avait aucun trottoir sur plus de la moitié des quelque 4500 kilomètres de rues, on a consacré un budget de 10 millions de dollars pour remédier à cette situation. L'administration d'Oakland, où les piétons étaient déjà bien servis, a élaboré un plan d'aménagement destiné à leur faciliter

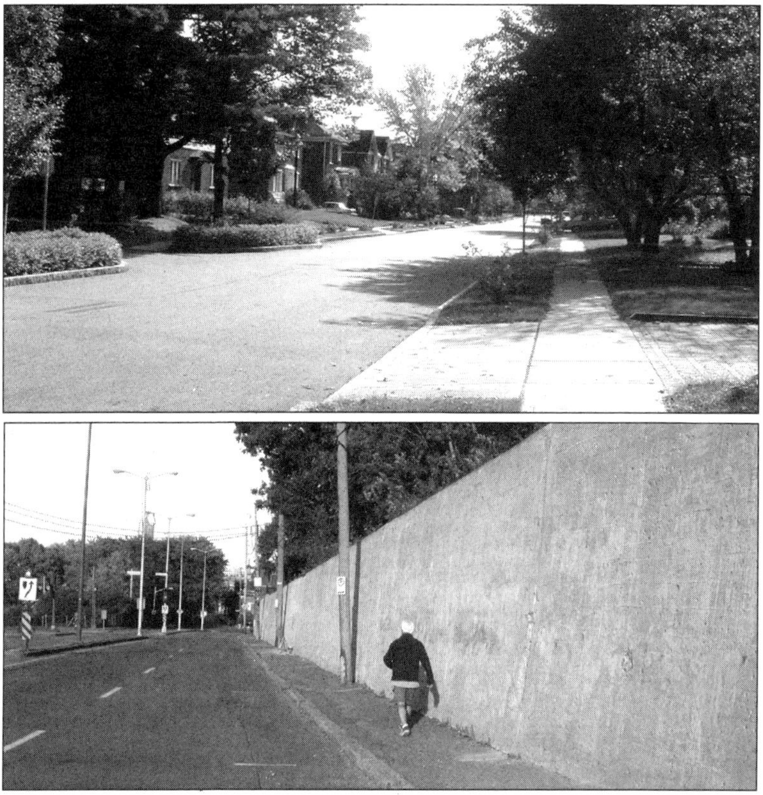

Un trottoir ne suffit pas à faire d'une rue un lieu sûr et agréable. Ici, le concept d'« yeux de la rue » élaboré par Jane Jacobs prend tout son sens.

l'accès au nouveau système de transport par autobus. À cette fin, on améliorera l'aménagement des trottoirs et des intersections à proximité des arrêts d'autobus. Du côté de Rochester, dans l'État de New York, on a voté en 2002 un budget de 5 millions de dollars pour améliorer les sentiers pédestres et les pistes cyclables[18].

Pour que les trottoirs jouent pleinement leur rôle, leur aménagement est primordial. À la demande du Mid-America Regional Council, à Kansas City, la fédération américaine de cyclisme a publié un guide intitulé « Creating Walkable Communities: A Guide for Local Governments ». On y recommande que les trottoirs

18. Moore, « City, Suburban Designs ».

aient une largeur minimale de 1,5 m, avec une bande végétale d'au moins 60 cm entre le trottoir et la rue; on doit s'assurer que la pente facilitant l'accès aux entrées privées ne soit pas trop abrupte, permettant d'accommoder ainsi les gens âgés ou handicapés, à qui cela pose une difficulté. Dans les zones commerciales, la largeur minimale des trottoirs devrait être de 2,4 mètres.

Toutefois, il ne sert à rien d'aménager des trottoirs si aucune destination n'est accessible à pied et si l'éclairage y est déficient. Un trottoir doit être sûr, commode et agréable pour bien remplir sa fonction. Il doit être exempt d'éléments encombrants tels que des poteaux électriques, des racines d'arbres, des panneaux publicitaires et des poubelles. La Federal Highway Administration américaine a publié en 2002 un outil très pertinent sur cette question ayant pour titre « Pedestrian Facilities Users Guide[19] ».

Multiplier les sentiers pédestres et les pistes cyclables

Comme beaucoup de gens possèdent une bicyclette et qu'une bonne partie des déplacements quotidiens ne dépassent pas 5 km, le vélo représente une bonne solution pour réduire la congestion routière et améliorer la forme physique de la population, tout en favorisant l'autonomie des enfants, des gens âgés et des moins nantis qui n'ont pas les moyens d'avoir une automobile. À peu près tout le monde peut se payer un vélo, un mode de locomotion qui ne requiert aucune source d'énergie à part l'effort humain. Pour qu'il soit davantage utilisé comme mode de transport, il faut toutefois en faire la promotion. Parmi les propositions en vue de rendre son usage plus sécuritaire et pratique, on retrouve l'augmentation des coûts liés à l'utilisation de l'automobile, la clarification des droits des cyclistes, le développement d'infrastructures et d'un réseau routier permettant la pratique du vélo, la mise sur pied de campagnes spéciales telles qu'une promotion coordonnée par les employeurs, une sensibilisation aux effets bénéfiques du vélo sur la santé ainsi qu'une intensification de l'action politique[20].

---

19. Zegeer *et al.*, « Pedestrian Facilities Users Guide ».
20. Pucher *et al.*, « Bicycling Renaissance ».

Visant une pratique plus sécuritaire du vélo, la réfection des routes pourrait profiter à 50 % de la population qui vit à moins de 8 km de son lieu de travail, une distance qui se franchit facilement à vélo[21]. Une telle mesure, combinée à diverses infrastructures telles que des supports à vélos et des douches au travail, améliorerait grandement la santé des travailleurs.

On distingue trois grandes catégories de voies destinées aux cyclistes : la piste cyclable (indépendante du réseau routier) ; la voie cyclable réservée aux cyclistes sur une route (séparée de la circulation automobile par une clôture ou une ligne peinte) ; et enfin, la chaussée désignée où les cyclistes côtoient les automobilistes ou les piétons[22].

Par leur seule présence, les pistes cyclables et les sentiers pédestres incitent les gens à s'en servir, ce qui encourage l'activité physique même chez les personnes qui n'y sont pas enclines. Une initiative remontant au milieu des années 1960 consiste à convertir les voies ferrées désaffectées en sentiers publics destinés à la marche, au patin à roues alignées et à la bicyclette, en faisant des lieux sûrs et agréables pour faire de l'exercice ou même se rendre à diverses destinations à l'abri de la circulation. Les États-Unis comptent aujourd'hui 100 millions d'adeptes qui se partagent les quelque 21 000 kilomètres de ce type de sentiers dans la plupart des États[23]. Comme ils sont situés en majeure partie en zone rurale et ne sont pas nécessairement reliés à des destinations quotidiennes, ces sentiers servent généralement à des fins récréatives plutôt qu'utilitaires. Une ombre au tableau, cependant : la présence le long de ces pistes de lignes à haute tension, avec leurs effets négatifs potentiels sur la santé associés à l'exposition aux champs électriques et magnétiques, soulève des inquiétudes parmi les utilisateurs.

Ce type d'initiative s'étend à d'autres pays, ce qui laisse entrevoir un essor du vélo comme mode de locomotion ou activité de loisir. Dans l'est du Canada, plusieurs voies ferrées abandonnées se muent en pistes cyclables fréquentées par des gens qui trouvaient trop dangereux de faire du vélo sur la route. Il n'est pas rare d'y croiser des personnes âgées ou même des familles entières. Comme ces sen-

21. French *et al.*, « Eating and Physical Activity ».
22. Pucher *et al.*, « Bicycling Renaissance ».
23. Harnik, « History of the Rail-Trail Movement ».

tiers couvrent de très longues distances, les cyclistes chevronnés prennent aussi plaisir à les utiliser. Le ministère des Transports du Québec s'est doté d'une politique du vélo en 1995. Depuis, la création de la *Route verte* a contribué à rendre la pratique du vélo plus conviviale. Il s'agit d'un circuit de 4 300 km de pistes cyclables et d'accotements asphaltés parcourant toute la province et conçu à l'initiative de Vélo-Québec. Le réseau, dont l'accès est gratuit, a été inauguré officiellement en août 2007. La présence d'un organisme comme Vélo-Québec y est pour beaucoup dans l'engouement des Québécois pour l'usage du vélo, à la fois comme activité de loisir et comme moyen de transport. Aux dires de l'organisme, le Québec est d'ailleurs l'endroit le plus « vélomane » d'Amérique du Nord. Il compte proportionnellement près de trois fois plus de cyclistes assidus que les États-Unis : un adulte sur trois y fait du vélo au moins une fois par semaine et la proportion grimpe à deux sur trois chez les 6-17 ans. En 2005, le réseau cyclable complet comptait plus de 6750 km de voies[24]. En Australie, le New South Wales Road and Traffic Authority a terminé en 2000 l'aménagement d'une piste de 16 km sur une ancienne voie ferrée, dans le cadre du « Bike Plan », un programme visant à promouvoir l'activité physique et l'utilisation de modes de transport alternatifs[25].

Les pistes cyclables séparées du réseau routier n'ont toutefois pas la faveur de tout le monde. Parfois, on leur préfère les voies cyclables, surtout quand il y a de nombreuses intersections et des entrées privées le long du parcours. Dans les zones urbaines, la construction de pistes cyclables peut nécessiter le réaménagement du réseau routier, alors que les voies cyclables peuvent être implantées sans changements majeurs.

Aux États-Unis, des efforts ont récemment été déployés pour favoriser les modes de locomotion non motorisés. C'est ainsi que dans le cadre d'un programme de l'Intermodal Surface Transportation Efficiency Act (ISTEA), le gouvernement fédéral a alloué 972 millions de dollars aux infrastructures cyclables, dont la majeure partie a été consacrée à la construction de pistes et de sentiers cyclables indépendants du réseau routier et seulement 13 % aux

---

24. Vélo Québec, *L'état du vélo au Québec en 2005*.
25. Merom *et al.*, « Environmental Intervention to Promote Walking and Cycling ».

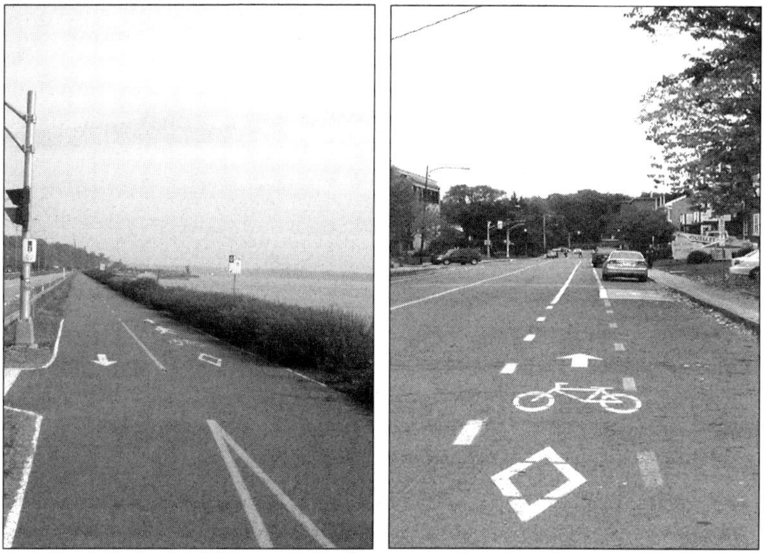

Les voies et pistes cyclables invitent à la pratique du vélo.

aménagements intégrés à celui-ci. Le Pedestrian and Cyclist Equity Act (PACE) de 2003 a proposé d'allouer 250 millions de dollars à un programme quinquennal, le « Safe Routes to School » (Sécurité sur le chemin de l'école), destiné à réaménager le réseau routier à proximité des écoles afin d'encourager les enfants à s'y rendre à pied ou à vélo. Par cette loi, on entend également mettre en œuvre un programme de transport et de vie active qui intégrerait des infrastructures piétonnières et cyclables au sein des projets d'aménagement des communautés et des mesures législatives, en plus d'améliorer les initiatives visant à favoriser la mobilité des personnes handicapées et de mettre en œuvre des stratégies de communication et de publicité pour promouvoir l'activité physique.

Défenseur du recours à une approche globale pour créer un milieu favorable à la marche, Edmund Bacon, urbaniste de Philadelphie et auteur de *Design of Cities*, a élaboré le concept de « corridor vert » (*greenway*). Depuis 1991, l'East Coast Greenway, pendant urbain de l'Appalachian Trail, se consacre à l'aménagement de circuits polyvalents pour les cyclistes, les randonneurs pédestres et autres adeptes de modes de locomotion non motorisés, reliant un grand nombre de villes du Maine à la Floride (voir www.

greenway.org). Ces corridors verts permettent aux gens de parcourir de brèves distances pour se rendre à divers endroits intéressants tout en contribuant à réduire la congestion routière, améliorer la qualité de l'air, encourager le développement économique local, établir des contacts personnels et communautaires, et créer ainsi un nouvel espace public. L'East Coast Greenway Alliance, un organisme à but non lucratif, se charge de coordonner cette vaste opération. Sillonnant les États-Unis d'est en ouest, l'American Discovery Trail, un sentier destiné aux utilisateurs de modes de locomotion non motorisés, s'étend sur plus de 10 000 km à travers 15 États, reliant un grand nombre d'agglomérations, de parcs et de réserves naturelles[26].

Un autre type d'initiative est en plein essor dans plusieurs villes européennes : le vélo en libre-service. Mis en place en 2005 dans la ville française de Lyon, ce service y compte maintenant 60 000 abonnés, soit 10 % de la population. Paris emboîtait le pas en 2007, instaurant un système de location de 10 600 vélos en libre-service, répartis dans 750 stations de la capitale. À toute heure du jour, on peut y louer un vélo, à la journée, à la semaine ou à l'année. Cette mesure devrait aider à lutter contre la congestion routière et la pollution, tout en augmentant le niveau d'activité physique de la population.

Lors d'une randonnée pédestre dans la magnifique région de Sedona, en Arizona, j'ai été à la fois étonnée et déçue de voir et d'entendre passer un grand nombre d'automobiles, qui en gâtaient l'atmosphère paisible. N'eût été cette circulation intense, cet endroit aurait pu être un lieu de rêve pour faire du vélo. Dommage que l'omniprésence de l'automobile détériore une région aussi splendide et riche en services récréatifs.

Aménager des parcs plutôt que des terrains de stationnement

S'il manque de parcs dans les banlieues, c'est sans doute parce qu'on croit qu'ils ne sont pas nécessaires, étant donné que les maisons sont entourées de vastes pelouses – qui ne se prêtent guère à de nombreuses activités d'enfants, telles que le vélo ou le patin à

26. American Discovery Trail Society, « News and Information ».

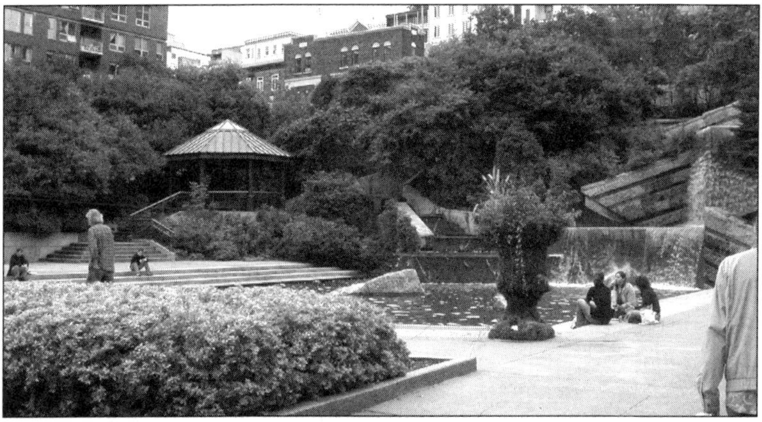

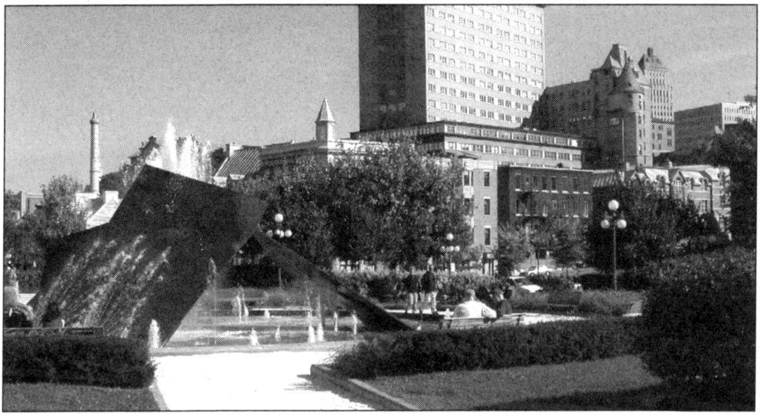

Procurant un espace pour se délasser et des occasions d'interaction sociale, un parc donne de la valeur à un centre-ville.

roues alignées. Cette perception ne tient pas compte de la différence de fonctions entre l'espace privé et l'espace public.

Un parc public n'est pas uniquement un espace assez grand pour permettre de s'adonner à diverses activités récréatives. Il est un élément important du domaine public et constitue à cet égard un lieu de rassemblement propice aux rencontres et à diverses activités organisées ou informelles. Il n'est pas nécessaire qu'il soit très vaste. En fait, il faudrait encourager la création de parcs de dimensions modestes pour deux raisons : il est beaucoup plus simple de créer un petit parc dans un secteur déjà aménagé et la surveillance y est beaucoup plus facile, ce qui en fait un lieu plus sûr pour les enfants comme pour les adultes. Même s'il ne comporte pas de sentiers ou d'autres infrastructures récréatives, le petit parc de proximité invite à faire de l'exercice. Comme il est souvent situé plus près de chez soi que les grands parcs, on peut s'y rendre à pied plutôt qu'en automobile. Les piétons peuvent s'y arrêter en cours de route pour se reposer. On peut le considérer comme une halte ou une destination : on s'y rend pour se détendre, lire, promener le chien, regarder passer les gens ou simplement prendre une bouffée d'air. Son aspect décoratif est moins important que son confort. Les petits parcs – ou squares – renforcent le sentiment d'appartenance à une communauté. Quelle qu'en soit la taille, ils contribuent à la convivialité d'un milieu de vie. Selon Lester Brown, président du Earth Policy Institute à Washington, le ratio d'espace réservé aux parcs dans une ville, comparativement à l'espace alloué aux aires de stationnement, indique si celle-ci est conçue en fonction des autos ou des humains qui l'habitent ; il serait donc un bon indicateur de sa qualité de vie[27].

Les corridors verts permettent aux piétons et aux cyclistes de circuler à partir de plusieurs secteurs de la ville vers son centre ou sa périphérie. Les parcs linéaires se prêtent particulièrement à la marche et à la bicyclette ; ils peuvent être aménagés en bordure des cours d'eau, où la beauté du paysage est l'un de leurs plus grands atouts. Malheureusement, il arrive souvent que le réseau routier envahisse les secteurs riverains d'une ville, ce qui prive ses résidants de splendides aires récréatives. En certains endroits, on assiste toutefois à un changement de cap. Dans le cadre d'un programme visant à restaurer la convivialité de la communauté urbaine de Milwaukee, son maire, John Norquist, a piloté un projet de démolition du Park East Freeway, libérant ainsi 10 hectares de berges pour un développement intelligent, et l'aménagement d'un sentier pédestre de près de 5 km le long de la magnifique rivière Milwaukee[28]. Au Tennessee, la ville de Chattanooga a procédé au nettoyage de sa rivière, très polluée, pour aménager un parc et une promenade sur ses berges, qui attirent les gens ainsi que les espèces sauvages[29]. Les règlements de zonage devraient protéger le caractère public et le potentiel

27. Brown, *Rescuing a planet under stress and a civilization in trouble.*
28. Geller, « Smart Growth ».
29. Sierra Club, « Sprawl ».

récréatif de ces secteurs en y restreignant la circulation automobile et les projets domiciliaires pour gens aisés ; les politiques favorisant l'aménagement de corridors verts et de sentiers pédestres et cyclables sont également à encourager.

En plus de se prêter à diverses activités récréatives, les grands parcs contribuent à préserver des espaces publics et des réserves naturelles à l'intérieur ou autour des villes. Ils attirent non seulement les résidants mais également les touristes ; plusieurs d'entre eux ont une renommée internationale. Ils permettent aux citadins, particulièrement à ceux qui n'ont pas les moyens ou le temps d'aller à la campagne, de rester en contact avec la nature.

Rétablir les squares

Y a-t-il un joli parc public à moins d'un kilomètre et demi de chez vous, où vous pouvez vous rendre à pied, rencontrer du monde et vous détendre ? Sans doute pas. Les squares, si populaires dans les villes européennes, ont été oubliés dans un environnement axé sur l'automobile. Généralement situés au cœur de la ville, ils ont une fonction sociale importante ; leur disparition illustre la quasi-extinction du domaine public. Leur simple présence incite également les résidants d'un quartier à marcher davantage. Les squares étaient à l'honneur dans les premières villes espagnoles d'Amérique du

LES VINGT-DEUX SQUARES DE SAVANNAH

Aménagés aux XVIIIe et XIXe siècles, les squares légendaires de la ville de Savannah, dans l'État de la Géorgie, font partie intégrante de son centre-ville. Mesurant quelque 60 mètres du nord au sud et de 30 à 90 mètres d'est en ouest, ils disposent tous de jolis bancs confortables ; plusieurs gravitent autour d'une fontaine ou d'un monument. Tous les jours, des milliers de touristes ébahis par leur beauté y affluent. Ces squares sont devenus l'emblème de Savannah partout dans le monde. Ils accueillent plusieurs institutions culturelles, musées et célébrations publiques. D'accès facile, ils sont reliés aux quartiers avoisinants. Chaque année, par sa beauté et sa vitalité, la ville de Savannah attire 5,5 millions de touristes (voir www.pps.org).

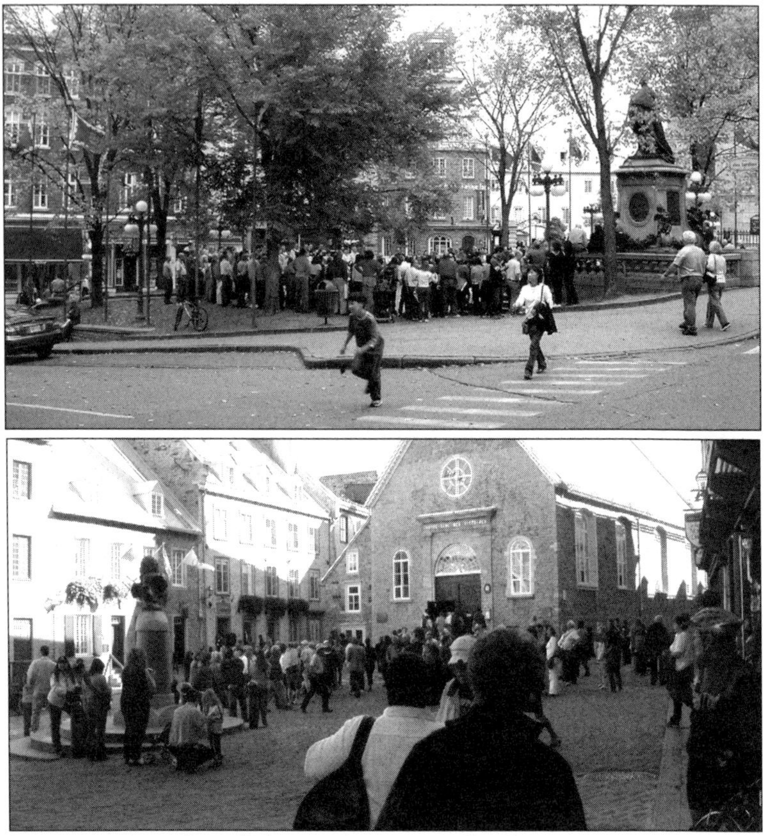

Le square est un lieu idéal pour divers spectacles. Ici, musiciens et magiciens attirent les passants.

Nord et du Sud. La ville bolivienne de Sucre, par exemple, conçue avec un goût exquis au XVIIe siècle, a conservé ses squares, parmi les plus beaux qu'il m'ait été donné de voir. Entourés de véritables trésors architecturaux, ils demeurent des havres où les gens peuvent se réunir, s'asseoir, lire le journal ou écouter de la musique. Et tout cela, dans l'un des pays les plus pauvres des Amériques.

Un square ne nécessite pas un vaste terrain parsemé de grands arbres. Il peut occuper un petit terrain vacant autour d'une statue, d'une sculpture ou d'une fontaine. Grâce à sa taille modeste, il est un lieu sûr et s'intègre facilement à un environnement bâti. Les squares ne sont toutefois pas tous populaires. Une évaluation de plus de 1000 espaces publics de partout dans le monde a permis à

Project for Public Spaces, un organisme new-yorkais à but non lucratif qui aide les citoyens à créer des espaces publics qui nourrissent le sentiment d'appartenance à une communauté, de constater que les parcs attrayants possèdent quatre qualités : ce sont des lieux accessibles et confortables, où les gens peuvent se retrouver et se livrer à diverses activités (voir www.pps.org). En Allemagne, par exemple, certains squares sont le lieu de ralliement des joueurs d'échecs. En plus des échiquiers sur table, d'énormes échiquiers sont disposés par terre ; les joueurs circulent autour des immenses pièces pour les déplacer sous les yeux des spectateurs attentifs.

Project for Public Spaces a également cerné les raisons les plus courantes de la désaffection de certaines places publiques, dont le manque d'endroits pour s'asseoir et de points de rassemblement, la présence de sentiers qui ne mènent nulle part ou de murs aveugles, la prépondérance de l'automobile, un mauvais aménagement des entrées et des espaces inaccessibles à l'œil. Autrement dit, le simple fait de disposer quelques bancs le long d'un mur plein dans un espace vacant dénué d'intérêt n'en fait pas un square.

À première vue, un petit parc peut sembler un gaspillage d'espace dans un quartier où les terrains se vendent très cher. Ces espaces publics contribuent cependant à l'économie locale, attirent les touristes et réduisent la criminalité, tout en améliorant l'environnement, la sécurité des piétons ainsi que la santé publique (voir www.pps.org).

Se rendre à l'école à pied

Un des meilleurs moyens d'amener les gens à marcher à l'âge adulte, c'est d'inculquer l'habitude de la marche dès l'enfance. Certains programmes, tels que « Sécurité sur le chemin de l'école », encouragent les enfants à se rendre à l'école à pied ou à vélo par une approche globale comportant des aménagements du réseau routier – passages cloutés, trottoirs plus larges, mesures pour ralentir la circulation, voies et pistes cyclables, application des règlements de la circulation dans les zones scolaires – ainsi que des programmes de sensibilisation. Ces programmes financent aussi des projets locaux destinés à améliorer la sécurité routière ainsi que la mobilité, la santé et la forme physique des enfants, à renforcer les liens au sein de la communauté et à réduire la congestion routière et la pollution atmosphérique. Ils mettent à contribution les parents, les enseignants, des bénévoles ainsi que des ingénieurs de la circulation. Ils ont été inventoriés en 2002 dans un rapport publié par le Surface Transportation Policy Project[30]. Lancé au Danemark en 1976, le programme « Sécurité sur le chemin de l'école » est maintenant bien implanté, non seulement aux États-Unis mais aussi au Canada, en Australie, au Royaume-Uni, en France et au Japon. Au Canada, le programme intitulé « Aller-retour actif et sécuritaire pour l'école » est coordonné par Vert l'action (Go for Green), un organisme national ayant mis en œuvre depuis 1993 un plan d'action sur le transport actif dans chaque province. L'autobus scolaire pédestre (Walking School Bus) fait aussi partie de ce plan visant à promouvoir l'utilisation des modes de transport actif pour se rendre à l'école.

« Marchons vers l'école » est un événement annuel tenu en octobre. Cette initiative, à laquelle seulement deux écoles participaient lors de sa création en 1997, touche aujourd'hui plus de 2800 écoles réparties dans tous les États américains et plus de trois millions de marcheurs dans 29 pays aux quatre coins du globe; ce succès illustre la prise de conscience des bienfaits de la marche chez les enfants lorsqu'elle se pratique dans des conditions sécuritaires, et la possibilité d'effectuer un changement de cap majeur dans le domaine des modes de transport[31]. Au cours des trois dernières années, l'État de la Californie a consacré à lui seul de 20 à 25 millions de dollars par année au programme « Sécurité sur le chemin de l'école » pour le réaménagement de trottoirs ainsi que de passages pour piétons et cyclistes, l'introduction de mesures d'atténuation de la circulation, la réduction de la limite de vitesse et la mise sur pied de diverses infrastructures cyclistes intégrées au réseau routier et de stratégies de détournement de la circulation[32]. Les effets bénéfiques de ce programme n'ont pas tardé à se manifester, comme le montre une étude menée dans le comté de Marin, au nord de San Francisco, et financée par la National Highway Traffic Safety Administration. Deux ans après le démarrage du projet, les

30. Surface Transportation Policy Project, « Safe Routes to School Programs ».
31. Pedestrian and Bicycle Information Center, « Growing Demand ».
32. Surface Transportation Policy Project California, « Traffic Congestion and Sprawl ».

15 écoles participantes ont fait état d'une augmentation de 64 % de la pratique de la marche et de 114 % des déplacements à vélo[33].

L'efficacité de ces programmes dans la lutte contre l'obésité demeurera toutefois limitée si l'on ne redonne pas à l'éducation physique la place qui lui revient à l'école et sans mesures pour y contrer la malbouffe. Le manque d'argent ne devrait jamais être un argument pour réduire les cours d'éducation physique à l'école, si on n'y met pas l'accent sur des sports de compétition requérant du matériel spécialisé. L'éducation physique axée sur le jeu et la marche ne coûte à peu près rien et ne vise pas la performance, qui risque de décourager les enfants moins doués à cet égard. La corde à sauter, par exemple, n'est pas une activité dispendieuse et constitue un bon exercice pour des enfants de l'école primaire. À Vancouver, certains enseignants demandent à leurs élèves de sauter sur place dans la classe entre les cours dans le but de renforcer leur ossature. On impose à de très jeunes enfants de rester tranquilles, ce qui va à l'encontre des principes d'une saine croissance. La meilleure façon d'apprendre n'implique pas nécessairement d'être assis toute la journée…

Promouvoir les modes de transport alternatifs

La promotion du transport collectif a plus de chances que d'autres approches de rallier l'opinion publique parce qu'il comporte de multiples avantages. Les mesures favorisant les modes de transport alternatifs incitent les gens à marcher davantage, contribuant ainsi à réduire la circulation automobile, la pollution atmosphérique et la congestion routière tout en améliorant la sécurité routière et le taux d'activité physique dans la population. Le transport collectif est étroitement lié à la marche ; pour qu'il soit efficace, les gens doivent pouvoir se rendre à pied à la gare, au tramway ou à l'autobus. Par conséquent, les politiques qui le favorisent encouragent également la marche. Promouvoir le transport collectif et la marche, c'est aussi instaurer une plus grande équité en permettant aux personnes qui ne peuvent conduire de se rendre à destination à un coût abordable. Ainsi, les citadins moins nantis, les gens âgés et les enfants deviennent plus autonomes et dépendent moins des automobilistes.

33. Staunton *et al.*, « Safe Walking and Biking to School ».

Aux États-Unis, l'Intermodal Surface Transportation Efficiency Act (ISTEA) de 1991 – et la loi qui lui a succédé en 1998, la TEA-21 (Transportation Equity Act for the Twenty-first Century) – ont mené à une approche innovatrice en matière de transport en permettant d'expérimenter de nouvelles stratégies tenant compte d'aspects tels que l'équité sociale, l'efficacité économique, la protection de l'environnement, l'économie d'énergie, la sécurité des piétons et des cyclistes ainsi que leurs effets sur la qualité de vie et la convivialité des communautés[34]. L'accent mis sur la participation citoyenne et une approche globale de l'aménagement a permis de diversifier l'utilisation des sommes allouées au transport collectif. Il est alors devenu possible de consacrer une partie importante de l'aide fédérale en matière de transport aux modes de locomotion alternatifs tels que le transport collectif, la marche et le vélo. Le budget alloué à ces projets est passé de 7 à 313 millions de dollars entre 1990 et 2001. Cependant, des 50 milliards de dollars accordés aux ministères des Transports, moins de 7 % ont servi à financer des projets relatifs à des modes de transport alternatifs. À Tucson, par exemple, on a aménagé des voies réservées aux cyclistes sur plus de 320 kilomètres de routes au cours de cette période. À Seattle, les 1200 autobus de la ville ont été équipés de supports à vélo. Malgré ces bons coups, la plupart des États américains continuent de consacrer au réseau routier la majorité de l'aide fédérale. Au cours des années 1990, malgré une augmentation de 75 % des fonds alloués au transport collectif, ceux-ci étaient encore inférieurs aux sommes affectées au réseau routier. Cependant, un nouveau programme fédéral appelé « New Starts » finance la mise en place d'infrastructures destinées au transport par train ou autobus, ce qui a permis à plusieurs villes de se doter de nouveaux systèmes de transport collectif[35].

Grâce à cette aide, de nombreux systèmes de transport collectif ont été améliorés au cours des années 1990. La ville de Saint Louis, par exemple, a inauguré en 1990 un nouveau système de tramway (appelé MetroLink) qui, après seulement deux années de fonctionnement, transportait quotidiennement quelque 40 000 passagers. À Dallas, le tramway (surnommé DART) a été inauguré en 1996 ; il

34. Camph, « Transportation, the ISTEA, and American Cities ».
35. Surface Transportation Policy Project, « Changing Direction ».

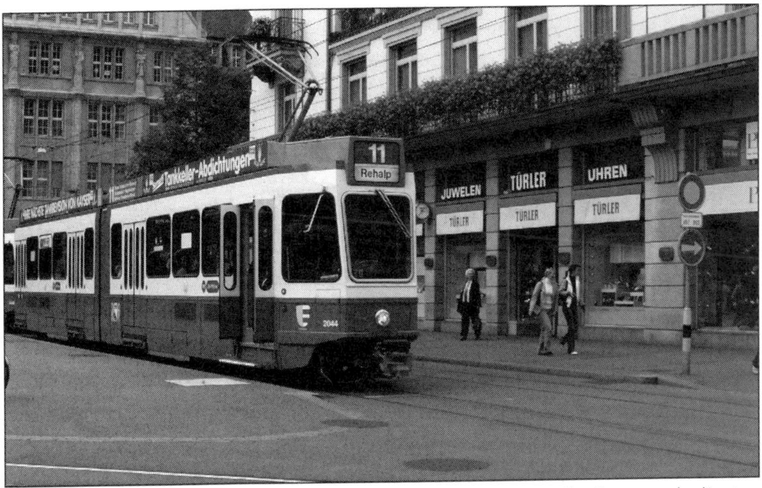

À Zurich, les tramways sillonnent la ville, rendant ainsi inutile l'usage de l'automobile.

s'étend maintenant sur 70 km de voie et véhicule 60 000 passagers par jour. La Commission de transport et l'administration municipale y encouragent les projets domiciliaires gravitant autour des gares. À Denver, un système de tramway relie les banlieues au centre-ville et le développement résidentiel axé sur le transport collectif est également encouragé. À Salt Lake City, le système de tramway (nommé TRAX) a été inauguré à la fin des années 1990; il sert de catalyseur pour la revitalisation du centre-ville et a donné naissance à de nombreux quartiers orientés vers ce type de transport[36, 37, 38]. En 2007, la Ville de Montréal dévoilait son audacieux plan de transport, qui propose de privilégier le transport collectif et le transport actif, à la fois pour des raisons écologiques, de sécurité et de qualité de vie. Ce plan prévoit, entre autres, la réintroduction du tramway et l'aménagement d'une nouvelle piste cyclable au centre-ville. La Charte du piéton dont s'est dotée Montréal en constitue un outil précieux. Quelques mois auparavant, la Ville de Toronto s'engageait elle aussi à améliorer son système de tramway, qu'elle est d'ailleurs la seule à n'avoir pas complètement supprimé au XXe siècle.

---

36. *Ibid.*
37. Geller, « Smart Growth ».
38. Sierra Club, « Smart Choices ».

D'autres initiatives ont permis de consolider le réseau d'autobus, qui circulent beaucoup plus aisément lorsque des voies leur sont réservées. D'après Jane Holtz Kay, l'autobus et le train sont complémentaires plutôt qu'en compétition, et l'on ne devrait pas soutenir l'un au détriment de l'autre[39].

En février 2003, le maire de Londres, Ken Livingstone, mettait en œuvre une stratégie innovatrice pour promouvoir les modes de transport alternatifs et résoudre le problème de la congestion routière : pour réduire la circulation dans le centre-ville engorgé, tous les véhicules privés s'y rendant les jours de semaine entre 7 h et 18 h 30 se virent imposer un tarif de 9 $ perçu à l'un des 174 postes de péage installés à cet effet. Taxis, autobus, voitures électriques, motos et véhicules d'urgence en sont exemptés. Les automobilistes qui tentent d'échapper au péage sont repérés à l'aide d'un système de surveillance vidéo sophistiqué doté de 688 caméras installées à 203 endroits et se voient imposer une amende de 130 $. Un an seulement après l'entrée en vigueur de cette mesure, la circulation automobile avait diminué de 20 % et la durée des déplacements de 5 %. Avant sa mise en œuvre, la vitesse moyenne dans ce secteur était d'environ 15 km/h, soit 5 km/h de moins qu'au début du XXe siècle, à l'époque où la traction par chevaux constituait le principal mode de transport[40]. Les émissions polluantes en provenance des automobiles et la consommation d'essence ont également connu une baisse. La majorité des déplacements en automobile que le péage a éliminés ont été remplacés par le transport collectif. Au dire de plus de 40 % des résidants du secteur touché, la qualité de vie s'y est améliorée. L'Angleterre étant également aux prises avec un problème d'obésité, le maire de Londres se propose maintenant d'augmenter de 10 % les déplacements à pied d'ici 2015. Tous les jours, 110 000 automobilistes payent le tarif imposé et chaque mois, 165 000 amendes sont infligées aux délinquants. Les fonds ainsi générés serviront à améliorer le système de transport collectif.

L'une des responsabilités du maire de Londres consiste à améliorer la santé des Londoniens ; il se voit contraint par la Greater London Authority de tenir compte de la santé, de l'équité et de la

39. Holtz Kay, *Asphalt Nation*.
40. Wheatley, « London's Traffic Woes ».

durabilité dans l'élaboration de toutes ses politiques[41]. Les améliorations apportées au système de transport collectif de la capitale anglaise visent aussi à en faire une ville plus accessible, à contribuer à son essor économique et à la création d'emplois ainsi qu'à résoudre le problème de l'exclusion sociale. La stratégie adoptée repose sur une évaluation des impacts sur la santé, suivie de recommandations pour améliorer la situation.

Aux États-Unis, les mesures incitant à l'utilisation du transport collectif prennent d'autres formes. Par exemple, certains employeurs octroient un montant mensuel à leurs travailleurs pour les encourager à utiliser les transports en commun plutôt que l'automobile pour se rendre au travail. En Californie, une loi demandant à certains patrons d'accorder un montant d'argent à leurs employés plutôt qu'un permis de stationnement a fait grimper de 50 % l'usage des transports en commun et de 39 % le recours au vélo ou à la marche[42]. Une des façons d'encourager le transport collectif serait d'offrir la gratuité ou du moins une déduction d'impôt complète du laissez-passer. Après tout, l'automobiliste ne paie pas chaque fois qu'il emprunte une artère ou un pont, qui ont pourtant été payés à même les fonds publics, alors que l'usager du transport collectif, lui, doit défrayer le coût de chaque passage, bien qu'il aide à réduire la congestion automobile, la pollution atmosphérique et les gaz à effet de serre. Dans ce contexte, il n'est guère étonnant que les transports en commun ne fassent pas plus d'adeptes. Cette proposition peut sembler extravagante ; cependant, la situation du travailleur est-elle si différente de celle de l'écolier qui doit prendre l'autobus scolaire pour se rendre à l'école et qui ne défraie pas quotidiennement son passage ? Le coût de son transport est assumé par l'ensemble des citoyens par le truchement du système de taxes municipales et scolaires, et rares sont les voix qui s'élèvent contre cette mesure.

41. Mindell *et al.*, « Health Impact Assessment ».
42. Voir Pollard, « Policy Prescriptions ».

Mettre en place des mesures d'atténuation de la circulation

De nombreux résidants souhaiteraient voir la circulation automobile s'alléger et ralentir dans leur quartier, pour protéger les enfants et diminuer la pollution sonore. Heureusement, il existe d'autres options que la surveillance policière pour répondre à leurs attentes, dont la mise en place de mesures destinées à ralentir la circulation dans les secteurs résidentiels et à en détourner la grande circulation.

Les mesures d'atténuation de la circulation visent à réduire le débit et la vitesse de la circulation pour assurer la coexistence harmonieuse des modes de locomotion motorisés et non motorisés ainsi que la sécurité de tout le monde, encourageant par le fait même les modes de transport alternatifs. Elles contribuent également à réduire le nombre et la gravité des collisions. Ces stratégies ont été mises au point en Europe, où elles sont très utilisées. Certaines d'entre elles sont en usage depuis fort longtemps, comme la limitation de la vitesse, l'accès interdit aux véhicules motorisés

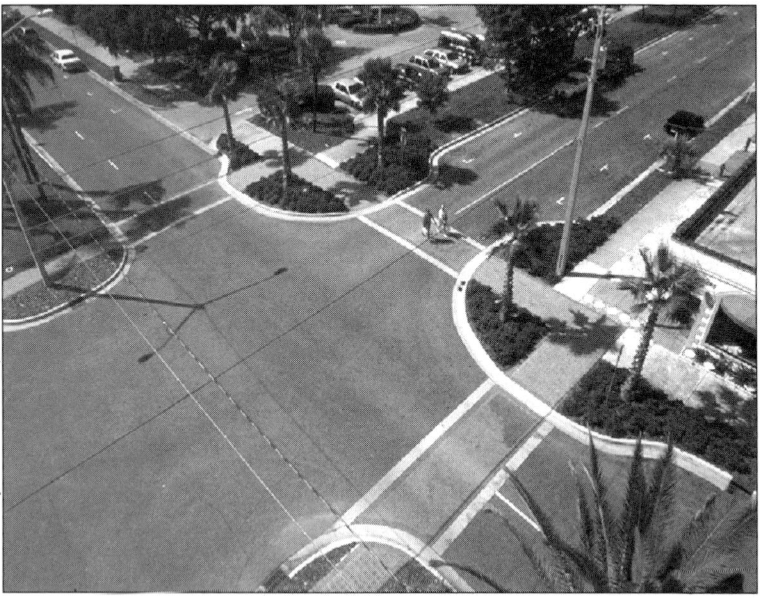

Source : Project for Public Spaces, 2005

En ralentissant la circulation, les terre-pleins, dos d'âne et avancées de trottoir contribuent à la convivialité d'un quartier.

sur certaines routes, l'îlot circulaire et le terre-plein central. D'autres, telles que le dos d'âne, le passage piéton surélevé, le terre-plein diagonal, l'avancée de trottoir et l'avancée à mi-chaussée, sont moins courantes et risquent d'agacer les automobilistes non habitués. Certains dispositifs ne requièrent que des changements mineurs alors que d'autres exigent un réaménagement des rues où ils sont implantés. En Europe, par exemple, la conversion des intersections traditionnelles en ronds-points à certains endroits a réduit de 75 % le taux d'accidents impliquant des piétons[43]. Aux États-Unis, l'Insurance Institute for Highway Safety d'Arlington, en Virginie, a montré qu'en convertissant en ronds-points modernes 24 intersections munies de panneaux d'arrêt et d'appareils de signalisation, on a réduit la gravité des accidents de la route de 38 % et les blessures de 76 % [44].

D'après le Local Government Commission Center for Livable Communities de Sacramento, en Californie, le ralentissement de la circulation ainsi que la réduction de la pollution sonore et atmosphérique qui en résulte augmentent la valeur des propriétés[45]. On trouve souvent des dispositifs d'atténuation de la circulation dans les quartiers huppés. Dans son étude des effets bénéfiques et des coûts de ces mesures, Todd Litman, du Victoria Transport Policy Institute, en Colombie-Britannique, note qu'en réduisant la vitesse de 8 à 16 km/h dans un quartier, la valeur de ses propriétés augmente d'environ 20 % ; les mesures restrictives qui ont pour effet de diminuer le volume de la circulation ont le même effet[46]. Les gens sont prêts à payer un prix plus élevé pour une maison située dans un environnement convivial, particulièrement quand on y retrouve la mixité des usages. Les mesures d'atténuation de la circulation diminuent aussi le taux de collision et de blessures, améliorant ainsi la sécurité d'un quartier. En favorisant le transport non motorisé, elles facilitent les rencontres et découragent les comportements antisociaux. Elles contribuent également à rendre un milieu plus attrayant.

---

43. Voir Retting *et al.*, « Traffic Engineering Measures ».
44. Retting *et al.*, « Crash and Injury Reduction ».
45. Local Government Commission Center for Livable Communities, « Economic Benefits of Walkable Communities ».
46. Litman, « Traffic Calming Benefits ».

On s'attend à ce que les mesures d'atténuation de la circulation aient un effet plus important dans les secteurs les plus favorables à la marche et au vélo: les quartiers résidentiels, les centres commerciaux, les écoles et les centres récréatifs. Leur impact augmente lorsqu'elles sont combinées à d'autres améliorations telles que l'aménagement de trottoirs et de voies cyclables de même qu'un système de transport collectif adéquat[47].

Dans une étude des mesures d'atténuation de la circulation mises en place aux États-Unis et au Canada, Reid Ewing, de la Federal Highway Administration américaine, montre que leur impact sur la vitesse varie selon des facteurs géométriques et spatiaux, alors que l'effet sur le volume de la circulation est davantage associé à la présence et la qualité de routes alternatives[48]. Portland, en Oregon, aux prises avec un grave problème de congestion routière, a été la première ville à mettre en œuvre un plan global visant à implanter 800 dispositifs d'atténuation de la circulation. À cette mesure se sont ajoutés 350 kilomètres de pistes cyclables permettant aux piétons et aux cyclistes de se rendre au travail en toute sécurité, dans le centre-ville. Parmi les 100 plus grandes villes américaines, Portland s'est classée première pour ce qui est de l'atteinte des objectifs de Healthy People 2000[49].

Appliquer les règlements de la circulation

L'aménagement convivial d'un environnement ne donnerait pas les résultats escomptés sans une application stricte des règlements de la circulation aidant automobilistes, cyclistes et piétons à cohabiter harmonieusement. Peu a été fait jusqu'à présent pour protéger les cyclistes et les piétons des dangers de la circulation automobile. Une application stricte des règlements de la circulation aiderait à réduire les accidents et encouragerait la pratique de ces activités. Le contrôle de la vitesse semble être le meilleur moyen de prévenir les accidents dans les secteurs résidentiels bondés d'enfants[50]. Dans certains pays comme l'Allemagne et les Pays-Bas, les règlements de

---

47. *Ibid.*
48 Ewing, « Traffic Calming ».
49. Geller, « Smart Growth ».
50. Retting *et al.*, « Traffic Engineering Measures ».

la circulation favorisent nettement piétons et cyclistes. Omettre d'arrêter pour laisser un piéton traverser un passage clouté est considéré comme une grave infraction. Les lois y sont également plus sévères qu'en Amérique pour les piétons et les cyclistes[51].

Le vélo étant un mode de transport, les cyclistes devraient être considérés comme des usagers de la route au même titre que les automobilistes, et suivre les mêmes règlements de la circulation. Il importe de sensibiliser les enfants en bas âge à la sécurité routière pour qu'ils prennent conscience non seulement des dangers de la route mais de leurs responsabilités en tant qu'usagers. Les chercheurs Pucher et Djikstra rapportent qu'en Allemagne et dans les Pays-Bas, tous les enfants du niveau primaire reçoivent des consignes précises sur la pratique sécuritaire de la marche et du vélo, en ce qui a trait aux règlements de la circulation, à la pratique prudente de ces activités et à l'art de prévoir les situations dangereuses et d'y réagir de manière appropriée[52]. Actuellement, l'accent mis sur le port du casque obligatoire empêche la mise en œuvre d'une véritable politique de la pratique du vélo comme mode de transport.

51. Pucher et Dijkstra, « Safe Walking and Cycling ».
52. *Ibid.*

Chapitre 24

Le chemin de la santé

Le taux actuel d'inactivité physique ne régressera pas grâce au seul recours à la volonté et à des solutions individuelles, ni même à des programmes de promotion ciblant les groupes vulnérables. Un réaménagement majeur de notre environnement immédiat s'impose en vue d'instaurer un mode de vie plus sain. Comprendre l'importance de l'attitude bipède dans l'évolution de l'espèce humaine et la façon dont le milieu bâti a réduit les occasions – et la capacité – de marcher au cours de la deuxième moitié du XXe siècle peut aider à trouver des pistes de solution. L'examen du coût vertigineux et des terribles répercussions du déclin de la marche sur la santé et la vie sociale devrait contribuer à une prise de conscience de la part de la population. Ce serait toutefois faire erreur que de croire qu'il existe une solution unique à ce problème.

De pair avec une alimentation plus saine, l'intégration de l'exercice physique à notre routine quotidienne est une question de survie. Comme elle tient actif, la marche peut même contrer la suralimentation. Un changement d'attitude est le moyen le plus efficace de promouvoir la marche: au lieu d'être considérée comme dangereuse ou le signe d'un statut inférieur, la marche doit devenir *in*. Elle doit être perçue comme une bonne façon de préserver son autonomie et son indépendance, comme un symbole de liberté, de vitalité et de qualité de vie. Enfin, une mobilité accrue des gens âgés, des moins nantis et des enfants leur procurerait une plus grande liberté et allégerait le fardeau des personnes chargées de les véhiculer.

Pour résoudre les problèmes de santé liés à l'inactivité physique, des efforts doivent être déployés à différents paliers :

- Une aide gouvernementale mettant l'accent sur la convivialité des villes plutôt que l'agrandissement du réseau routier ;
- Un amendement des règlements de zonage permettant la mixité des usages ;
- Des restrictions aux projets domiciliaires à faible densité et aux espaces de stationnement ;
- Une aide financière aux gens qui utilisent le transport collectif pour se rendre au travail ;
- Un allègement fiscal pour les programmes de conditionnement physique ;
- Une augmentation des cours d'éducation physique à l'école ;
- La marche « prescrite » par les professionnels de la santé ;
- Davantage de parcs, trottoirs, voies cyclables et sentiers pédestres ;
- Une amélioration des systèmes de transport collectif ;
- Un aménagement routier qui tient compte non seulement des automobilistes mais aussi des piétons ;
- Un réaménagement du réseau routier pour faire plus de place aux piétons.

Il y a un urgent besoin d'un ensemble de politiques publiques destinées à accroître la convivialité des milieux de vie et à faire connaître les progrès réalisés à cet égard. Les clubs de marche et la publication de cartes des sentiers pédestres peuvent également contribuer à promouvoir la marche. Les mesures incitatives et des aménagements adéquats ont plus de chances d'inciter les gens à bouger que les programmes de sensibilisation.

Marcher permet de se réapproprier les rues et de se sentir plus en sécurité et en santé, individuellement et collectivement. La marche est économiquement avantageuse car elle nous dispense de payer pour les effets délétères de la sédentarité et d'un mode de vie axé sur l'automobile. Créer un environnement favorable à la marche est le meilleur moyen d'améliorer la forme physique de la population dans son ensemble, car tout le monde en profite. Contrairement à la marche récréative, la marche utilitaire n'est pas une question de choix; c'est l'environnement qui fournit ou non des occasions de se déplacer à pied. La marche est également un bon moyen d'atteindre une plus grande équité, entre les individus comme entre les différents groupes de la société. Elle nous met en contact avec la nature, nous apprend à la respecter et à la protéger. De plus, elle nous rapproche de nos concitoyens.

Certes, la marche ne résoudra sans doute pas tous les problèmes de santé et toutes les difficultés de la vie urbaine, mais elle peut contribuer à améliorer la situation désastreuse qui prévaut actuellement.

Épilogue

J'ai écrit ce livre durant mes temps libres, ce qui signifie que pendant deux ans, après avoir passé la journée devant mon ordinateur au travail, je devais me rasseoir à la maison pour travailler à mon manuscrit. Il ne me restait donc guère de temps ni pour marcher, ni même pour cuisiner. Cela m'a donné une expérience personnelle du mode de vie contre lequel je mettais mes lecteurs en garde. Par delà les considérations scientifiques, je peux affirmer pour l'avoir vécu que la sédentarité est néfaste et qu'elle risque de faire de nous des êtres handicapés si nous ne réagissons pas à cet état de passivité.

Crédits photographiques

Guy Langlois: photos aux pages 15, 21, 81, 93, 101, 104, 108, 114, 124, 207, 210, 218, 220, 225, 229, 233, 235, 238.

Marie Demers: photo à la page 243.

Copyright 2005 Project for Public Spaces, www.pps.org; photos aux pages 82, 246; figures pages 192, 199.

David Houle: photo à la page 90.

Todd Litman, If Health Matters, Victoria, BC: Victoria Transport Policy Institute, 2004 (data source: Centers for Disease Conrol and Prevention, National Center of Health Statistics, « Deaths: Preliminary Data for 2001 », National Vital Statistics Reports 51:5, 15 mars 2003, www.cdc.gov/nchs): graphique, page 33.

John Pucher et John I. Renne, « Socioeconomics of Urban Travel: Evidence from the 2001 NHTS », Transportation Quarterly 57 (2003): 49-77: graphique pages 43, 112.

John Pucher et L. Dijkstra, « Promoting Safe Walking and Cycling to Improve Public Health: Lessons from the Netherlands and Germany », American Journal of Public Health, 92 (2003): 1509-1516: graphique page 94.

World Health Organization, Healt and Development Through Physical Activity and Sport, Geneva, 2003: figure à la page 196.

Guide de ressources sur la marche et les villes conviviales

Voici une liste d'organismes qui offrent en ligne des outils utiles pour aider les personnes désireuses d'intégrer la marche dans leur routine quotidienne ou de contribuer à créer autour d'elles un environnement favorable à la marche et au vélo.

Accès transports viables – Ce regroupement des utilisateurs des transports collectifs et alternatifs du Québec métropolitain est un organisme à but non lucratif qui vise à promouvoir des modes de déplacement viables dans la région de Québec et à défendre les droits des utilisateurs des systèmes de transports alternatifs tels le transport collectif, le vélo, la marche, le covoiturage et la propriété collective d'automobiles.
http://transportsviables.org

Active and Safe Routes to School est une initiative communautaire qui fait la promotion du transport actif vers l'école, tenant compte des questions de santé et de sécurité ainsi que des problèmes environnementaux liés à la pollution de l'air et aux changements climatiques.
www.goforgreen.ca/asrts/home_e.html

Active Living Network (l') fait partie d'une action concertée pour trouver des approches créatives aidant à intégrer l'activité physique dans la vie de tous les jours. Plutôt que d'aborder le problème de l'obésité isolément, ce réseau met l'accent sur la façon dont l'environnement bâti peut aider à mener une vie plus active.
www.activeliving.org

Alberta Centre for Active Living fait la promotion de l'activité physique pour tous les Albertains. Son site Internet offre une grande variété de ressources aussi bien pour l'individu que pour les organisations, les gestionnaires et les intervenants, de même que deux bulletins d'information.
www.centre4activeliving.ca

America on the Move s'est donné pour mission d'aider les individus et les collectivités à effectuer des changements bénéfiques afin d'améliorer santé et qualité de vie. Pour rétablir l'équilibre énergétique et prévenir la prise de poids, les participants sont invités à manger moins (100 calories de moins chaque jour) et à marcher davantage (2000 pas de plus par jour, ce qui équivaut à environ 1,5 km). Au moyen d'un podomètre, ils calculent le nombre de pas effectués dans une journée. L'objectif fixé pour perdre du poids est de 10 000 pas par jour.
www.americaonthemove.org

America Walks est une coalition nationale de groupes de pression qui se consacrent à promouvoir l'aménagement des communautés favorables à la marche. Elle entend encourager la création de groupes locaux qui se portent à la défense des piétons, sensibiliser la population aux bienfaits de la marche et servir de porte-parole à ses adeptes. Elle participe également à l'organisation de la Journée internationale annuelle « Marchons vers l'école » et du congrès des groupes de défense des piétons, aux États-Unis.
www.americawalks.org

Coalition pour la vie active (***Coalition for Active Living***) œuvre à l'échelle canadienne ; elle regroupe plus de 100 organismes engagés dans la promotion d'un milieu de vie, d'apprentissage, de travail et de loisirs propice à l'activité physique. Elle réclame des politiques publiques favorisant l'activité physique.
www.activeliving.ca

Congress for the New Urbanism (le) est un organisme à but non lucratif de Chicago qui travaille à l'aménagement de villes conviviales axées sur la mixité des usages et d'espaces publics attrayants. Ses principes sont clairement présentés sur son site Internet.
www.cnu.org

Équiterre entend sensibiliser la population à l'impact qu'exercent ses habitudes de transport sur l'environnement et l'aider à changer ses habitudes de déplacement en réduisant l'utilisation de la voiture solo. L'organisme a mis au point une série d'outils éducatifs, dont la trousse *Cocktail transport*, pour aider les citoyens à passer à l'action.
www.equiterre.qc.ca

Fondation Rues principales (la) fait la promotion d'un développement économique fondé sur les atouts culturels, naturels et socioéconomiques d'un quartier, d'un village ou d'une ville. Elle fournit aux intervenants locaux une expertise qui permettra d'améliorer le cadre de vie des citoyens. Une de ses fiches-conseils porte sur « l'intégration du vélo dans nos milieux de vie ».
www.fondationruesprincipales.qc.ca

Green Communities Canada est un réseau canadien d'organisations qui offre des programmes et services relatifs au développement durable et à la protection des écosystèmes en mettant l'accent sur l'action communautaire. Il soutient l'initiative *Active and Safe Routes to School.*
www.gca.ca

Kino-Québec est un programme créé par le gouvernement du Québec pour promouvoir un mode de vie physiquement actif. Il produit une série de publications disponibles sur son site Internet dont certaines, comme « Aménageons nos milieux de vie pour nous donner le goût de bouger » – parue en 2005 – visent l'implication du milieu municipal.
www.kino-quebec.qc.ca

Michigan Land Use Institute (le) a été fondé en 1995 en vue de promouvoir une approche du développement économique qui renforce les communautés, améliore leur qualité de vie et protège les ressources naturelles sans pareilles de cet État. Il compte parmi les dix plus importantes organisations nationales de défense de

l'environnement et du développement durable aux États-Unis. Le Elm Street Writers Group, qui en fait partie, fait la critique de l'aménagement urbain axé sur l'étalement.
www.mlui.org

National Center for Bicycling and Walking (le) a pour but de créer des milieux favorables à la marche et au vélo. Il fournit des services de consultation en aménagement, élaboration de politiques, participation citoyenne et choix d'itinéraires ; parmi ses autres activités se trouvent l'élaboration de lignes directrices en aménagement d'infrastructures piétonnières et cyclistes, des programmes de formation destinés aux organismes de santé publique et de transport, l'aide au développement économique et touristique ainsi que l'organisation d'ateliers et de conférences.
www.bikewalk.org

Partnership for a Walkable America (le) est une coalition qui travaille à améliorer les conditions pour la pratique de la marche et à augmenter le nombre de ses adeptes. Ses membres sont des organismes gouvernementaux et des organisations à but non lucratif qui se préoccupent de la sécurité, la santé et l'environnement.
www.walkableamerica.org

Pedestrian and Bicycle Information Center (le) est une mine de ressources relatives à l'aménagement d'un environnement favorable à la marche et au vélo. Il offre un guide du piéton, une liste d'indicateurs pour évaluer et améliorer la convivialité d'un quartier ainsi qu'un répertoire des clubs cyclistes et de leurs liens Internet. Il donne de l'information sur les bienfaits de la marche sur les plans de la santé, du transport, de l'environnement et de l'économie. On peut s'y procurer le *Pedestrian Facilities Users Guide*, publié en 2002 par la Federal Highway Administration américaine, un outil utile pour les ingénieurs des transports, urbanistes et professionnels de la sécurité qui s'intéressent à la sécurité et à la mobilité des piétons. Tout citoyen y trouvera aussi des moyens d'améliorer la sécurité et la mobilité des piétons et des cyclistes dans son quartier.
www.walkinginfo.org

Project for Public Spaces est un organisme à but non lucratif de New York qui travaille à la création et à l'entretien des places publiques, qu'il considère comme un élément important de la vie

communautaire. Il assure des services d'assistance technique, d'éducation et de recherche par le truchement de programmes sur les parcs, les places et les squares ; il œuvre également dans les domaines de l'architecture urbaine, des transports et des marchés publics. Son site Web propose des livres, des vidéos et une collection de près d'un million de photos inspirantes pour la création d'espaces publics attrayants.
www.pps.org

Projet Montréal est un parti politique municipal centré sur un projet de développement urbain équitable où le transport collectif occupe une place centrale. Parmi ses objectifs, il y a l'implantation d'un tramway, la réduction du coût du transport collectif et l'aménagement de nouvelles pistes cyclables et de rues piétonnières.
www.projetmontreal.org

Réseau canadien du développement intelligent (le) (**Smart Growth Canada Network**) est une organisation nationale créée en 2003 et ayant pour mission d'aider à faire appliquer les principes de développement durable et intelligent dans tout le Canada, par le truchement de l'éducation et de la recherche dans ce domaine.
www.smartgrowth.ca

Shape Up America est un programme destiné à promouvoir un poids santé et l'activité physique. Sa mission consiste à sensibiliser la population à l'importance d'atteindre et de maintenir un poids santé grâce à l'exercice physique et une saine alimentation, en s'appuyant sur des données scientifiques démontrant que l'obésité n'est pas qu'une question d'esthétique mais peut causer de graves problèmes de santé. Par ses messages santé, il incite à effectuer de petits changements de mode de vie qui ont des effets immédiats sur la santé.
www.shapeup.org

Sierra Club (**le**) est un organisme environnemental qui offre de multiples ressources aux citoyens désireux de promouvoir un développement durable harmonieux. Il met en lumière les effets pervers de l'étalement urbain et les expériences réussies d'aménagement convivial. Il fournit également des simulations informatiques illustrant la différence entre l'étalement et un aménagement convivial et démontrant qu'il est possible de revitaliser des milieux de vie

détériorés par l'étalement et d'en faire des endroits où il fait bon vivre.
www.sierraclub.org

Smart Growth America est une coalition d'organismes de pression qui dénoncent les effets pervers de l'étalement urbain sur l'environnement, la qualité de vie et la viabilité économique. Elle prône un type de développement qui préserve les terres agricoles et les espaces verts, revitalise les quartiers, décourage la spéculation immobilière, assure l'équité sociale et offre un plus large éventail de modes de transport.
www.smartgrowthamerica.org

Surface Transportation Policy Project (le) est une coalition qui travaille à assurer la sécurité des quartiers et des choix de moyens de transport durables qui améliorent l'économie et la santé publique, favorisent l'équité sociale et protègent l'environnement. Elle fournit une série de rapports relatifs à ces questions, qui aident à rétablir la convivialité des villes.
www.transact.org

Vélo Québec a pour objectif d'encourager et de faciliter, outre les modes de transport actif, la pratique libre et sécuritaire du vélo à des fins de loisir, de tourisme et de transport, dans une perspective d'amélioration de la santé et de l'environnement. Il propose une série d'outils dont un guide pour l'aménagement de voies cyclables et a collaboré à la création de la Route verte. Il publie plusieurs magazines ainsi que *L'État du vélo au Québec*, qui paraît chaque année ; il organise également une série d'événements et de conférences. Son site Internet regorge d'informations utiles.
www.velo.qc.ca

Vert l'action – (Go for Green) est un organisme canadien qui a pour mission d'encourager la population canadienne à pratiquer des activités physiques de plein air tout en faisant preuve d'écocivisme. Il encourage l'utilisation des modes de transport actifs comme alternative à la dépendance croissante envers l'automobile pour les trajets courts. Il s'intéresse aussi bien aux problèmes environnementaux qu'à l'inactivité physique. Le programme inclut des

partenariats à l'échelle locale, régionale et nationale. Depuis 1992, il a supporté plus de 3000 initiatives.
www.goforgreen.ca

Victoria Transport Policy Institute (le) est un organisme situé à Victoria, en Colombie-Britannique. Il préconise des solutions innovatrices aux problèmes relatifs au transport et à l'aménagement du territoire. Son approche tient compte des effets économiques, sanitaires et environnementaux des politiques en matière de transport. Il s'occupe aussi de la pratique sécuritaire de la marche et du vélo. Il fournit en ligne une impressionnante liste de références sur ces questions.
www.vtpi.org

Vivre en ville est un regroupement québécois pour le développement urbain, rural et villageois viable. Il a pour mission d'améliorer la qualité de l'environnement et des milieux de vie par la recherche d'un aménagement du territoire optimal. Il a mis sur pied un système de vélos en libre-service et élaboré l'imposante trousse d'actions « Vers des collectivités viables », qui présente des approches fondées sur l'amélioration du cadre de vie et sur le développement durable.
www.vivreenville.org

Walkable Communities est un organisme à but non lucratif établi en Floride. Fondé en 1996, il a pour mission d'aider les collectivités à créer un environnement favorable à la marche. Il fournit de la documentation sur les villes conviviales et une liste des lieux favorables à la marche en Amérique du Nord.
www.walkable.org

Bibliographie

Abbott, R. D., L. R. White, G. W. Ross *et al.*, "Walking and Dementia in Physically Capable Elderly Men", *Journal of the American Medical Association*, 292 (2004), p. 1447-1453.

Adler, J., "Takeout Nation", *Newsweek*, 9 février 2004, www.msnbc.msn.com/id/4121245

Agran, P. F., D. G. Winn et C. L. Anderson, "Differences in Child Pedestrian Injury Events by Location", *Pediatrics*, 93 (1994), p. 284-288.

———, "The Role of the Physical and Traffic Environment in Child Pedestrian Injuries", *Pediatrics*, 98 (1996), p. 1096-1103.

Allied Dunbar National Fitness Survey, *A Report on Activity Patterns and Fitness Levels*, Londres, Sports Council and Health Education Authority, 1992.

Allison, D. B., K. R. Fontaine, J. E. Manson *et al.*, "Annual Deaths Attributable to Obesity in the United States", *Journal of the American Medical Association*, 282 (1999), p. 1530-1538.

Alvord, K., *Divorce Your Car! Ending the Love Affair with the Automobile*, Gabriola Island, Colombie-Britannique, New Society Publishers, 2000.

American Discovery Trail Society, "News and Information", 2005, www.discoverytrail.org/news/faqs.html

Andersen, L. B., P. Schnohr, M. Schroll *et al.*, "All-cause Mortality Associated with Physical Activity During Leisure Time, Work, Sports, and Cycling to Work", *Archives of Internal Medicine*, 160 (2000), p. 1621-1628.

Andersen, R. E., C. J. Crespo, S. J. Bartlett *et al.*, "Relationship of Physical Activity and Television Watching with Body Weight and

Level of Fatness Among Children", *Journal of the American Medical Association*, 279 (1998), p. 938-942.

Babula, J., "A Family Affair: Years of Bad Habits Weigh Heavily on Health", *Las Vegas Review–Journal*, 22 juin 2003, www.reviewjournal.com/lvrj_home/2003/Jun-22-Sun-2003/news/21582230.html

"Bad Eating Habits Start Near Age 2: Study", Associated Press, 27 octobre 2003, www.ctv.ca/servlet/ArticleNews/storyCTVNews/1067261195146_28

Bailey, S. S., S. A. Jones, R. J. Stout *et al.*, "Issues of Elderly Pedestrians", *Transportation Research Record*, 1375 (1992), p. 68-73.

Balfour, J. L. et G. A. Kaplan, "Neighborhood Environment and Loss of Physical Function in Older Adults: Evidence from the Alameda County Study", *American Journal of Epidemiology*, 155 (2002), p. 507-519.

Ball, K., A. Bauman, E. Leslie *et al.*, "Perceived Environmental Aesthetics and Convenience and Company Are Associated with Walking for Exercise Among Australian Adults", *Preventive Medicine* 33 (2001), p. 434-440.

Ball, K., D. Crawford et N. Owen, "Too Fat to Exercise? Obesity As a Barrier to Physical Activity", *Australia and New Zealand Journal of Public Health* 24 (2000), p. 331-333.

Barash, D. P., *Sociobiology and Behavior*, New York, Elsevier, 1977.

Barnard, N., *Breaking the Food Seduction: The Hidden Reasons Behind Food Cravings and 7 Steps to End Them Naturally*, New York, St. Martin's Press, 2003.

Bassett, D. R. Jr, A. L. Cureton et B. E. Ainsworth, "Measurement of Daily Walking Distance: Questionnaire Versus Pedometer", *Medicine and Science in Sports and Exercise* 32 (2000), p. 1018-1023.

Bassett, D. R. Jr, P. L. Schneider et G. E. Huntington, "Physical Activity in an Old Order Amish Community", *Medicine and Science in Sports and Exercise* 36 (2004), p. 79-85.

Bauman, A. E., S. J. Russell, S. E. Furber *et al.*, "The Epidemiology of Dog Walking: An Unmet Need for Human and Canine Health", *Medical Journal of Australia*, 175 (2001), p. 632-634.

Beck, R., L. Kolankiewicz et S. A. Camarota, "Outsmarting Smart Growth: Population Growth, Immigration, and the Problem of Sprawl", Washington (D.C.), Center for Immigration Studies, 2003, www.cis.org/articles/2003/sprawl.html

Benfield, F. K., M. D. Raimi et D. D. T. Chen, "Once There Were Greenfields: How Urban Sprawl Is Undermining America's Environment, Economy and Social Fabric", Washington (D.C.), Surface Transportation Policy Project, 1999.

Bernard, P. A., C. Johnston, S. E. Curtis *et al.*, "Toppled Television Sets Cause Significant Pediatric Morbidity and Mortality", *Pediatrics* 102 (1998), p. E32.

Berrigan, D. et R. P. Troiano, "The Association Between Urban Form and Physical Activity in U.S. Adults", *American Journal of Preventive Medicine*, 23 (2002), p. 74-79.

Bicycle Federation of America Campaign to Make America Walkable, "Creating Walkable Communities: A Guide for Local Governments", préparé pour le Mid-America Regional Council, Kansas City (MO), 1998, www.marc.org/cwctoc.pdf

Birmingham, C. L., J. L. Muller, A. Palepu *et al.*, "The Cost of Obesity in Canada", *Canadian Medical Association Journal*, 160 (1999), p. 483-488.

Blakely, E. J. et M. G. Snyder, *Fortress America: Gated Communities in the United States*, Washington (D.C.), Brookings Institute Press, 1997.

Boutelle, K. N., R. W. Jeffery, D. M. Murray *et al.*, "Using Signs, Artwork, and Music to Promote Stair Use in a Public Building", *American Journal of Public Health*, 91 (2001), p. 2004-2006.

Brach, J. S., S. FitzGerald, A. B. Newman *et al.*, "Physical Activity and Functional Status in Community-Dwelling Older Women", *Archives of Internal Medicine*, 163 (2003), p. 2565-2571.

"Breast Cancer Less Likely in Cyclists", BBC News World Edition, 10 février 2003, news.bbc.co.uk/2/hi/health/2743965.stm

Breunig, K, "Losing Ground: At What Cost? Changes in Land Use and Their Impact on Habitat, Biodiversity, and Ecosystem Services in Massachusetts", Massachusetts Audubon Society, 2003, www.massaudubon.org/losingground

Brown, I., "The Year of Living Statistically", *Globe and Mail*, 31 mai 2003.

Brown, L., *Rescuing a planet under stress and a civilization in trouble*, New York, WW Norton & Co., 2006.

Brownell, K. D. et K. Battle Horgen, *Food Fight: The Inside Story of the Food Industry, America's Obesity Crisis, and What We Can Do About It*, Chicago, Contemporary Books, 2004.

Brownson, R. C., E. A. Baker, R. A. Housemann *et al.*, "Environmental and Policy Determinants of Physical Activity in the United States", *American Journal of Public Health*, 91 (2001), p. 1995-2003.

Brunekreef, B., N. A. H. Janssen, J. de Hartog *et al.*, "Air Pollution from Truck Traffic and Lung Function in Children Living Near Motorways", *Epidemiology*, 8 (1997), p. 298-303.

Burnett, R. T., S. Cakmak et J. R. Brook, "The Effect of the Urban Ambient Air Pollution Mix on Daily Mortality Rates in 11 Canadian Cities", *Canadian Journal of Public Health*, 89 (1998), p. 152-156.

Calle, E. E., C. Rodriguez, K. Walker-Thurmond *et al.*, "Overweight, Obesity, and Mortality from Cancer in a Prospectively Studied Cohort of U.S. Adults", *New England Journal of Medicine*, 348 (2003), p. 1625-1638.

Calle, E. E., M. J. Thun, J. M. Petrelli *et al.*, "Body-mass Index and Mortality in a Prospective Cohort of U.S. Adults", *New England Journal of Medicine*, 341 (1999), p. 1097-1105.

Cameron, A.J., T. A. Wellborn, P. Z. Zimmet *et al.*, "Overweight and Obesity in Australia: The 1999–2000 Australian Diabetes, Obesity and Lifestyle Study (AusDiab)", *Medical Journal of Australia*, 178 (2003), p. 427-432.

Campbell, D. C., M. Townsend et J. Revill, "Stars Back School Sports Bid to Fight Obesity", *Observer*, 21 septembre 2003, observer.guardian.co.uk/uk_news/story/0,6903,1046641,00.html

Camph, D. H, "Transportation, the ISTEA, and American Cities", Washington (D.C.), Surface Transportation Policy Project Monograph Series, 1996, www.transact.org/report.asp?id=22

Cardinal, F., "Vélo, boulot, dodo", *La Presse,* Montréal, 5 juin 2004.

Catlin, T. K., E. J. Simoes et R. C. Brownson, "Environmental and Policy Factors Associated with Overweight Among Adults in Missouri", *American Journal of Health Promotion*, 17 (2003), p. 249-258.

Center on an Aging Society, "Obesity Among Older Americans: Challenges for the 21st Century", Washington (D.C.), Georgetown University, n° 10, juillet 2003, ihcrp.georgetown.edu/agingsociety/pubhtml/obesity2/obesity2.html

Centers for Disease Control and Prevention, "Barriers to Children Walking and Biking to School: United States, 1999", *Morbidity and Mortality Weekly Report*, 51 (2002), p. 701-704.

———, "Childhood Pedestrian Deaths During Halloween: United States, 1975-1996", *Morbidity and Mortality Weekly Report*, 46 (1997), p. 987-990.

———, "Fatal Car Trunk Entrapment Involving Children: United States, 1987–1998", *Morbidity and Mortality Weekly Report*, 47 (1998), p. 1019-1022.

———, "Neighborhood Safety and the Prevalence of Physical Inactivity: Selected States, 1996", *Morbidity and Mortality Weekly Report*, 48 (1999), p. 143-147.

———, "Prevalence of Diabetes and Impaired Fasting Glucose in Adults: United States, 1999–2000", *Morbidity and Mortality Weekly Report*, 52 (2003), p. 833-837.

———, "Prevalence of Physical Activity, Including Lifestyle Activities, Among Adults: United States, 2000–2001", *Morbidity and Mortality Weekly Report*, 52 (2003), p. 764-769.

———, "School Transportation Modes: Georgia, 2000", *Morbidity and Mortality Weekly Report*, 51 (2002), p. 704-705.

Central Practice Clinic of Acupuncture and Chinese Medicine, "Constipations", www.centralpractice.4mg.com/constipations.htm

Certain, L. K. et R. S. Kahn, "Prevalence, Correlates, and Trajectory of Television Viewing Among Infants and Toddlers", *Pediatrics*, 109 (2002), p. 634-642.

Chopra, M., S. Galbraith et I. Darnton-Hill, "A Global Response to a Global Problem: The Epidemic of Overnutrition", *Bulletin of the World Health Organization*, 80 (2002), p. 952-958.

Ciccone, G., F. Forastiere, N. Agabiti *et al.*, "Road Traffic and Adverse Respiratory Effects in Children, SIDRIA Collaborative Group", *Occupational and Environmental Medicine*, 58 (1998), p. 771-778.

Clapp, J. A., *The City: A Dictionary of Quotable Thought on Cities and Urban Life*, Piscataway (NJ), Transaction Publishers, 1984.

Clark, D. O., "The Effect of Walking on Lower Body Disability Among Older Blacks and Whites", *American Journal of Public Health*, 86 (1996), p. 57-61.

Clark, J. S, "Cycle Fit", Brickbat, 2003, www.brickbats.co.uk/Articles/Health.html

Coffin, A. et J. Morrall, "Walking Speeds of Elderly Pedestrians at Crosswalks", *Transportation Research Record*, 1487 (1996), p. 63-67.

Colditz, G. A, "Economic Costs of Obesity and Inactivity", *Medicine and Science in Sports and Exercise*, 31 (1999), p. S663-S667.

Commission économique pour l'Europe, Statistiques de la circulation routière en Europe et en Amérique du Nord, Nations Unies, Genève, 1998.

Committee of the Environmental and Occupational Health Assembly of the American Thoracic Society, "Health Effects of Outdoor Air Pollution", *American Journal of Respiratory and Critical Care Medicine*, 153 (1996), p. 3-50.

Craig, C. L., R. C. Brownson, S. E. Cragg *et al.*, "Exploring the Effect of the Environment on Physical Activity: A Study Examining Walking to Work", *American Journal of Preventive Medicine*, 23 (2002), p. 36-43.

Creager, E, "Plan for America's New Diet: Less Sprawl, Less Fat, Less Frenzy", *Miami Herald*, 2 juin 2003, www.activelivingleadership.org/news6.htm

———, "Seven Plans to Get America Moving", *Miami Herald*, 2 juin 2003, www.shapenews.com

———, "Western-style Consumption Worldwide Fuels 'Globesity'", *Miami Herald*, 2 juin 2003, www.shapenews.com

Critser, G., *Fat Land: How Americans Became the Fattest People in the World*, New York, Houghton Mifflin, 2003.

"Cut the Fat", *Consumer Reports*, janvier 2004, p. 12-16.

Dannenberg, A. L., R. J. Jackson, H. Frumkin *et al.*, "The Impact of Community Design and Land-Use Choices on Public Health: A Scientific Research Agenda", *American Journal of Public Health*, 93 (2003), p. 1500-1508.

Daviglus, M. L., K. Liu, L. L. Yan *et al.*, "Body Mass Index in Middle Age and Health-related Quality of Life in Older Age", *Archives of Internal Medicine*, 163 (2003), p. 2448-2455.

Dennison, B. A., T. A. Erb et P. L. Jenkins, "Television Viewing and Television in Bedroom Associated with Overweight Risk Among Low-Income Pre-School Children", *Pediatrics*, 109 (2002), p. 1028-1035.

DeNoon, D, "How Fat Is Your City?", WebMD Medical News, 7 janvier 2004, my.webmd.com/content/article/79/96113.htm

Derby, C. A., B. A. Mohr, I. Goldstein *et al.*, "Modifiable Risk Factors and Erectile Dysfunction: Can Lifestyle Changes Modify Risk?", *Urology*, 56 (2000), p. 302-306.

"Diabetes Set to Increase from 177m Worldwide to 370m by 2030", News-Medical.Net, 4 avril 2005, www.news-medical.net/?id=8924

Diamond, J, "The Double Puzzle of Obesity", *Nature*, 423 (2003), p. 599-602.

Dietz, W. H, "The Role of Lifestyle in Health: The Epidemiology and Consequences of Inactivity", *Proceedings of the Nutrition Society*, 55 (1996), p. 829-840.

——— et S. L. Gortmaker, "Do We Fatten Our Children at the Television Set? Obesity and Television Viewing in Children and Adolescents", *Pediatrics*, 75 (1985), p. 807-812.

DiMaggio, C. et M. Durkin, "Child Pedestrian Injury in an Urban Setting: Descriptive Epidemiology", *Academy of Emergency* Medicine, 9 (2002), p. 54-62.

DiScala, C., M. Barthel et R. Sege, "Outcomes from Television Sets Toppling onto Toddlers", *Archives of Pediatric and Adolescence Medicine*, 155 (2001), p. 145-148.

Dockery, D. W., C.A. Pope III, X. Xu *et al.*, "An Association Between Air Pollution and Mortality in Six U.S. Cities", *New England Journal of Medicine*, 329 (1993), p. 1753-1759.

Dougherty, G., I. B. Pless et R. Wilkins, "Social Class and the Occurrence of Traffic Injuries and Deaths in Urban Children", *Canadian Journal of Public Health*, 81 (1990), p. 204-209.

Duany, A., E. Plater-Zyberk et J. Speck, *Suburban Nation: The Rise of Sprawl and the Decline of the American Dream*, New York, North Point Press, 2000.

Duhme, H., S. K. Weiland, U. Keil *et al.*, "The Association Between Self-Reported Symptoms of Asthma and Allergic Rhinitis and Self-Reported Traffic Density on Street of Residence in Adolescents", *Epidemiology*, 7 (1996), p. 578-582.

Durkin, M. S., D. Laraque, I. Lubman *et al.*, "Epidemiology and Prevention of Traffic Injuries to Urban Children and Adolescents", *Pediatrics*, 103 (1999), p. e74.

Ebbeling, C. B., D. B. Pawlak, D. S. Ludwig, "Childhood Obesity: Public-Health Crisis, Common Sense Cure", *Lancet* 360 (2002), p. 473-482.

Eberwine, D., "Globesity: The Crisis of Growing Proportions", *Perspective in Health Magazine*, 7 (2002), p. 1-8, www.paho.org/English/DPI/Number15_article2_5.htm

Edwards, J., S. Walters et R. K. Griffiths, "Hospital Admissions for Asthma in Preschool Children: Relationship to Major Roads in Birmingham, United Kingdom", *Archives of Environmental Health*, 49 (1994), p. 223-227.

Elias, M. F., P. K. Elias, L. M. Sullivan *et al.*, "Lower Cognitive Function in the Presence of Obesity and Hypertension: The Framingham Heart Study", *International Journal of Obesity*, 27 (2003), p. 260-268.

Environics International, "National Survey on Active Transportation", Ottawa (Canada),Go for Green (Vert l'action), 1998, www.goforgreen.ca

Ernst, M., J. Corless et R. Greene-Roesel, "Clearing the Air", Washington (D.C.), Surface Transportation Policy Project, 2003, www.transact.org/report.asp?id=228

Ernst, M. et B. McCann, *Mean Streets 2002*, Washington (D.C.), Surface Transportation Policy Project, 2002, www.transact.org/report.asp?id=202

Evans, L., "A New Traffic Safety Vision for the United States", *American Journal of Public Health*, 93 (2003), p. 1384-1386.

Ewing, R., "Traffic Calming: State of the Practice", Washington (D.C.), U.S. Department of Transportation, Federal Highway Administration, 1999, Rapport nº FHWA-RD-99-135, www.ite.org/traffic/tcstate.htm

Ewing, R., R. Pendall et D. Chen, "Measuring Sprawl and Its Impact", Washington (D.C.), Smarth Growth America, 2002, www.smartgrowthamerica.org/sprawlindex.html

Ewing, R., R. A. Schieber et C. V. Zegeer, "Urban Sprawl As a Risk Factor in Motor Vehicle Occupant and Pedestrian Fatalities", *American Journal of Public Health*, 93 (2003), p. 1541-1545.

Ewing, R., T. Schmid, R. Killingsworth *et al.*, "Relationship Between Urban Sprawl and Physical Activity, Obesity, and Morbidity", *American Journal of Health Promotion*, 18 (2003), p. 47-57.

Farrington, B, "Garage Door Dangers", Homestore.com, 2003, www.homestore.com/HomeGarden/GarageDrivewayGarageDoorDangers.asp

"Fat Like Me: How to Win the Weight War", ABCNews.com, 27 octobre 2003. On peut se procurer le DVD en ligne à : www.abcnewsstore.com/store/index.cfm?fuseaction=customer.product&product_code=S031027%2001&category_code=5

Ferguson, A, "Road Rage: Aggressive Driving Is America's Car Sickness du Jour", *Time*, 12 janvier 1998.

Feskanich, D., W. Willett et G. Colditz, "Walking and Leisure-time Activity and Risk of Hip Fracture in Postmenopausal Women", *Journal of the American Medical Association*, 288 (2002), p. 2300-2306.

Field, A. E., E. H. Coakley, A. Must *et al.*, "Impact of Overweight on the Risk of Developing Common Chronic Diseases During a 10-Year Period", *Archives of Internal Medicine*, 161 (2001), p. 1581-1586.

Finkelstein, E. A., I. C. Fiebelkorn et G. Wang, "National Medical Spending Attributable to Overweight and Obesity: How Much, and Who's Paying?", *Health Affairs* (janvier-juin 2003), exclusivité Internet, p. W3-219-226.

Fontaine, K. R., D. T. Redden, C. Wang *et al.*, "Years of Life Lost Due to Obesity", *Journal of the American Medical Association*, 289 (n° 2, 2003), p. 187-193.

Fox, K. R., "The Influence of Physical Activity on Mental Well-Being", *Public Health Nutrition*, 2 (1999), p. 411-418.

Fox, M., "Study: Housework, Walking Lowers Cancer, Death Risk", *Yahoo!News*, 2004, www.naturalsolutionsradio.com/articles/article.html?id=9492&filter=

Frank, L. D. et P. O. Engelke, "How Land Use and Transportation Systems Impact Public Health: A Literature Review of the Relationship Between Physical Activity and Built Form", Active Community Environments Initiative Working Paper, n° 1, 2001.

Frank, L. D., P. O. Engelke et T. L. Schmid, *Health and Community Design: The Impact of the Built Environment on Physical Activity*, Washington (D.C.), Island Press, 2003.

Frank, L. D., B. Stone et W. Bachman, "Linking Land Use with Household Vehicle Emissions in the Central Puget Sound: Methodological Framework and Findings," tiré de *Transportation Research*, Partie D, New York, Elsevier Science, 2000, p. 173-196.

Franklin, J, "The Effectiveness of Cycle Helmets", Calgary (Canada), Elbow Valley Cycle Club, 2003, www.elbowvalleycc.org/helmetrp.html

French, S. A., M. Story et R. W. Jeffery, "Environmental Influences on Eating and Physical Activity", *Annual Review of Public Health*, 22 (2001), p. 309-335.

Friedman, B., S. P. Gordon et J. B. Peers, "Effect of Neotraditional Neighborhood Design on Travel Characteristics", *Transportation Research Record*, 1466 (1995), p. 63-70.

Friedman, M. S., K. E. Powell, L. Hutwagner *et al.*, "Impact of Changes in Transportation and Commuting Behaviors During the 1996 Summer Olympic Games in Atlanta on Air Quality and Childhood Asthma", *Journal of the American Medical Association*, 285 (n° 7, 2001), p. 897-905.

Frumkin, H, "Urban Sprawl and Public Health", *Public Health Reports*, 117 (2002), p. 201-217.

Gallo, A. E, "Food Advertising in the United States," *in* E. Frazao (dir.), *America's Eating Habits: Changes and Consequences*, Washington (D.C.), USDA/Economic Research Service, 1999.

Geller, A. L, "Smart Growth: A Prescription for Livable Cities", *American Journal of Public Health*, 93 (2003), p. 1410-1415.

Giles-Corti, B. et R. J. Donovan, "The Relative Influence of Individual, Social and Physical Environment Determinants of Physical Activity", *Social Science and Medicine*, 54 (2002), p. 1793-1812.

———, "Relative Influences of Individual, Social Environmental, and Physical Environmental Correlates of Walking", *American Journal of Public Health*, 93 (2003), p. 1583-1589.

———, "Socioeconomic Status Differences in Recreational Physical Activity Levels and Real and Perceived Access to a Supportive Physical Environment", *Preventive Medicine*, 35 (2002), p. 601-611.

Giles-Corti, B., S. Macintyre, J. P. Clarkson *et al.*, "Environmental and Lifestyle Factors Associated with Overweight and Obesity in Perth, Australia", *American Journal of Health Promotion*, 18 (2003b), p. 93-102.

Gillham, O. *The Limitless City: A Primer on the Urban Sprawl Debate*, Washington (D.C.), Island Press, 2002.

Gorman, C, "Why So Many Are Getting Diabetes", *Time*, 8 décembre 2003.

Gorner, P, "Affluence Bringing Increase in Diabetes, Researcher Says", *Chicago Tribune*, 23 décembre 2003, www.defeatdiabetes.org Articles/lifestyle030605.htm

Gortmaker, S. L., A. Must, A. M. Sobol *et al.*, "Television Viewing As a Cause of Increasing Obesity Among Children in the United States, 1986–1990", *Archives of Pediatric and Adolescent Medicine*, 150 (1996), p. 356-362.

Greendale, G. A., E. Barrett-Connor, S. Edelstein *et al.*, "Lifetime Leisure Exercise and Osteoporosis: The Rancho Bernardo Study", *American Journal of Epidemiology*, 141 (1995), p. 951-959.

Gregg, E. W., R. B. Gerzoff, C. J. Caspersen *et al.*, "Relationship of Walking to Mortality Among US Adults with Diabetes", *Archives of Internal Medicine*, 163 (2003), p. 1440-1447.

Gustafson, D., E. Rothenberg, K. Blennow *et al.*, "An 18-Year Follow-up of Overweight and Risk of Alzheimer Disease", *Archives of Internal Medicine*, 163 (2003), p. 1524-1528.

Hahn, R. A., S. M. Teutsch, R. B. Rothenberg *et al.*, "Excess Deaths from Nine Chronic Diseases in the United States, 1986", *Journal of the American Medical Association*, 264 (1991), p. 2654-2659.

Harnik, P., "History of the Rail-Trail Movement", Rails-to-Trails Conservancy, 2005, www.railtrails.org/about/history.asp

Harrison, L., M. A. Brenna et A. M. Levine, "Physical Activity Patterns and Body Mass Index Scores Among Military Service Members", *American Journal of Health Promotion*, 15 (2000), p. 77-80.

Hart, S. I. et A. L. Spivak, *The Elephant in the Bedroom: Automobile Dependence and Denial, Impacts on the Economy and Environment*, Pasadena (CA), New Paradigm Books, 1993.

Heini, A. F. et R. L. Weinsier, "Divergent Trends in Obesity and Fat Intake Patterns: The American Paradox", *American Journal of Medicine*, 102 (1997), p. 259-264.

Henry, J, "Too Fat to Get Fit: The Children Unable to Take Part in PE Class", News.Telegraph.co.uk, 16 mars 2003, www.telegraph.co.uk/news/main.jhtml?xml=/news/2003/03/16/nfat16.xml

Hirschhorn, J. S, "Zoning Should Promote Public Health", *American Journal of Health Promotion*, 18 (2004), p. 258-260.

Holland, AJA, R. W. Y. Liang, S. J. Singh *et al.*, "Driveway Motor Vehicle Injuries in Children", *Medical Journal of Australia*, 173 (2000), p. 192-195.

Holtz Kay, J., *Asphalt Nation: How the Automobile Took Over America and How We Can Take It Back*, New York, Crown, 1997.

"Hospitals Feel New Costs of Obese Patients", Reuters, 18 décembre 2003, www.msnbc.com/Default.aspx?id=3751888&p1=0

Hu, F. B., G. A. Colditz, W. C. Willett *et al.*, "Television Watching and Other Sedentary Behaviors in Relation to Risk of Obesity and Type 2 Diabetes Mellitus in Women", *Journal of the American Medical Association*, 289 (2003), p. 1785-1791.

Hu, F. B., M. F. Leitzmann, M. J. Stampfer *et al.*, "Physical Activity and Television Watching in Relation to Risk for Type 2 Diabetes Mellitus in Men", *Archives of Internal Medicine*, 161 (2001), p. 1542-1548.

Hussain, R, "Hospitals Buy More Extra-Large Gear", *Chicago Sun-Times*, 13 janvier 2004.

Huttenmoser, M, "Children and Their Living Surroundings: Empirical Investigations into the Significance of Living Surroundings for the Everyday Life and Development of Children", *Children's Environments*, 12 (1995), p. 403-413.

Illich, I. *Energy and Equity*, New York, HarperCollins, 1974. Édition en français : *Énergie et équité*, Paris, Seuil, 1975.

Iwane, M., M. Arita, S. Tomimoto *et al.*, "Walking 10,000 Steps/Day or More Reduces Blood Pressure and Sympathetic Nerve Activity in Mild Essential Hypertension", *Hypertensive Research*, 23 (2000), p. 573-580.

Jacobs, J., *The Death and Life of Great American Cities*, New York, Random House, 1961.

Jaffe, D. H., M. E. Singer et A. A. Rimm, "Air Pollution and Emergency Department Visits for Asthma Among Ohio Medicaid Recipients, 1991-1996", *Environmental Research*, 91 (2003), p. 21-28.

Jakicic, J. M., B. H. Marcus, K. I. Gallagher *et al.*, "Effect of Exercise Duration and Intensity on Weight Loss in Overweight, Sedentary Women", *Journal of the American Medical Association*, 290 (2003), p. 1323-1330.

Janz, K. F., S. M. Levy, T. L. Burns *et al.*, "Fatness, Physical Activity, and Television Viewing in Children During the Adiposity Rebound Period: The Iowa Bone Development Study", *Preventive Medicine*, 35 (2002), p. 563-571.

Jebb, S. A. et M. S. Moore, "Contribution of a Sedentary Lifestyle and Inactivity to the Etiology of Overweight and Obesity: Current Evidence and Research Issues", *Medicine and Science in Sports and Exercise*, 31 (1999), p. S534-541.

Jedwab, J., "Getting to Work in North America's Major Cities and Dependence on Cars", Montréal (Québec, Canada), Association for Canadian Studies, 2004, www.acs-aec.ca/Polls/locomotions.pdf

Joly, M. F., P. M. Foggin et I. B. Pless, "Geographical and Socio-Ecological Variations of Traffic Accidents Among Children", *Social Science and Medicine*, 33 (1991), p. 765-769.

Kahn, L. K., M. K. Serdula, B. A. Bowman *et al.*, "Use of Prescription Weight Loss Pills Among U.S. Adults in 1996–1998", *Annals of Internal Medicine*, 134 (2001), p. 282-286.

Kaiser Family Foundation, "The Role of Media in Childhood Obesity", Menlo Park (CA), Kaiser Family Foundation, février 2004, www.kff.org/entmedia/entmedia022404pres.cfm

Kappelman T., *Marshall McLuhan: "The Medium Is the Message"*, Richardson (TX), Probe Ministries, 2001, www.leaderu.com/orgs/probe/docs/mcluhan.html

Katzmarzyk, P. T., N. Gledhill et R. J. Shephard, "The Economic Burden of Physical Inactivity in Canada", *Canadian Medical Association Journal*, 163 (2000), p. 1435-1440.

Kelley, G. A., K. S. Kelley et Z. V. Tran, "Walking and Resting Blood Pressure in Adults: A Meta-Analysis", *Preventive Medicine*, 33 (2001), p. 120-127.

Kennedy, M. F. et W. H. Meeuwisse, "Exercise Counselling by Family Physicians in Canada", *Preventive Medicine*, 37 (2003), p. 226-232.

Kersh, R. et J. Morone, "The Politics of Obesity: Seven Steps to Government Action", *Health Affairs*, 21 (2002), p. 142-153.

Kifer, K, “Is Cycling Dangerous?”, Ken Kifer’s Bike Pages, www.kenkifer.com/bikepages/health/risks.htm

Killingsworth, R. E., “Health Promoting Community Design: A New Paradigm to Promote Healthy and Active Communities”, *American Journal of Health Promotion*, 17 (2003), p. 169-170.

King, W. C., J. S. Brach, S. Belle *et al.*, “The Relationship Between Convenience of Destinations and Walking Levels in Older Women”, *American Journal of Health Promotion*, 18 (2003), p. 74-82.

Klesges, R. C., M. L. Shelton et L. M. Klesges, “Effects of Television on Metabolic Rate: Potential Implications for Childhood Obesity”, *Pediatrics*, 91 (1993), p. 281-286.

Koepsell T., L. McCloskey, M. Wolf *et al.*, “Crosswalk Markings and the Risk of Pedestrian-Motor Vehicle Collisions in Older Pedestrians”, *Journal of the American Medical Association*, 288 (2002), p. 2136-2143.

Koplan, J. P. et W. H. Dietz, “Caloric Imbalance and Public Health Policy”, *Journal of the American Medical Association*, 282 (1999), p. 1579-1581.

Koslowsky, M., A. N. Kluger et M. Reich, *Commuting Stress: Causes, Effects, and Methods of Coping*, New York, Plenum, 1995.

Kriel, R. L., M. E. Gormley, L. E. Krach *et al.*, “Automatic Garage Door Openers: Hazard for Children”, *Pediatrics*, 98 (1996), p. 770-773.

Kunstler, J. H, “Home from Nowhere”, *Atlantic Monthly*, septembre 1996, p. 43-66, www.theatlantic.com/issues/96sep/kunstler.htm

———, *Home from Nowhere: Remaking Our Everyday World for the 21st Century*, Touchstone Books, 1998.

Kunzli, N., R. McConnell, D. Bates *et al.*, “Breathless in Los Angeles: The Exhausting Search for Clean Air”, *American Journal of Public Health*, 93 (2003), p. 1494-1499.

Laflamme, L. et F. Diderichsen, “Social differences in Traffic Injury Risks in Childhood and Youth: A Literature Review and Research Agenda”, *Injury Prevention*, 6 (2000), p. 293-298, <ip.bmjjournals.com/cgi/content/full/6/4/293>.

Lakdawalla, D. N., J. Bhattacharya et D. P. Goldman, “Are the Young Becoming More Disabled?”, *Health Affairs*, 23 (2004), p. 168-176.

Langlois, J. A., P. M. Keyl, J. M. Guralnik *et al.*, “Characteristics of Older Pedestrians Who Have Difficulty Crossing the Street”, *American Journal of Public Health*, 87 (1997), p. 393-397.

Laurin, D., R. Verreault, J. Lindsay *et al.*, “Physical Activity and Risk of Cognitive Impairment and Dementia in Elderly Persons”, *Archives of Neurology*, 58 (2001), p. 498-504.

Leden, L., "Pedestrian Risk Decrease with Pedestrian Flow: A Case Study Based on Data from Signalized Intersections in Hamilton, Ontario", *Accident Analysis and Prevention*, 34 (2002), p. 457-464.

Lee, I. et R. S. Paffenbarger Jr, "Associations of Light, Moderate, and Vigorous Intensity Physical Activity with Longevity", *American Journal of Epidemiology*, 151 (2000), p. 293-299.

Lewis, D. E., "Overweight Workers Say They're Often Overlooked", *Boston Globe*, 21 septembre 2003, bostonworks.boston.com/globe/articles/092103_body.html

Leyden, K. M, "Social Capital and the Built Environment: The Importance of Walkable Neighborhoods", *American Journal of Public Health*, 93 (2003), p. 1546-1551.

Lightstone, A. S., P. K. Dhillon, C. Peek-Asa *et al.*, "A Geographic Analysis of Motor Vehicle Collisions with Child Pedestrians in Long Beach, California: Comparing Intersection and Midblock Incident Locations", *Injury Prevention*, 7 (2001), p. 155-160.

Litman, T. A, "Economic Value of Walkability", Victoria Transport Policy Institute, Victoria (Colombie-Britannique), 2003, www.vtpi.org/walkability.pdf

———, "Evaluating Transportation Land Use Impacts", Victoria Transport Policy Institute, Victoria (Colombie-Britannique), 2003, www.vtpi.org/landuse.pdf

———, "The Costs of Automobile Dependency and the Benefits of Balanced Transportation", Victoria Transport Policy Institute, Victoria (Colombie-Britannique), 2002, www.landcentre.ca/lcframedoc.cfm?ID=4055 (PDF)

———, "Traffic Calming Benefits, Costs and Equity Impacts", Victoria Transport Policy Institute, Victoria (Colombie-Britannique), 1999, www.vtpi.org/calming.pdf

Local Government Commission Center for Livable Communities, "The Economic Benefits of Walkable Communities", Sacramento (CA), 2004, www.lgc.org/freepub/land_use/factsheets/walk_to_money.html

Lofland, L. H., *The Public Realm: Exploring the City's Quintessential Social Territory*, New York, Aldine de Gruyter, 1998.

Lowry, R., H. Weschler, D. A. Galuska *et al.*, "Television Viewing and Its Associations with Overweight, Sedentary Lifestyle, and Insufficient Consumption of Fruits and Vegetables Among US High School Students: Differences by Race, Ethnicity, and Gender", *Journal of School Health*, 72 (2002), p. 413-421.

Lucy, W. H, “Mortality Risk Associated with Leaving Home: Recognizing the Relevance of the Built Environment”, *American Journal of Public Health*, 93 (2003), p. 1564-1569.

Ludwig, D. S., K. E. Peterson et S. L. Gortmaker, “Relation Between Consumption of Sugar-Sweetened Drinks and Childhood Obesity: A Prospective, Observational Analysis”, *Lancet*, 357 (2001), p. 505-508.

Luepker, R. V, “How Physically Active Are American Children and What Can We Do About It?”, *International Journal of Obesity*, 23 (suppl. 2, 1999), p. S12-S17.

Macaluso, N., “Link Between Health and Sprawl Makes ‘Smart’ Growth Look Even Smarter”, *Miami Herald*, 6 juin 2003. Disponible (enregistrement requis) au www.miami.com/mld/miamiherald/59600.236..htm

Macionis, J. J. et V. N. Parillo, *Cities and Urban Life* (2e éd.), Upper Saddle River (NJ), Prentice Hall, 2000.

Madanipour, A., *Design of Urban Space: An Inquiry into a Socio-Spatial Process*, New York, Wiley, 1996.

Manson, J. E., P. J. Skerrett, P. Greenland *et al.*, “The Escalating Pandemics of Obesity and Sedentary Lifestyle: A Call to Action for Clinicians”, *Archives of Internal Medicine*, 164 (2004), p. 249–258.

Manson, J. E., P. Greenland, A. Z. LaCroix *et al.*, “Walking Compared with Vigorous Exercise for the Prevention of Cardiovascular Events in Women”, *New England Journal of Medicine*, 347 (2002), p. 716-724.

Martinez-Gonzalez, M. A., J. A. Martinez, F. B. Hu *et al.*, “Physical Inactivity, Sedentary Lifestyle and Obesity in the European Union”, *International Journal of Obesity*, 23 (1999), p. 1192-1201.

McCann, B. et B. DeLille, *Mean Streets 2000: Pedestrian Safety, Health and Federal Transportation Spending, a Transportation and Quality of Life Campaign Report*, Washington (D.C.), Surface Transportation Policy Project, 2000, www.transact.org/report.asp?id=132

McCann, B. et R. Ewing, “Measuring the Health Effects of Sprawl: A National Analysis of Physical Activity, Obesity and Chronic Disease”, Washington (D.C.), Smart Growth America, Surface Transportation Policy Project, 2003, www.transact.org/report.asp?id=229

McLuhan, M., *Understanding Media: The Extensions of Man*. New York, McGraw-Hill, 1964. Édition en français : *Pour comprendre les médias*, Paris, Éditions du Seuil, coll. Points, 1968.

McTiernan, A., C. Kooperberg, E. White *et al.*, “Recreational Physical Activity and the Risk of Breast Cancer in Postmenopausal Women”,

Journal of the American Medical Association, 290 (2003), p. 1331-1336.

Merom, D., A. Bauman, P. Vita *et al.*, "An Environmental Intervention to Promote Walking and Cycling: The Impact of a Newly Constructed Rail Trail in Western Sydney", *Preventive Medicine*, 36 (2003), p. 235-242.

Mid-Atlantic Integrated Assessment (MAIA), "Urban Sprawl", Washington (D.C.), U.S. Environmental Protection Agency, 2004, www.epa.gov/maia/html/sprawl.html

Mindell, J., L. Sheridan, M. Joffe *et al.*, "Health Impact Assessment As an Agent of Policy Change: Improving the Health Impacts of the Mayor of London's Draft Transport Strategy", *Journal of Epidemiology and Community Health*, 58 (2004), p. 169-174.

Mokdad, A. H., J. S. Marks, D. F. Stroup *et al.*, "Actual Causes of Death in the United States, 2000", *Journal of the American Medical Association*, 291 (2004), p. 1238-1245.

Mokdad, A. H., B. A. Bowman, E. S. Ford *et al.*, "The Continuing Epidemics of Obesity and Diabetes in the United States", *Journal of the American Medical Association*, 286 (2001), p. 1195-1200.

Mokdad, A. H., M. K. Serdula, W. H. Dietz *et al.*, "The Spread of the Obesity Epidemic in the United States, 1991–1998", *Journal of the American Medical Association*, 282 (1999), p. 1519-1522.

Moore, M. T., "City, Suburban Designs Could Be Bad for Your Health", *USA Today*, 22 avril 2003, www.usatoday.com/news/health/2003-04-22-walk-cover_x.htm

Moreau, K. L., R. Degarmo, J. Langley *et al.*, "Increasing Daily Walking Lowers Blood Pressure in Postmenopausal Women", *Medicine and Science in Sports and Exercise*, 33 (2001), p. 1825-1831.

Morris, J. N. et A. E. Hardman, "Walking to Health", *Sports Medicine*, 23 (1997), p. 306-332.

Mueller, B.A., F. P. Rivara, S. M. Lii *et al.*, "Environmental Factors and the Risk for Childhood Pedestrian-Motor Vehicle Collision Occurrence", *American Journal of Epidemiology*, 132 (1990), p. 550-560.

Mumford, L., *The City in History: Its Origins, Its Transformations, and Its Prospects*, New York, Harcourt, Brace and World, 1961.

Must, A., J. Spadano, E. H. Coakly *et al.*, "The Disease Burden Associated with Overweight and Obesity", *Journal of the American Medical Association*, 282 (1999), p. 1523-1529.

Nadler, E.P., A. P. Courcoulas, M. J. Gardner *et al.*, "Driveway Injuries in Children: Risk Factors, Morbidity, and Mortality", *Pediatrics*, 108 (2001), p. 326-328.

Narayan, K. M., J. P. Boyle, T. J. Thompson *et al.*, "Lifetime Risk for Diabetes Mellitus in the United States", *Journal of the American Medical Association*, 290 (nº 14, 2003), p. 1884-1890.

Nash, J. M, "Obesity Goes Global", *Time*, 25 août 2003, www.time.com/time/archive/preview/from_search/0,10987,1101030825-476417,00.html

National Diabetes Information Clearinghouse, "National Diabetes Statistics", diabetes.niddk.nih.gov/dm/pubs/statistics/#14

Nestle, M. et M. F. Jacobson, "Halting the Obesity Epidemic: A Public Health Approach", *Public Health Reports*, 115 (2000), p. 12-24.

Nolte, R., S. C. Franckowiak, C. J. Crespo *et al.*, "U.S. Military Weight Standards: What Percentage of U.S. Young Adults Meet the Current Standards?" *American Journal of Medicine*, 113 (2002), p. 486-490.

Norris, G., S. N. YoungPong, J. Q. Koenig *et al.*, "An Association Between Fine Particles and Asthma Emergency Department Visits for Children in Seattle", *Environmental Health Perspectives*, 107 (1999), p. 489-493.

"Obesity Factfile," *Primary Care—NHS Magazine*, juin 2002, www.nhs.uk/nhsmagazine/primarycare/archives/jun2002/feature2b.asp

"The Obesity Industry: Big Business", *Economist*, 27 septembre 2003.

O'Connor, A, "Now You and Your Canine Companion Can Both Shed—Pounds, That Is", *National Post*, 23 novembre 2004.

Ogden, C. L., K. M. Flegal, M. D. Carroll *et al.*, "Prevalence and Trends in Overweight Among U.S. Children and Adolescents, 1999-2000", *Journal of the American Medical Association*, 288 (2002), p. 1728-1732.

Owen, N., N. Humpel, E. Leslie *et al.*, "Understanding Environmental Influences on Walking: Review and Research Agenda", *American Journal of Preventive Medicine*, 27 (2004), p. 67-76.

Paluska, S. A. et T. L. Schwenk, "Physical Activity and Mental Health: Current Concepts", *Sports Medicine*, 29 (2000), p. 167-180.

Paris, R. M., S. A. Bedno, M. R. Krauss *et al.*, "Weighing in on Type 2 Diabetes in the Military: Characteristics of U.S. Military Personnel at Entry Who Develop Type 2 Diabetes", *Diabetes Care*, 24 (2001), p. 1894-1898.

Pate, R. R., M. Pratt, S. N. Blair *et al.*, "Physical Activity and Public Health: A Recommendation from the Centers for Disease Control and Prevention and the American College of Sports Medicine", *Journal of the American Medical Association*, 273 (1995), p. 402-407.

Pate, R. R., G. W. Heath, M. Dowda *et al.*, "Associations Between Physical Activity and Other Health Behaviors in a Representative Sample of US Adolescents", *American Journal of Public Health*, 86 (1996), p. 1577-1581.

Paulos, E. et E. Goodman, "Familiar Stranger Project: Anxiety, Comfort, and Play in Public Places", Berkeley (CA), Laboratoire de recherche Intel de Berkeley, 2004, www.berkeley.intel-research.net/paulos/research/familiarstranger

Pedestrian and Bicycle Information Center, "Growing Demand for Safe Walking and Bicycling: A Four Year Report", Chapel Hill (NC), janvier 2003.

Peeters, A., J. J. Barendregt, F. Willekens *et al.*, "Obesity in Adulthood and Its Consequences for Life Expectancy: A Life-Table Analysis", *Annals of Internal Medicine*, 138 (n° 1, 2003), p. 24-32.

Phillips, E. B., *City Lights: Urban–Suburban Life in the Global Society* (2e éd.), New York, Oxford University Press, 1996.

Pollard, K., "Going to Work: Americans' Commuting Patterns in 2000", Population Reference Bureau, 2004, www.prb.org/Ameristat Template.cfm?Section=2000Census1&template=/Content Management/ContentDisplay.cfm&ContentID=7839

Pollard, T., "Policy Prescriptions for Healthier Communities", *American Journal of Health Promotion*, 18 (2003), p. 109-113.

Poston, W. S. et J. P. Foreyt, "Obesity Is an Environmental Issue", *Atherosclerosis*, 146 (1999), p. 201-209.

Powell, K. E. et S. N. Blair, "The Public Health Burdens of Sedentary Living Habits: Theoretical but Realistic Estimates", *Medicine and Science in Sports and Exercise*, 26 (1994), p. 851 856.

Pratt, M., C. A. Macera et C. Blanton, "Levels of Physical Activity and Inactivity in Children and Adults in the United States: Current Evidence and Research Issues", *Medicine and Science in Sports and Exercise*, 31 (1999), p. S526-S533.

Prentice, A. M. et S. A. Jebb, "Obesity in Britain: Gluttony or Sloth?" *British Medical Journal*, 311 (1995), p. 437-439, www.ncbi.nlm.nih.gov/entrez/query.fcgi?cmd=Retrieve&db=PubMed& list_uids=7640595&dopt=Abstract

Pucher, J., "Renaissance of Public Transport in the United States?", *Transportation Quarterly*, 56 (2002), p. 33-49.

———, "Transportation Paradise: Realm of the Nearly Perfect Automobile?", *Transportation Quarterly*, 53 (1999), p. 115-120.

Pucher, J. et L. Dijkstra, "Promoting Safe Walking and Cycling to Improve Public Health: Lessons from the Netherlands and Germany", *American Journal of Public Health*, 93 (2003), p. 1509-1516.

Pucher, J., C. Komanoff et P. Schimek, "Bicycling Renaissance in North America? Recent Trends and Alternative Policies to Promote Bicycling", *Transportation Research*, 33 (n[os] 7 et 8, 1999), p. 625-654, www.vtpi.org/pucher3.pdf

Putnam, R. D., *Bowling Alone: The Collapse and Revival of American Community*, New York, Simon and Schuster, 2000.

Rafferty, A. P., M. J. Reeves, H. B. McGee *et al.*, "Physical Activity Patterns Among Walkers and Compliance with Public Health Recommendations", *Medicine and Science in Sports and Exercise*, 34 (2002), p. 1255-1261.

Reichholf, J. H. *L'émergence de l'homme*, Paris, Flammarion, 1990.

"Researcher Links Obesity, Food Portions", *Yahoo! News*, 3 janvier 2004, www.skinnykat.com/litter/archives/2004/01/researcher_link.html

Retting, R. A., S. A. Ferguson et A. T. McCartt, "A Review of Evidence-Based Traffic Engineering Measures Designed to Reduce Pedestrian–Motor Vehicle Crashes", *American Journal of Public Health*, 93 (2003), p. 1456-1463.

Retting, R. A., B. N. Persaud, P. E. Garder *et al.*, "Crash and Injury Reduction Following Installation of Roundabouts in the United States", *American Journal of Public Health*, 91 (2001), p. 628-631.

Revill, J., "A Deadly Slice of American Pie", *The Guardian*, 20 septembre 2003, observer.guardian.co.uk/focus/story/0,6903,1046514,00.html

Robbins, A. S., S. Y. Chao, C. R. Russ *et al.*, "Costs of Excess Body Weight Among Active Duty Personnel, U.S. Air Force, 1997", *Military Medicine*, 167 (2002), p. 393-397.

Roberts, I., "International Trends in Pedestrian Injury Mortality", *Archives of Diseases in Children*, 68 (1993a), p. 190-192.

———, "What Does a Decline in Child Pedestrian Injury Rates Mean?", *American Journal of Public Health*, 85 (1995), p. 268.

———, "Why Have Child Pedestrian Death Rates Fallen?", *British Medical Journal*, 306 (1993b), p. 1737-1739.

Roberts, I., J. Carlin, C. Bennett *et al.*, "An International Study of the Exposure of Children to Traffic", *Injury Prevention*, 3 (1997), p. 89-93.

Roberts, I. et C. Coggan, "Blaming Children for Child Pedestrian Injuries", *Social Science and Medicine*, 38 (1994), p. 749-753.

Roberts, I. et I. Crombie, "Child Pedestrian Deaths: Sensitivity to Traffic Volume, Evidence from the USA", *Journal of Epidemiology and Community Health*, 49 (1995), p. 186-188.

Roberts, I., R. Marshall et T. Lee-Joe, "The Urban Traffic Environment and the Risk of Child Pedestrian Injury: A Case-Crossover Approach", *Epidemiology*, 6 (1995), p. 169-171.

Roberts, I., R. Norton et R. Jackson, "Driveway-related Child Pedestrian Injuries: A Case-Control Study", *Pediatrics*, 95 (1995), p. 405-408.

Roberts, I., R. Norton, R. Jackson *et al.*, "Effect of Environmental Factors on Risk of Injury of Child Pedestrians by Motor Vehicles: A Case-Control Study", *British Medical Journal*, 310 (1995), p. 91-94.

Roberts, I., H. Owen, P. Lumb *et al.*, "Pedalling Health: Health Benefits of a Modal Transport Shift", Birmingham (Angleterre), Birmingham University Bicycle User Group, 1996, www.cycling.bham.ac.uk/pdf/cyhealth.pdf

Robinson, D. L., "Head Injuries and Bicycle Helmet Laws", *Accident Analysis and Prevention*, 28 (1996), p. 463-475.

Robinson, G, "Overweight America" (lettre). *Consumer Reports*, mars 2004, p. 10.

Robinson, T. N., "Television Viewing and Childhood Obesity", *Pediatric Clinics of North America*, 48 (2001), p. 1017-1025.

Rooney, B., K. Smalley, J. Larson *et al.*, "Is Knowing Enough? Increasing Physical Activity by Wearing a Pedometer", *Wisconsin Medical Journal*, 102 (2003), p. 31-36.

Rudovsky, B., *Streets for People: A Primer for Americans*, New York, Doubleday, 1969.

Salmon, J., A. Bauman, D. Crawford *et al.*, "The Association Between Television Viewing and Overweight Among Australian Adults Participating in Varying Levels of Leisure-Time Physical Activity", *International Journal of Obesity and Related Metabolic Disorders*, 24 (2000), p. 600-606.

Sampson, R. J., S. W. Raudenbush et F. Earls, "Neighborhoods and Violent Crime: A Multi-Level Study of Collective Efficacy", *Science*, 277 (1997), p. 918-924.

Sanmartin, C., E. Ng, D. Blackwell *et al.*, "Joint Canada/United States Survey of Health, 2002–03", Statistique Canada, Catalogue n° 82M0022-XIE, Ottawa, juin 2004, www.cdc.gov/nchs/about/major/nhis/jcush_mainpage.htm

Schmidt, C. W., "Obesity: A Weighty Issue for Children", *Environmental Health Perspectives*, 111 (2003), p. A701–A707.

Schwimmer, J. B., T. M. Burwinkle et J. W. Varni, "Health-related Quality of Life of Severely Obese Children and Adolescents", *Journal of the American Medical Association*, 289 (2003), p. 1813-1819.

Sealy, G., "Beyond Baby Fat: As Childhood Obesity Grows, Experts Say the Stakes Can't Be Higher", ABCNews.com, 30 septembre 2003,www24.homepage.villanova.edu/elias.nure/f4k/articlesBeyond_Baby_Fat.pdf

———, "Just Do It: Many Schools Cutting Gym Class", ABCNews.com, 30 septembre 2003, www.ihpra.org/ABCNEWS_com%20%20No%20Sweat%20When%20Gym%20Class%20Cut.htm

Seidell, J. C., "Societal and Personal Costs of Obesity", *Experimental and Clinical Endocrinology in Diabetes*, 106 (1998), p. 7-9.

Sierra Club, "Sprawl: the Dark Side of the American Dream", Sierra Club, 1998, www.sierraclub.org/sprawl/report98/report.asp

———, "Smart Choices or Sprawling Growth: A 50-State Survey of Development", Sierra Club, 2000, www.sierraclub.org/sprawl

Singer, D. G, "A Time to Re-Examine the Role of Television in Our Lives", *American Psychologist*, 38 (1983), p. 815-816.

Slentz, C. A., B. D. Duscha, J. L. Johnson *et al.*, "Effects of the Amount of Exercise on Body Weight, Body Composition, and Measures of Central Obesity", *Archives of Internal Medicine*, 164 (2004), p. 31-39.

Solnit, R. *Wanderlust: A History of Walking*, New York, Penguin, 2000.

Sparling, P. B., E. Owen, E. V. Lambert *et al.*, "Promoting Physical Activity: The New Imperative for Public Health", *Health Education Research*, 15 (2000), p. 367-376.

Staples, B., "How the Most Dangerous Pedestrian in Los Angeles Got a Makeover", *New York Times*, 26 juillet 2003. Disponible en ligne au : www.nytimes.com/2003/07/26/opinion/26SAT4.html?ex=1060274880&ei=1&en=...

Staunton, C. E., D. Hubsmith et W. Kallins, "Promoting Safe Walking and Biking to School: The Marin County Success Story", *American Journal of Public Health*, 93 (2003), p. 1431-1434.

Stevenson, M. R., K. D. Jamrozik et J. Spittle, "A Case-Control Study of Traffic Risk Factors and Child Pedestrian Injury", *International Journal of Epidemiology*, 24 (1995), p. 957-964.

"Study Shows Massive Tree Loss in U.S. Cities", Reuters, ENN News, 18 septembre 2003., www.ufei.org/news.lasso

Sturm, R., "The Effects of Obesity, Smoking, and Drinking on Medical Problems and Costs", *Health Affairs*, 21 (2002), p. 245-253.

———, "Increases in Clinically Severe Obesity in the United States, 1986–2000", *Archives of Internal Medicine*, 163 (2003), p. 2146-2148.

Surface Transportation Policy Project, "Aggressive Driving: Where You Live Matters", Washington (D.C.), Surface Transportation Policy Project, janvier 1999, www.transact.org/report.asp?id=56

———, "Americans' Attitudes Toward Walking and Creating Better Walking Communities", Washington (D.C.), Surface Transportation Policy Project, avril 2003, www.transact.org/report.asp?id=205

———, "Changing Direction", Washington (D.C.), Surface Transportation Policy Project, janvier 2000, www.transact.org/report.asp?id=163

———, "High Mileage Moms: The Report", Washington (D.C.), Surface Transportation Policy Project, 2002, www.transact.org/report.asp?id=182

———, "Transportation and Biodiversity", Washington (D.C.), Surface Transportation Policy Project, 2003, www.transact.org/library/factsheets/biodiversity.asp

———, "Transportation and Economic Prosperity", Washington (D.C.), Surface Transportation Policy Project, 2003, www.transact.org/library/factsheets/prosperity.asp

———, "Transportation and the Environment", Washington (D.C.), Surface Transportation Policy Project, 2003, www.transact.org/library/factsheets/environment.asp

———, "Transportation and Health", Washington (D.C.), Surface Transportation Policy Project, 2003, www.transact.org/library/factsheets/health.asp

———, "Transportation Costs and the American Dream", Washington (D.C.), Surface Transportation Policy Project, juillet 2003, www.transact.org/report.asp?id=224

———, "Transportation Data from the 2000 Census", Washington (D.C.), Surface Transportation Policy Project, 2002, www.transact.org/report.asp?id=188

———, "The 2002 Summary of Safe Routes to School Programs in the United States", Washington (D.C.), Surface Transportation Policy Project, 2002, www.transact.org/report.asp?id=49

———, "Why Are the Roads So Congested?" Washington (D.C.), Surface Transportation Policy Project, 1999, www.transact.org/report.asp?id=63

Surface Transportation Policy Project California, "The Link Between Traffic Congestion and Sprawl", Surface Transportation Policy Project California, www.transact.org/Ca/congestion6.htm

Swinburn, B., G. Egger et F. Raza, "Dissecting Obesogenic Environments: The Development and Application of a Framework for Identifying and Prioritizing Environmental Interventions for Obesity", *Preventive Medicine*, 29 (1999), p. 563–570.

Takano, T, K. Nakamura et M. Watanabe, "Urban Residential Environments and Senior Citizens' Longevity in Megacity Areas: The Importance of Walkable Green Spaces", *Journal of Epidemiology and Community Health*, 56 (2002), p. 913–918.

Tanner, L, "Study: We're Eating Ourselves to Death", *My Way News*, 2004, apnews.myway.com/article/20040309/D8173CP00.html

Texas Transportation Institute, "2003 Urban Mobility Study". Disponible à : mobility.tamu.edu/ums/report

Thompson, Don, "Pets Mirror Nation's Obesity Problem, Data Shows", *San Mateo County Times*, 22 décembre 2003.

Thompson, David., J. Edelsberg, K. L. Kinsey *et al.*, "Estimated Economic Costs of Obesity to U.S. Business", *American Journal of Health Promotion*, 13 (1998), p. 120-127.

Tolbert, P. E., J. A. Mulholland, D. L. MacIntosh *et al.*, "Air Quality and Paediatric Emergency Room Visits for Asthma in Atlanta, Georgia, USA", *American Journal of Epidemiology*, 151 (2000), p. 798-810.

Townsend, M. et D. Campbell, "Britain's Battle of the Bulge", *Observer*, 21 septembre 2003, observer.guardian.co.uk/focus/story/0,6903, 1046510,00.html

Transportation Research Board, "The Relative Risks of School Travel: A National Perspective and Guidance for Local Community Risk Assessment", Rapport spécial 269. Washington (D.C.), Transportation Research Board, 2002, www.trb.org/news/blurb_detail.asp?id=673

Tremblay, M. S. et J. D. Willms, "Secular Trends in the Body Mass Index of Canadian Children", *Canadian Medical Association Journal*, 163 (2001), p. 1429-1433.

Trudeau, F., L. Laurencelle, J. Tremblay *et al.*, “Daily Primary School Physical Education: Effects on Physical Activity During Adult Life”, *Medicine and Science in Sports and Exercise*, 31 (1999), p. 111-117.

Tucker, L. A. et M. Bagwell, “Television Viewing and Obesity in Adult Females”, *American Journal of Public Health*, 81 (1991), p. 908-911.

Tucker, L. A. et G. M. Friedman, “Television Viewing and Obesity in Adult Males”, *American Journal of Public Health*, 79 (1989), p. 516-518.

Tyre, P., “Getting Rid of Extra Pounds”, *Newsweek*, 8 décembre 2003, surgerynews.net/news/1203/weight12301.htm

U.S. Department of Health and Human Services, “Physical Activity and Health: A Report of the Surgeon General”, Atlanta GA), U.S. Department of Health and Human Services, Centers for Disease Control and Prevention, National Center for Chronic Disease Prevention and Health Promotion, 1996, www.cdc.gov/nccdphp/sgr/sgr.htm

U.S. Department of Transportation, “National Bicycling and Walking Study, Case Study n° 1: Reasons Why Bicycling and Walking Are and Are Not Being Used More Extensively As Travel Modes”, Washington (D.C.), Federal Highway Administration, 1992. Publication n° FHWA-PD-92-041, www.bikewalk.org/assets/pdf/CASE.PDF

“US Kids Show Early Signs of Heart Disease”, NewScientist.com, 10 novembre 2003, www.newscientist.com/article.ns?id=dn4364&print=true

Van Vliet, P., M. Knape, J. de Hartog *et al.*, “Motor Vehicle Exhaust and Chronic Respiratory Symptoms in Children Living Near Freeways”, *Environmental Research*, 74 (1997), p. 122-132.

Vellinga, M. L, “Dream Homes or Rural Nightmares?” *Sacramento Bee*, 25 janvier 2004, www.sactaqc.org/Resources/Literature/LandUse/Ranchettes_Wilton.htm

Vélo Québec, *L'état du vélo au Québec en 2005*, Vélo Québec Association, Montréal, 2006.

“Vending Machine Controversy: Is the Student Body Buying Too Many Snacks?”, ABCNews.com, 28 octobre 2003, www.fan4kids.com/articles/Vending_Machine_Controversy.pdf

Victoria Transport Policy Institute, *Transportation Demand Management Encyclopedia,* Victoria Transport Policy Institute, Victoria (Colombie Britannique), 2003. Encyclopédie disponible en ligne au : www.vtpi.org/tdm/tdm20.htm

Visscher, T. L. S. et J. Seidell, "The Public Health Impact of Obesity", *Annual Review of Public Health*, 22 (2001), p. 355-375.

Vita, A. J., R. B. Terry, H. B. Hubert *et al.*, "Aging, Health Risks, and Cumulative Disability", *New England Journal of Medicine*, 338 (1998), p. 1035-1041.

Wang, G., Z. J. Zheng, G. Heath *et al.*, "Economic Burden of Cardiovascular Disease Associated with Excess Body Weight in U.S. Adults", *American Journal of Preventive Medicine*, 23 (2002), p. 1-6.

Wardlaw, M. J, "Three Lessons for a Better Cycling Future", *British Medical Journal*, 321 (2000), p. 1582–1585, bmj.com/cgi/content/full/321/7276/1582

Wazana, A., V. L. Rynard, P. Raina *et al.*, "Are Child Pedestrians at Increased Risk of Injury on One-Way Compared to Two-Way Streets?" *Canadian Journal of Public Health*, 91 (2000), p. 201-206.

Weiland, S. K., K. A. Mundt, A. Ruckmann *et al.*, "Self-Reported Wheezing and Allergic Rhinitis in Children and Traffic Density on Street of Residence", *Annals of Epidemiology*, 4 (1994), p. 243-247.

Weinhold, B, "Don't Breathe and Drive?" *Environmental Health Perspectives*, 109 (n° 9, 2001), p. A422-A427.

Weuve, J., J. H. Kang, J. E. Manson *et al.*, "Physical Activity, Including Walking, and Cognitive Function in Older Women", *Journal of the American Medical Association*, 292 (2004), p. 1454-1461.

Wheatly, M., "How IT Fixed London's Traffic Woes", *CIO Magazine*, 15 juillet 2003, www.cio.com/archive/071503/london.html

Wilhelm, M. et B. Ritz, "Residential Proximity to Traffic and Adverse Birth Outcomes in Los Angeles County, California, 1994-1996", *Environmental Health Perspectives*, 111 (2003), p. 207-216.

Wilkinson, B. et P. Jacobsen, "Why Transportation Is a Health Issue", National Center for Bicycling and Walking, août 2002, www.bikewalk.org/assets/pdf/Why_Transportation_is_a_Health_Issue_pdf

Williams-Derry, C., "Who Is the Smart Growth Leader? Hint: It's Not Portland", Michigan Land Use Institute, groupe Elm Street Writers, 12 mars 2002, www.mlui.org/growthmanagement/fullarticle.asp?fileid=16377

Winn, D. G., P. F. Agran et D. N. Castillo, "Pedestrian Injuries to Children Younger Than 5 Years of Age", *Pediatrics*, 88 (1991), p. 776782.

Wjst, M., P. Reitmeir, S. Dold *et al.*, "Road Traffic and Adverse Effects on Respiratory Health in Children", *British Medical Journal*, 307 (1993), p. 596-600.

Wolf, A. M. et G. A. Colditz, "Current Estimates of the Economic Cost of Obesity in the United States", *Obesity* Research, 6 (1998), p. 97-106.

Wong, S. L., P. T. Katzmarzyk, N. Z. Nichaman *et al.*, "Cardiorespiratory Fitness Is Associated with Lower Abdominal Fat Independent of Body Mass Index", *Medicine and Science in Sports and Exercise*, 36 (2004), p. 286-291.

Zegeer, C. V., C. Seiderman, P. Lagerwey *et al.*, "Pedestrian Facilities Users Guide : Providing Safety and Mobility", McLean (VA), U.S. Department of Transportation, Federal Highway Administration, 2002. Publication n° FHWA-RD-01-102.

LES ÉDITIONS **écosociété**

Faites circuler nos livres.

Discutez-en avec d'autres personnes.

Inscrivez-vous à notre Club du livre.

Si vous avez des commentaires, faites-les-nous parvenir ; il nous fera plaisir de les communiquer aux auteurs et à notre comité éditorial.

Les Éditions Écosociété
C.P. 32052, comptoir Saint-André
Montréal (Québec)
H2L 4Y5

Courriel : info@ecosociete.org
Toile : www.ecosociete.org

NOS DIFFUSEURS

EN AMÉRIQUE

Diffusion Dimédia inc.
539, boulevard Lebeau
Saint-Laurent (Québec) H4N 1S2
Téléphone : (514) 336-3941
Télécopieur : (514) 331-3916
Courriel : general@dimedia.qc.ca

EN FRANCE ET **en Belgique**

DG Diffusion
ZI de Bogues
31750 Escalquens
Téléphone : 05 61 00 09 99
Télécopieur : 05 61 00 23 12
Courriel : dg@dgdiffusion.com

EN SUISSE

Servidis S.A.
Chemin des Chalets
1279 Chavannes-de-Bogis
Téléphone et télécopieur : 022 960 95 25
Courriel : commandes@servidis.ch

FSC **Recyclé**
Contribue à l'utilisation responsable des ressources forestières
www.fsc.org Cert no. SGS-COC-2624
© 1996 Forest Stewardship Council
100%

Achevé d'imprimer en janvier 2008 par les travailleurs et les travailleuses de l'imprimerie Gauvin, Gatineau (Québec), sur papier contenant 100 % de fibres post-consommation et fabriqué à l'énergie éolienne.